超實用！身體感官親密按摩指南

六種按摩技法，從頭、頸、臉、胸、背、手、腳，全身紓壓。

人體寫真按摩聖經

THE NEW SENSUAL MASSAGE

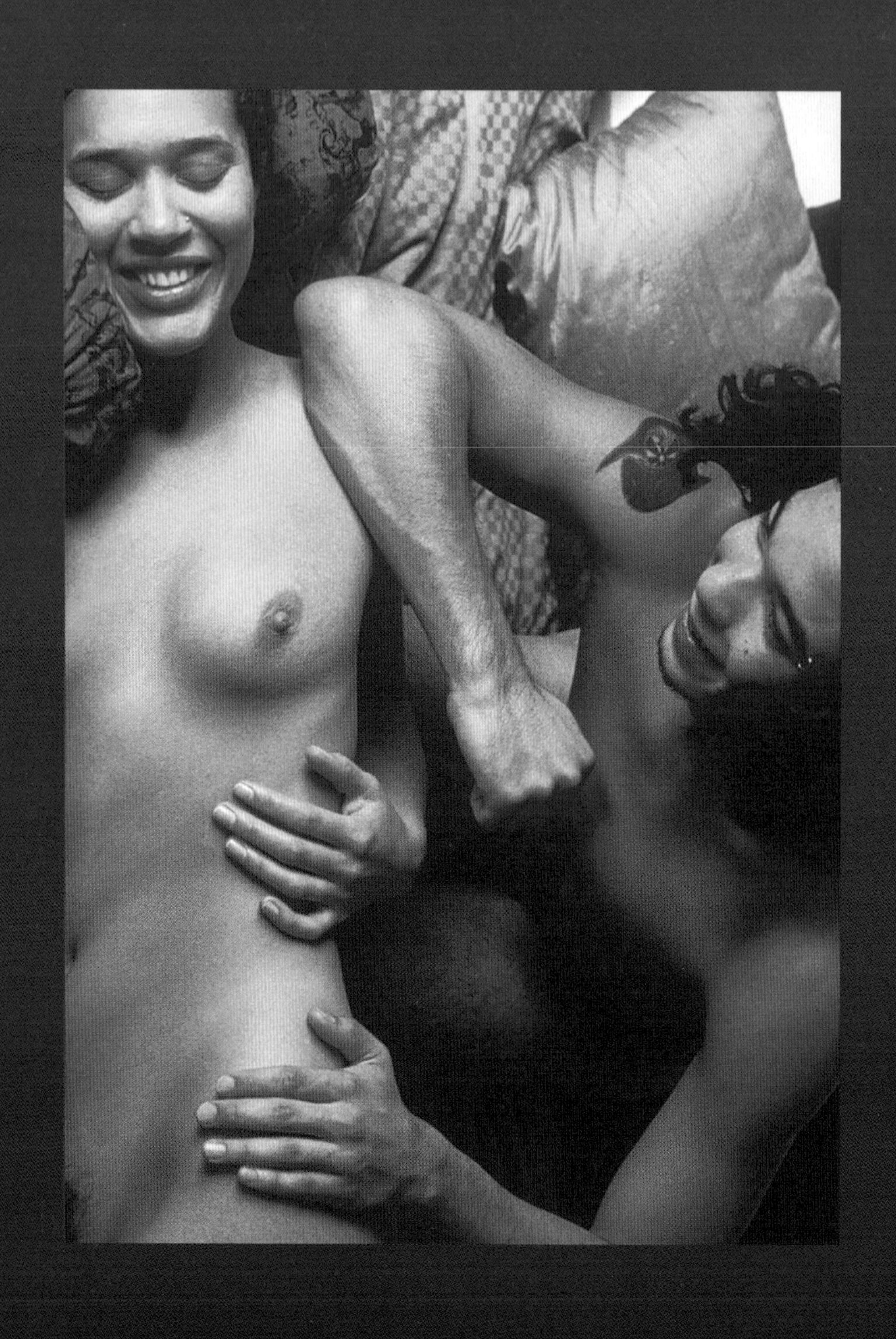

The new sensual massage

人體寫真按摩聖經

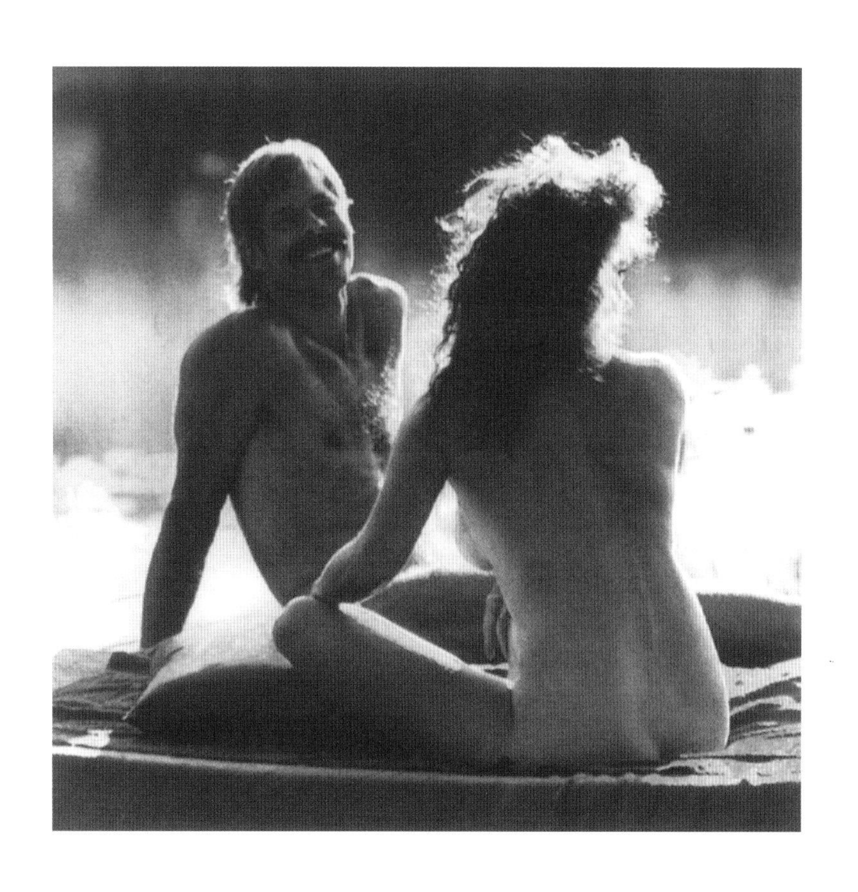

高登・殷克勒斯——著
(GORDON INKELES)
張卻秦——譯

晨星出版

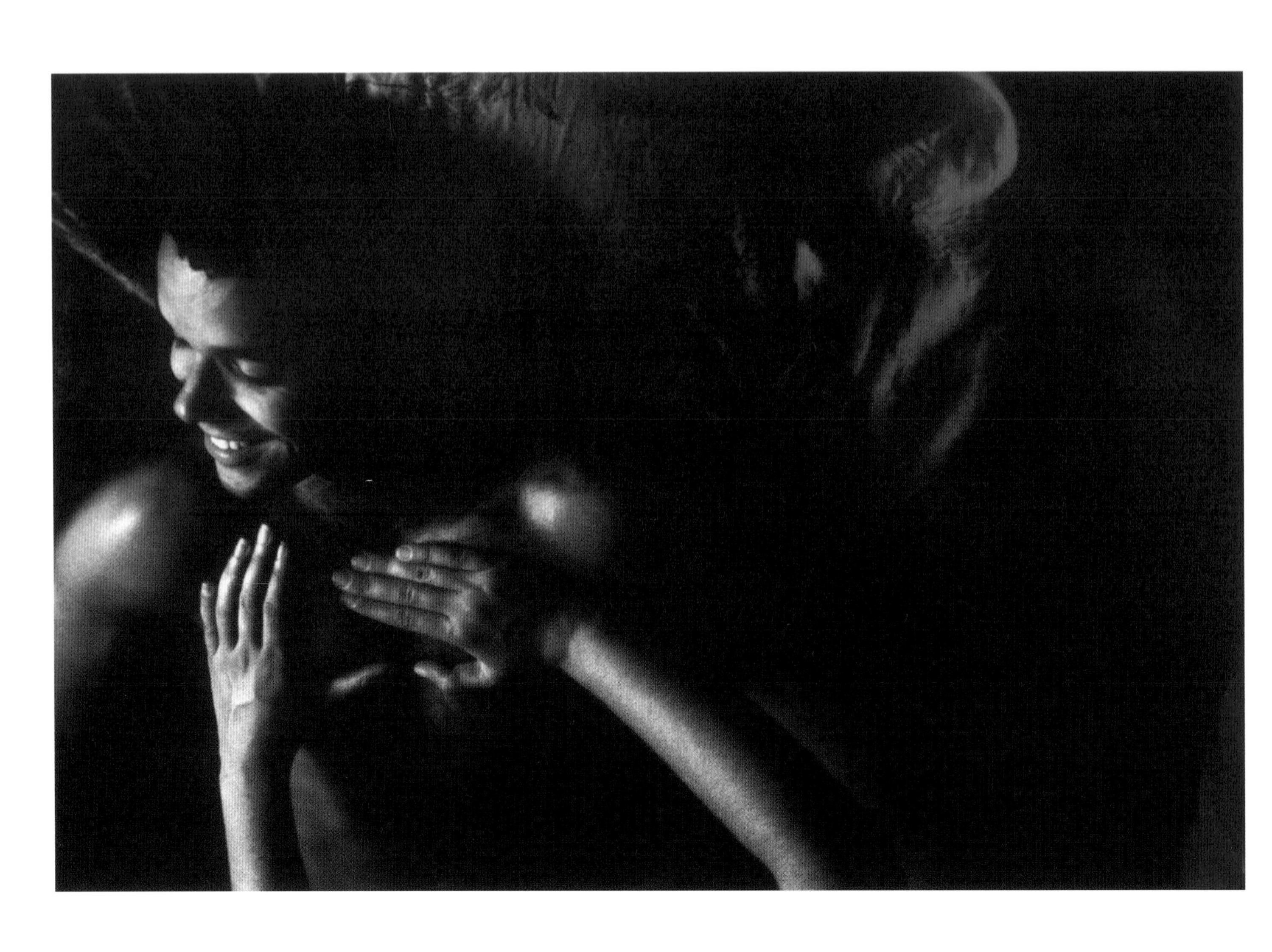

生命中沒有一件事，

比一個完整的全身按摩，

更能讓你徹底的放鬆。

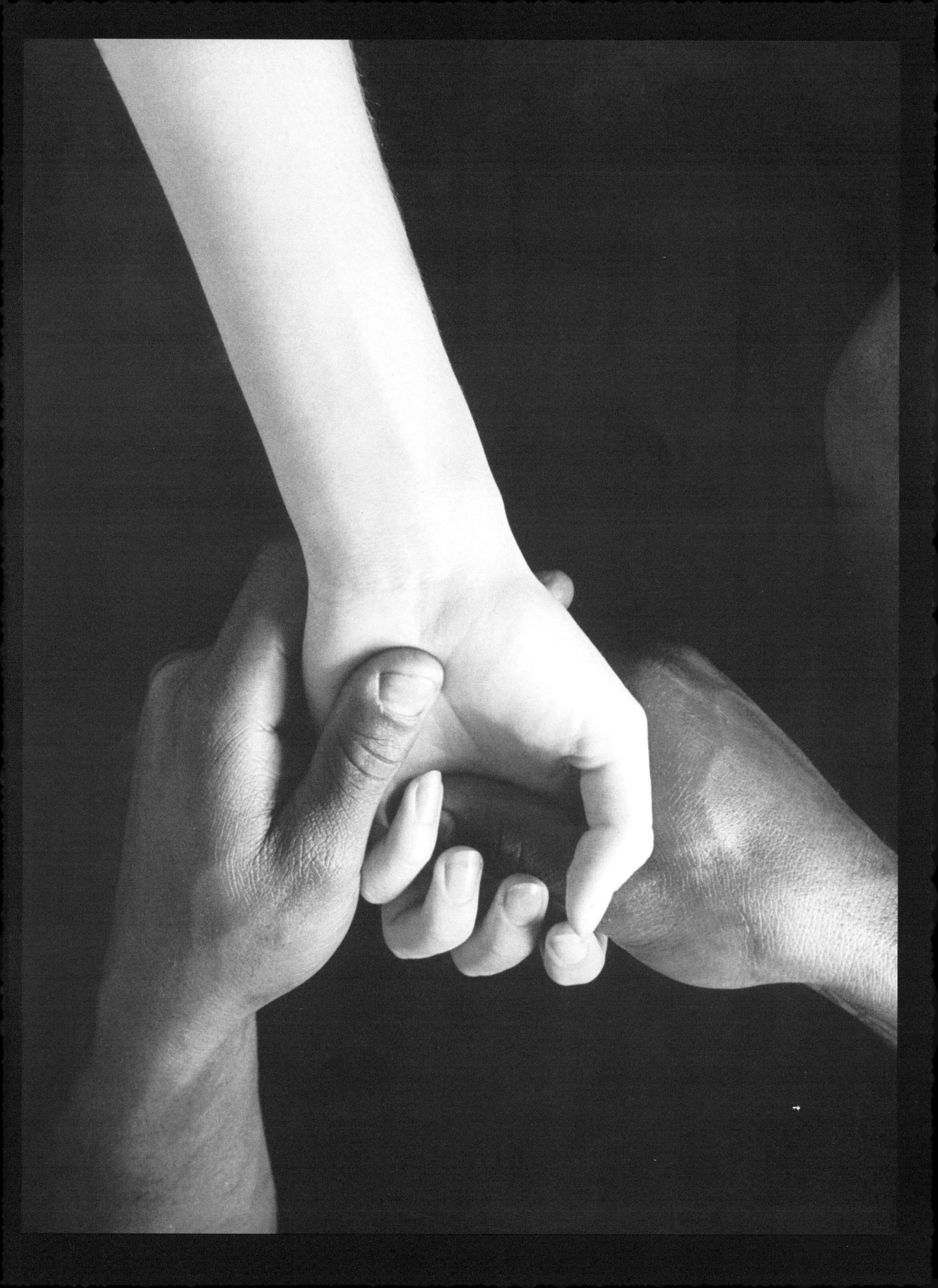

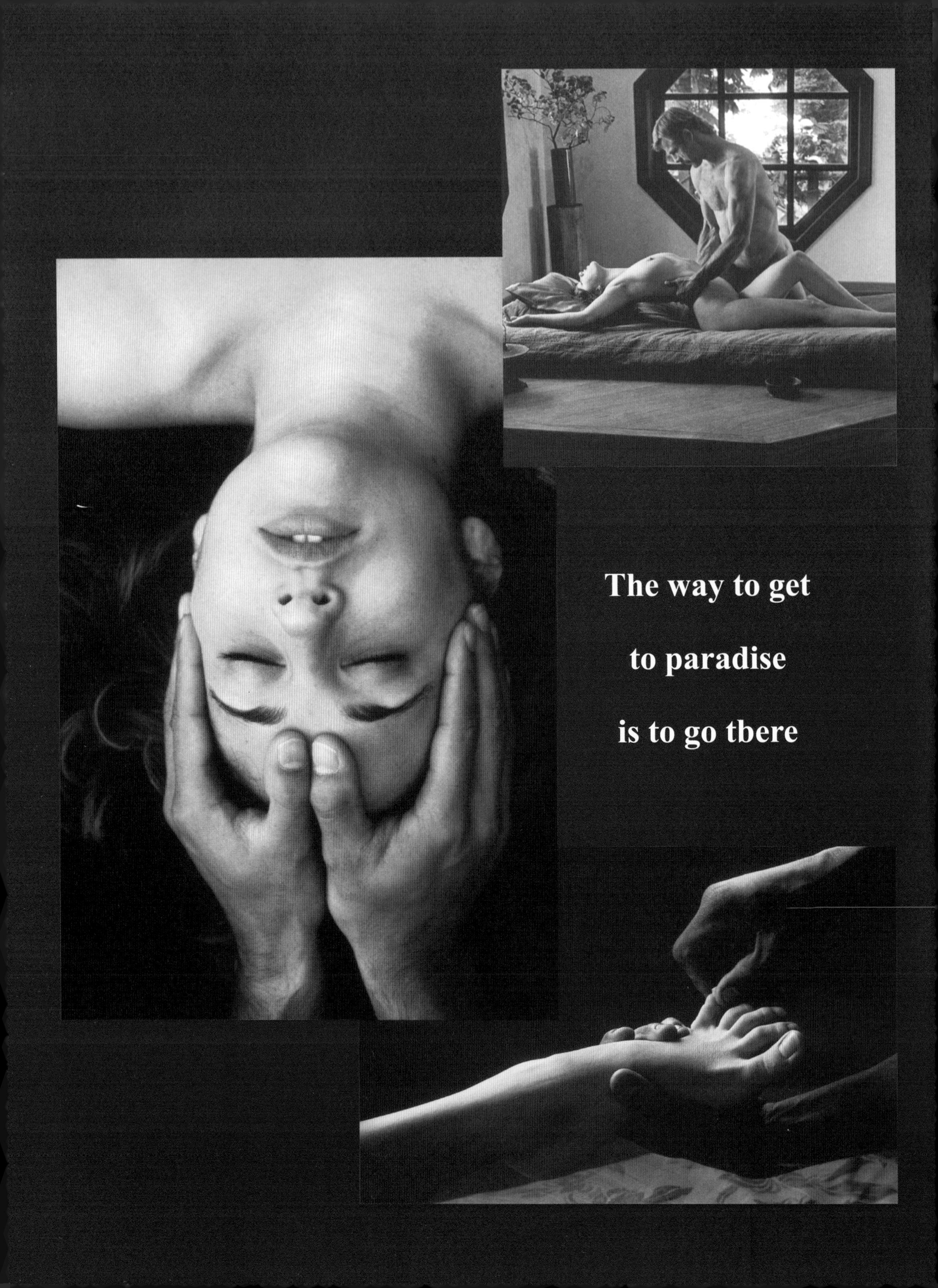
The way to get
to paradise
is to go tbere

目錄

走過二十個年頭的《情慾按摩藝術》

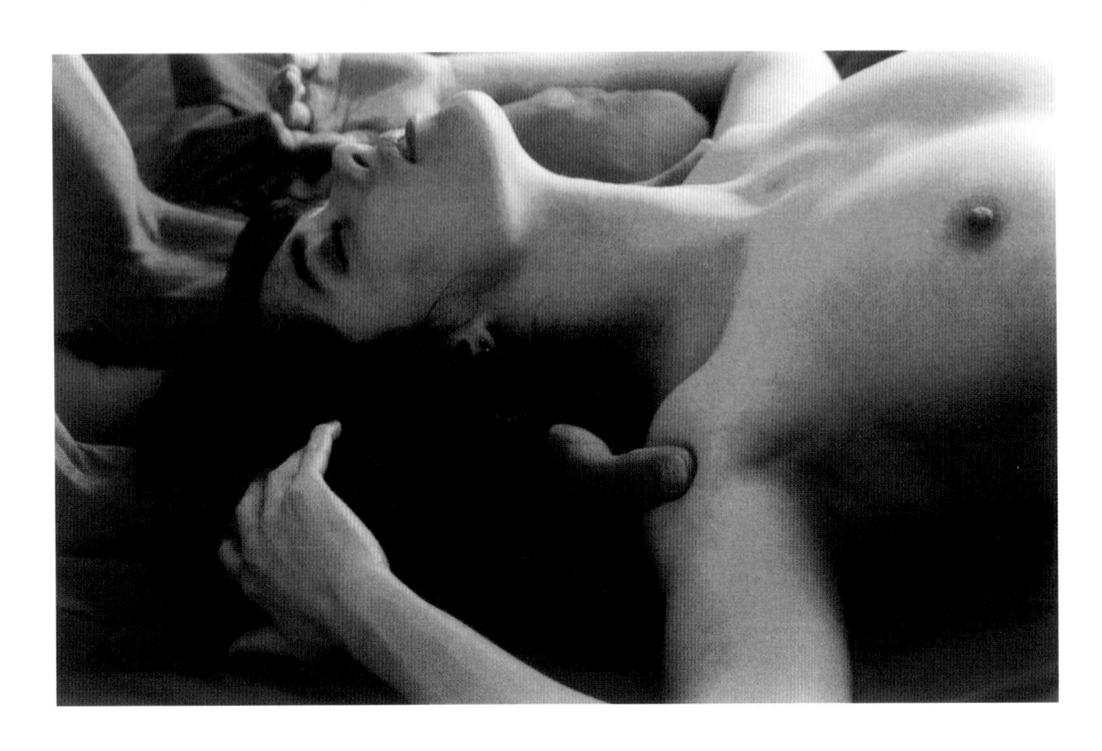

二十年前，我寫了一本名為《情慾按摩藝術》的書，除了深入淺出地詮釋按摩的相關課題外，也同時讓它擺脱從前給人冰冷生硬的臨床治療印象。過去，按摩移交給一群自詡為科學家的小團體，而這些人呢！則一直想盡辦法把疼痛視為一種複雜難懂，又不友善的玩意兒。那個時候，如果你願意鼓起勇氣嘗試一下按摩療程的話（通常，這會發生在一場肌肉疼痛的意外之後），情景將會如下：你會被安置在一張看似手術台的桌面上，房間裡堆滿了一櫃子又一櫃子感覺很不吉利的設備：托帶、皮下注射器、繃帶和藥品，而且對講機不停地發出刺耳的叫囂聲——三號病房的某個病人發生了出血現象。接著，一名工作超時、皺著眉頭，穿著白色筆挺制服且身形龐大的護士正一步步地逼近你。沒錯，你把自己弄得亂七八糟，而現在她即將修復它。她調整了一下固定於頭頂上的螢光燈，驅散床鋪周遭的所有陰影，然後她朝著一瓶冰冷的酒精伸出一隻手。當她把粗糙的雙手覆蓋到你不完美的身軀上時，你把頭扭到其中一邊，咬緊牙關……。

還好，之後有另外一種型態的按摩在等著我們。一個從聖經時代起，不斷在世界各地被重複施行的技法，它的追隨者並未擁有醫學學位，也不依賴拉丁或德文來解釋說明它們的技巧。頭顱內含有顱骨顳和頂葉，但它也存在著前後兩個天然的支點，後面的是後腦杓，前面則是下巴，它們能讓你以一種平穩且不間斷的速度轉動頭部。雙手和雙腳也擁有自己的支點群，當然，手臂和雙腿也是。手指的尺寸非常適合眉毛到眼睛中間的部位，而大拇指則能按摩到椎骨之間的間隙，手掌的根部則能對形狀彎曲的骨盆施作按摩技法。人與人之間同樣能用意想不到的方式組合在一塊兒，就好像人體的設計本就是為按摩而生。

大約三十年前，我在舊金山一間維多利亞風格並點綴著燭光的房子裡，第一次接觸按摩活動。記憶猶新，就好像是昨天才發生的事。在一個略顯蒼白的夏日夜晚，從遠方傳來舊金山港霧角那淒厲又憂鬱的哀號聲，有一名女性幾乎花了兩個小時的時間，把歡愉的感覺傳遞到我身體的每一寸肌膚裡。就連那些我以為沒有強烈知覺的地方，也都體驗到了明顯的快感。那從皮鞋束縛中解放出來的雙腳，感覺到了溫暖，而且重新活了過來。我臉部的肌肉群也放棄了它們隱藏許久的緊繃——整個人看起來完全不同了。那一整個晚上，和接下來好幾天的時間，我的身體似乎一直被一股溫熱、友善的感覺籠罩著。每一條肌肉、每一個關節都變得靈巧且放鬆，在沒有發生性行為（事實上，也根本沒做任何事）的情況下，我歷經了整整兩小時不間斷的肉體快感，我從未領悟過，原來生命裡存有如此美妙的事情。

實際上，第一次的感官按摩體驗幾乎改造了我身體的每一個部分。之後很長一段時間裡，我從頭到腳都浸淫在喜悅之中，整個人容光煥發了起來。所以，接下來你要學習的是——如何讓別人也能體驗這種奇妙的感覺。

我寫這本書的目的就是為了要告訴讀者，如何在一個小時內，提供給伴侶最銷魂滿足的肉體快感。如果說，介紹情慾按摩樂趣的《情慾按摩藝術》有如飯前的開胃小菜，那麼這本新書就會是一場筵席，一場感官的盛宴。二十幾年來，我一直在思索，接下來會介紹的全身按摩技法。以身體的各部位為單位，從數以百計的技法中，挑出大部分的人都會愛上的活動療程。

不論年紀、背景、教育程度、外貌或是文化差異，人們最期待的就是能在生活中獲得片段的愉悅和快樂。我保證，在經歷一小時全新的按摩體驗後，幾乎每個人都能走向這條康莊大道。

高登·般克勒斯

美國加州米蘭市

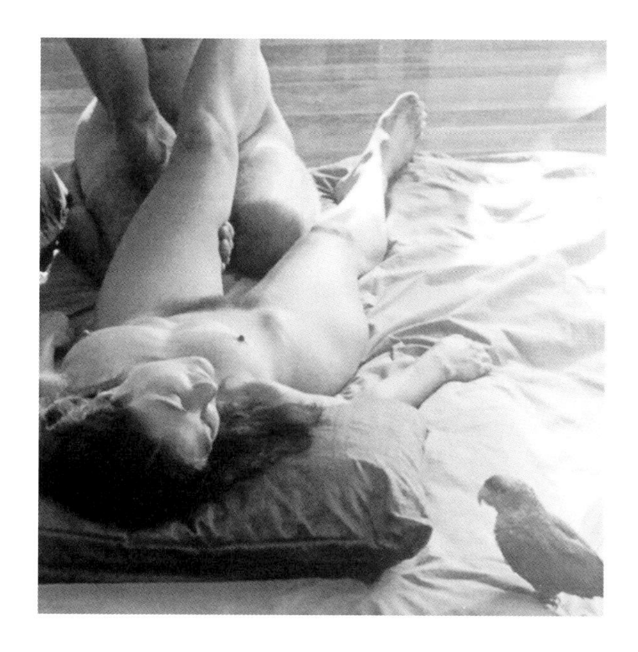

對按摩的刻板印象

◆ 過去二十年來，人們對按摩一直存有兩種刻板印象，提到「按摩」二字不是與性施虐或受虐狂有關，就是脫不了性行為或性慾等範疇。且在清教徒的壓力下，這些順從教義的醫者，曾經把人體視為是非常邪惡的地方，只有通過拷打一類的方式，才能讓身體恢復健康。按摩

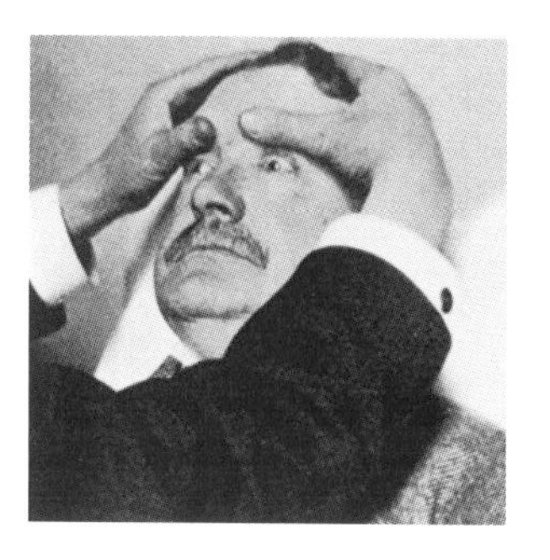

是種痛苦的折磨。你本來就該接受這一切，治療你的按摩師永遠不會讓你忘記這一點。他們駁回了這種把治療視為快樂的概念，甚至把它視為是有罪的行為。

今天的按摩休息室就有如舞廳，已不再是過去那個掩護賣淫用的場所。在每個人都學會跳舞的時候，大眾又多了一個全新的選擇。現在，不論是渡假村、酒店、小鎮還是海岸，都已開始提供真正的按摩活動，它已成為人們生活中的一部分。

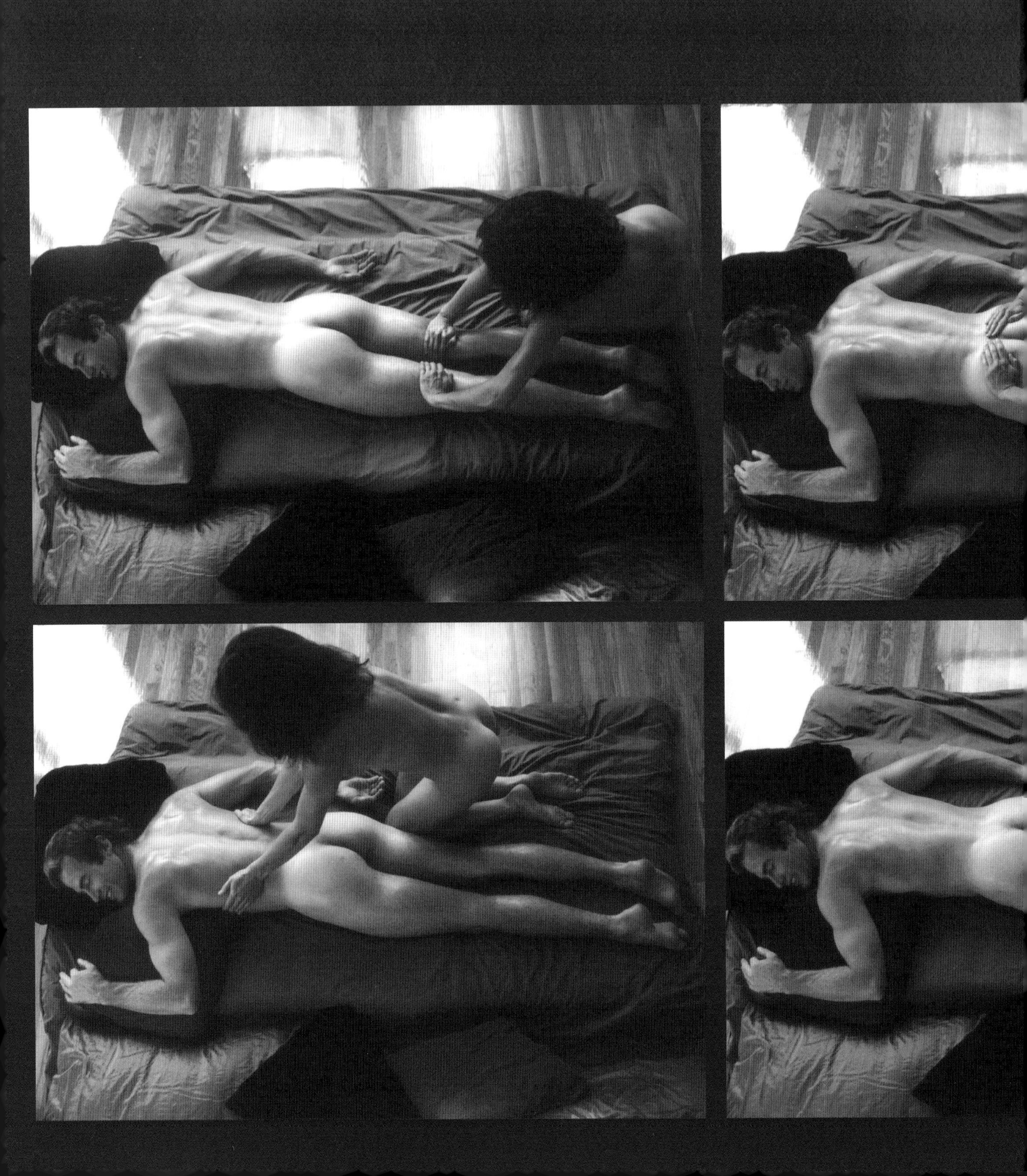

Part 1
按摩，從今夜開始
Start Massaging Tonight

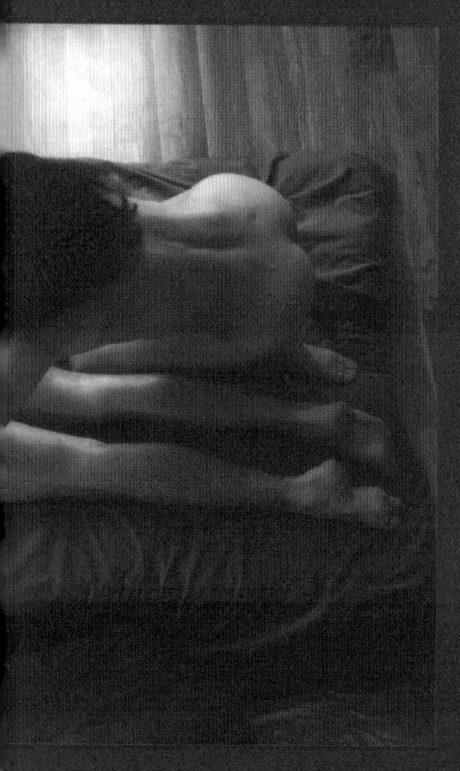
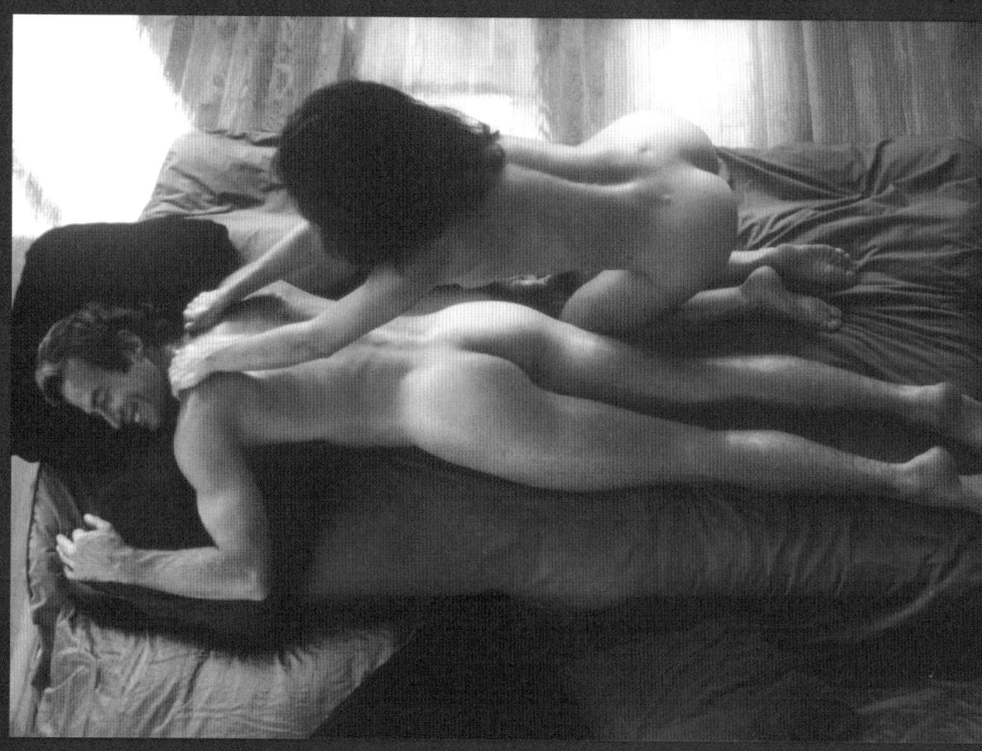
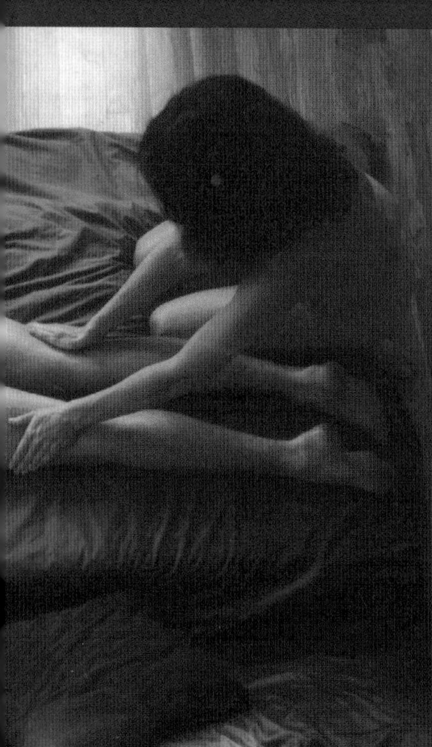
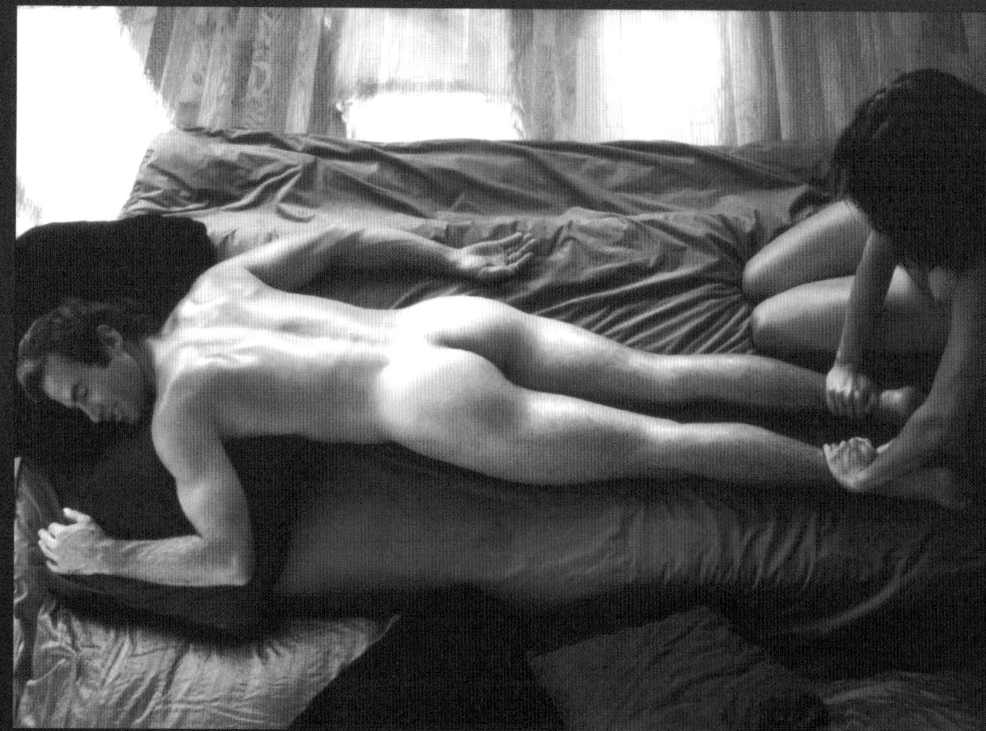

CHAPTER 1

氛圍營造、準備工作、按摩油的使用

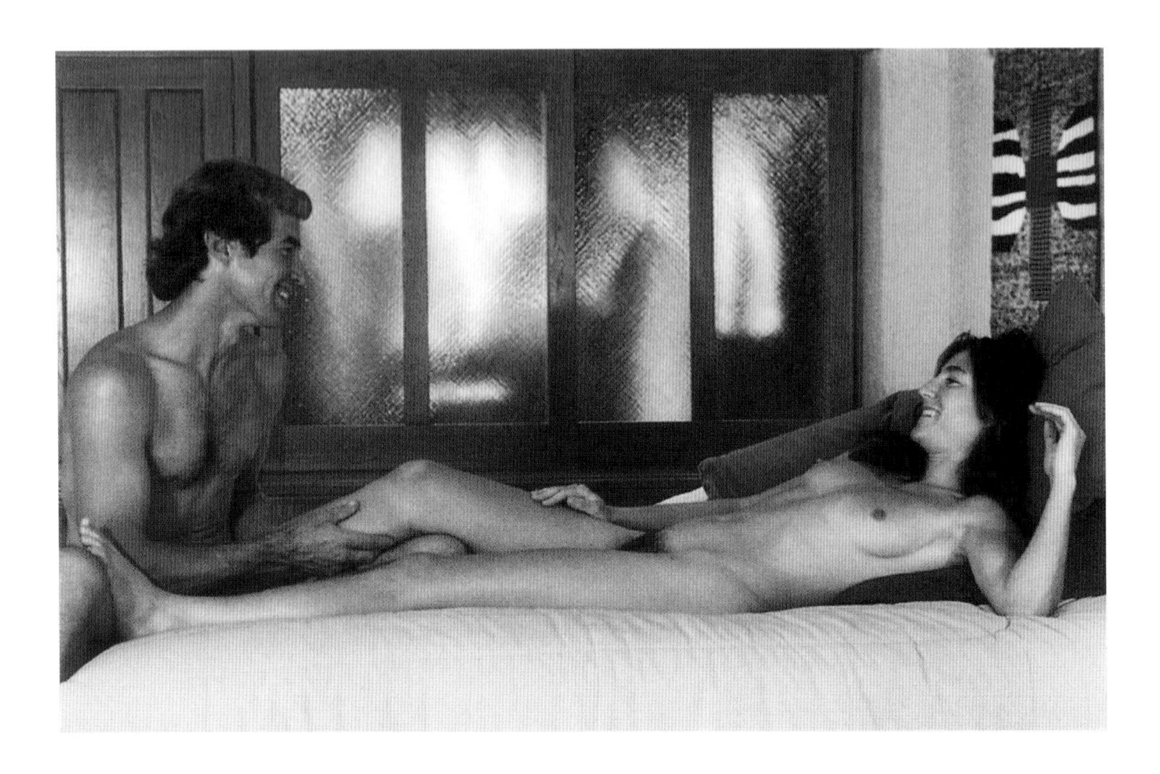

從現在起十分鐘內，在無須翻開任何一本人體構造書，或報名上課的情況下，你已能開始帶給你的伴侶一場人生中最愉悅、最美妙的感官饗宴，那就是：全身按摩。而且，你並不需要接受一些難懂的訓練，或開發那些很少用到的肌肉，只要把按摩想成是一種富有意義的觸碰，是你與生俱來的能力就行了，用你的雙手就能為他獻上歡愉！

當你第一次試著幫對方按摩時，你的技術可能不夠熟練完美，但是請記住：人們都喜歡被觸碰的感覺。所以，你只需要不疾不徐地與他的身體建立聯繫，然後再慢慢導入溫暖和深度放鬆的感覺即可。接下來，這本書將教會你如何把這種感覺，進一步提升到幸福歡愉的境界。

當你開始後，記得隨時留意對方的臉龐，是否正綻放著那種按摩師都了然於心的笑容，那意味著他的壓力已被你徹底釋放。同時，也別忘了仔細聆聽，或許你能聽到從伴侶口中輕吐而出的幸福呻吟。

雖然本書記錄了許多對健康有明顯益處的活動，但請別等到腰痠背痛時才想到要實踐書裡的內容。你所要做的一切，都能傳播歡樂；別再找任何藉口了，現在就開始動手做吧！

按摩正在向你召喚：「朝氣蓬勃的你，就在這兒。」

在開始按摩之前，為你的按摩活動尋覓一處暖和與安靜的環境（按摩墊表面的溫度最低不能低於攝氏二十五度）。假如你想提高室內溫度的話，請選用靜音型的電暖氣。風扇型暖氣機的嘈雜聲，會同時分散你倆的注意力。軟硬適中的墊子能讓你的按摩療程發揮最大的效益。稍微有點厚度的海綿橡膠軟墊或睡袋，都能在你的雙手施加力道時，提供對方身體一定的支撐力。但不必用到海綿製的厚床墊，因為它會妨礙你的動線。此外，也避免使用任何會搖晃的東西當做支撐，比如水床或大型的枕頭等，這些物品會讓整個背部按摩活動，變成一個不平穩又顛簸的災難。最好用柔軟舒適的布料，如棉布或絲綢等包裹按摩墊和小枕頭。由於你的伴侶在體驗整個按摩過程時並不會睜開雙眼，所以，材質遠比色彩來得重要多了。也記得為自己留下適當的移動空間，當你變換位置或姿勢時，才不會打翻毛巾或按摩油等必要的用具。

從開始的那一刻到最後一個步驟，你的雙手都會與伴侶身體保持緊密的接觸。所以，在你開始按摩以前，請務必修剪並磨平指甲，並用熱水洗淨雙手。熱水除了能軟化手上粗糙的老繭外，也可讓你的雙手更加平滑，更讓人陶醉在你的按摩裡。

請注意，在碰觸伴侶時，你的雙手一定要是溫熱的。若熱水無法溫暖你的雙手，那麼請你把雙手五指張開，放到腋窩下，用雙臂夾住它們。然後你將會領略到，當你觸碰你伴侶時，他所體會到的感覺。不過也別太擔心，你身體的熱度很快就會在一兩分鐘內溫熱你的雙手。

溫度

◆ 避免對方受風著涼。當你在按摩時，你的伴侶什麼都沒做，所以他對溫度的變化會比你要來的敏感。只要出現一絲寒氣，不管你當下使出什麼招數，冷風都能立即把你的努力化為烏有，對方的肌肉會因此變得僵硬而且緊繃。在一個寒冷的房間進行按摩活動，就好像試圖在微弱的火上想煮熟食物一樣的徒勞無功；只有在你的伴侶感覺溫暖的狀況下，你的按摩活動才能成功。

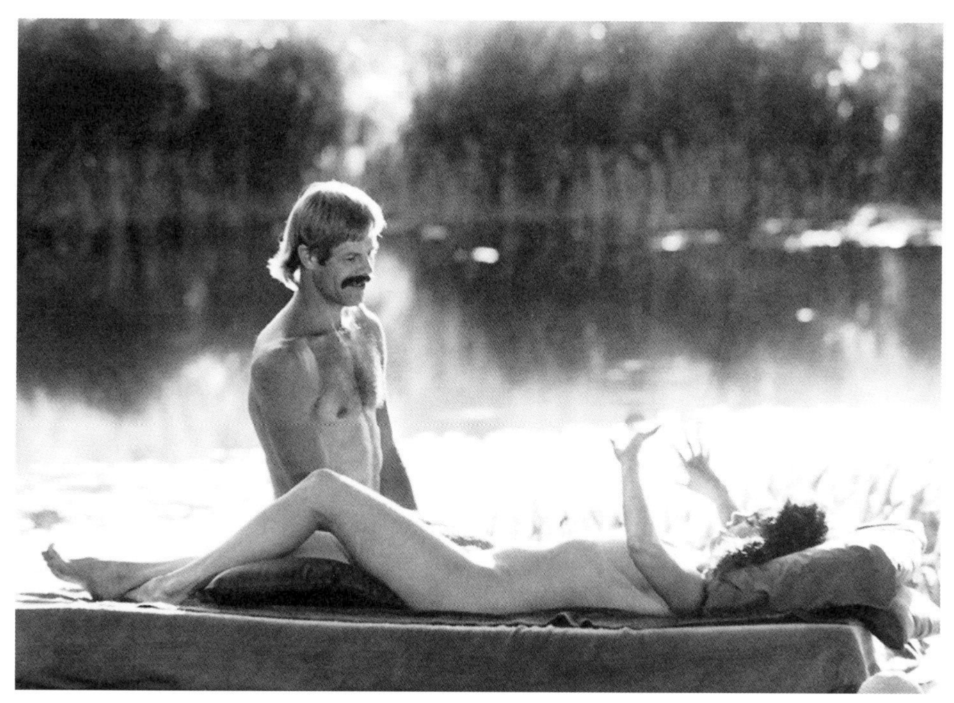

圖 1-1

情緒培養

按摩所能創造出來的細緻感知氛圍，是你在生活中無法複製也找不到的。等你伴侶開始讓身體的防禦放鬆，對周遭世界敞開自己後，將會重新喚醒一股長久被身體遺忘的微妙感受。你應該把任何可能會打斷心情與干擾按摩的事件視為嚴重的妨礙，確保孩子或寵物都已經有人照應後，就果決地拔掉家裡電話的插頭，把房門鎖起來吧！在開始前，先花幾分鐘坐在「按摩區域」（伴侶身體）旁，仔細環顧四周並凝神傾聽，然後盡可能把刺眼的光線及噪音干擾減少到最小。

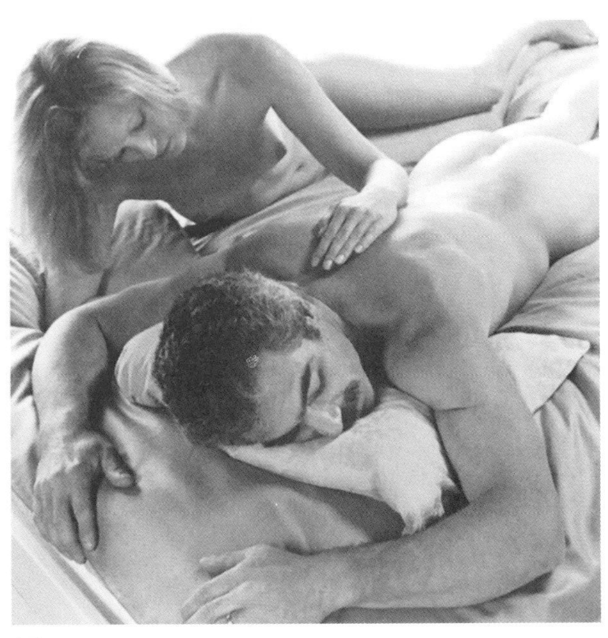

圖 1-2

聲響控制

由於你的伴侶全程都會閉著雙眼，所以相對地，聽覺會變得非常靈敏。而且在寂靜的房間裡，他將會聽到最原始的肌膚摩擦聲。但是，即使你的「按摩區域」是絕對寂靜，但電器的噪音、街道聲和透過牆面振動傳來的噪音，仍然會闖入你的區域裡。雨聲則會是個能提供絕佳屏障的聲音，可說是按摩時最佳的背景音樂。當然，只要你搭配適當的音樂，同樣能達到相同的效果。

你首要選擇是那些能輔助情緒，讓心情愉悅寬慰，而非與之對抗的音樂。試著找出對方的喜好並做好準備，剪接出一段在按摩過程中可連續播放，不會間斷的音源（如 CD、非商業性的音樂電台或純音樂頻道等）。為確保音樂不會在播放到一半時突然終止，你或許會需要一支可錄下長時間的數位錄音筆或 MP3 錄音播放器。當電視音樂台正在播放你喜歡的音樂時，只要把它接上電視，就能在不花一毛錢的情況下，錄下屬於你自己的「不間斷按摩配樂」。而且，不管之後是以立體音響或電視重新播放，都能獲得兩小時音質絕佳的自製連續音樂。一般來說，按摩活動時用背景音樂，以低音量的效果最好。

小工具的安排

慎選以下三種小工具——按摩油、枕頭和毛巾，並把它們放在隨手可及之處。每一個人都喜歡質感鬆軟，且看起來就跟實際摸起來一樣舒適又溫暖的毛巾。雖然小條的毛巾通常用在雙手和雙腳之類的小地方，不過在這個時候，把它拿來擦拭伴侶的背部和胸口很適合，但也別忘了多準備幾條大一點的毛巾在手邊喔！還有，即便是最沉穩專業的按摩師，都有打翻盛裝按摩油玻璃瓶罐的隱憂。所以，雖然塑膠製的擠壓瓶看起來不太吸引人，但至少能保護你和伴侶，遠離凌亂麻煩的「漏油事件」。

手法

你第一步該做的就是建立情緒，表現出你的熱情。要知道你所做的一切，都會直接傳達到伴侶的體內。一套理想的按摩活動裡，是沒有任何無謂的特定步驟的。把那些時限、匆忙或日程表都拋在腦後吧！按摩過程中的每一刻，都該是讓人充滿期待的。因此，請避免使用任何過於唐突、急促的手法。說話時輕柔一點、移動時緩慢一點，然後，保持雙手的溫度，為你的伴侶送上溫暖。

只要碰觸就好

◆「俄亥俄大學的研究員進行一項實驗，對兩組兔子餵食同樣的高膽固醇食物，兩組中的其中一組採取較為計畫性且多付出愛心的方式豢養，另一組則否。結果發現，這群被特別用愛心豢養的兔子罹患動脈硬化的機率，較那些同樣被餵食高膽固醇飲食，但未被特別豢養的兔子低了百分之五十……。」

「當學生歸還圖書證時，他（圖書館員）的手指無意間輕輕掃過了她的手。當天，學生離開圖書館後，馬上被要求填寫一份有關圖書館的問卷。被問及的問題裡包含了，圖書館員是否有微笑？她是否有觸碰到他？事實上，圖書館員從頭到尾都沒有露出笑容，但學生卻填下了相反的答案——圖書館員有微笑；而且，雖然圖書館員表示學生並沒有碰到他，但……。以上答案已經相當明顯：一般而言，那些潛意識裡，『覺得』自己被觸碰到的學生（圖書館員在無意識下輕觸到的動作），對圖書館或生活的滿意度，都比其他未被觸摸的來得高。」

～黛安．艾克曼，
《感官之旅》

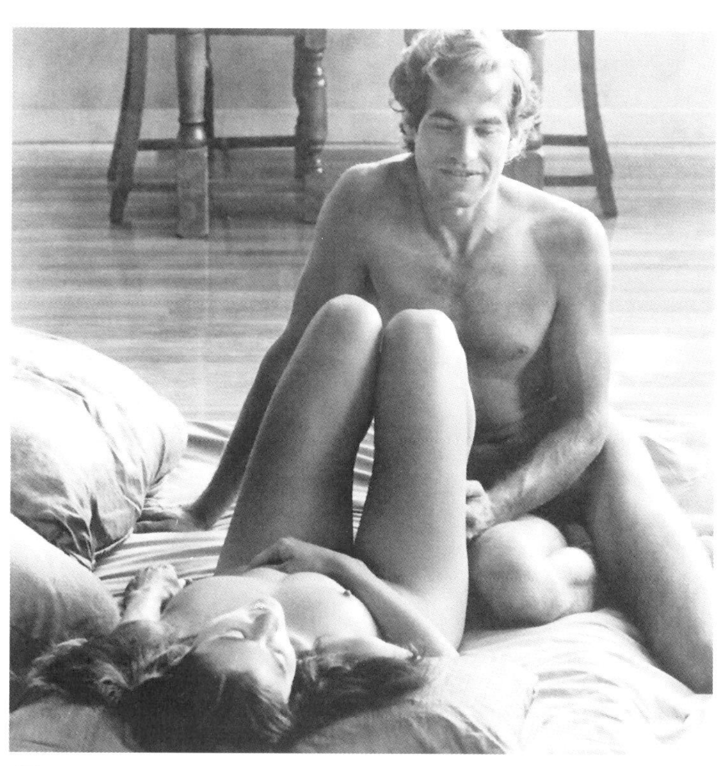

圖 1-3

別急

◆ 絕對別做任何會引發疼痛的事。如果出現痛感，請停下來。如果疼痛持續，在你的伴侶去看醫生之前，請不要再繼續按摩活動。

若你的伴侶出現生病、發燒、皮膚疹、關節炎、血管神經性敏感、腫瘤或囊腫等問題時，也請別為他按摩。

豐碩的成果

如果你是個在動手按摩時，腦子也停不下來的人的話，與其思考一堆雜七雜八的事，還不如思考這個問題：自己如何能帶給伴侶一場豐富美好的按摩享受？達到目標的機會非常非常多。一般而言，你為每一次按摩花出越多的心力，能帶出來的感覺就越舒適。例如，把「長推式循環按摩」（請見 p.29）重複十次，其他的手勢重複三次的話，對方就能體驗到按摩的樂趣。

聆聽你伴侶的需求，等待那帶著歡愉呻吟的祕密笑容出現。**小提醒：**如果你能額外為對方僵硬的肩膀肌肉，多做幾分鐘的「摩擦式按摩」的話（請見 p.30、31），接下來幾天，你的伴侶很可能會非常感謝你。

按摩其實沒什麼太深奧的大道理：給對方所需要的就對了！

節奏與觸摸

不管是大範圍或小範圍的按摩，都請保持一樣的速度。穩定的節奏就和你獨特的手勢一樣，能創造出適宜的心境——按摩，是身體最好的催眠曲。

從第一步的「背部按摩」到最後一個結束動作，都不要中斷雙手與伴侶身體的接觸。除了細緻的技巧外，保持與對方身體的連續接觸也是很重要的。就算中途休息，或你正在「轉移陣地」（從身體的一處移動到另一處）時也一樣。若碰上同時需要兩手一起按摩的情況時，你的膝蓋、腳甚至手臂側面也可派上用場，可幫助你保持倆人接觸。不用多久，你伴侶的知覺就會隨著你的雙手逐漸集中，一一被喚醒。你的觸碰已變成了你倆之間的有形連結點。別打斷它！

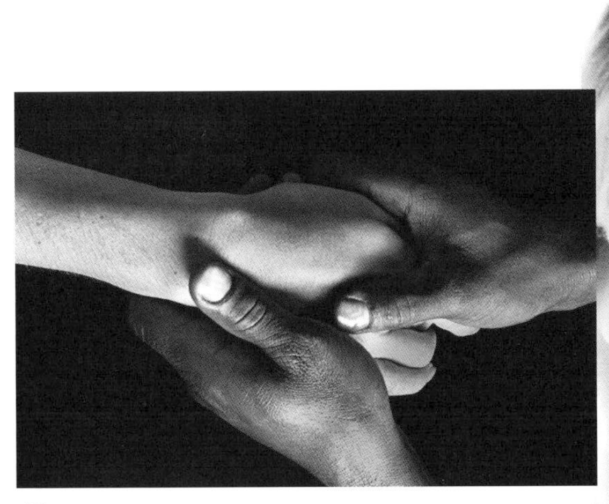

圖 1-4

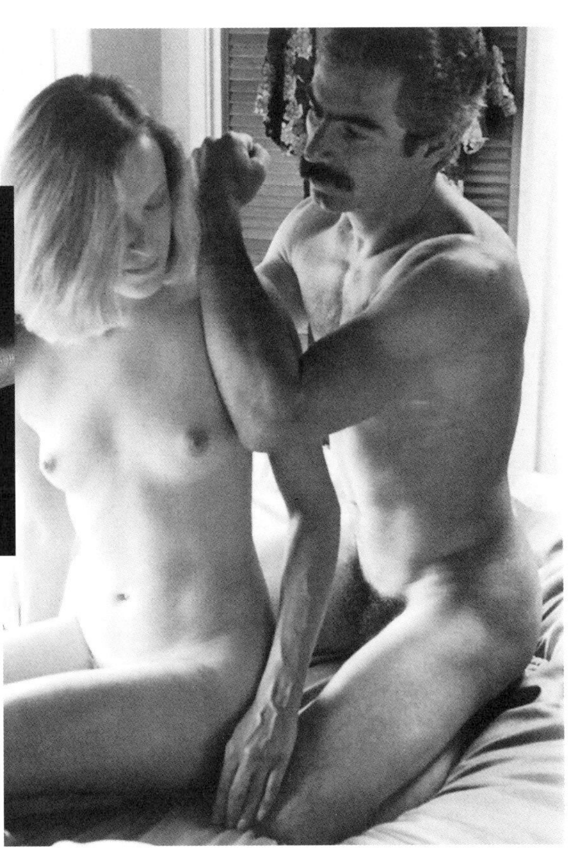

圖 1-5

按摩油

按摩油會讓你每次的按摩觸壓（除「摩擦式按摩」和「搥打式按摩」外），變得更為順利流暢，把它均勻抹在對方身上（除了頭皮以外）。大部分質地清爽的植物油，如葵花子油或芝麻油等，功效都和那些價格高昂的「商業性」產品一樣好。在室溫下液化後的椰子油也非常適合，但太過濃稠的橄欖油和花生油則是不適合。

按摩油的溫度比人體體溫高時，給人感覺最為舒適。所以，在開始之前，可以先把裝油的罐子浸泡在溫水中，幫助它達到最適宜的溫度。至於盛裝容器可選用能避免溢漏情況發生的塑膠製擠壓瓶。

當你開始為對方塗抹按摩油的那一刻起，就已敲響按摩活動的鐘。請務必視它為按摩的一部分，而非不相干的獨立行為。

小提醒：只能把按摩油倒在自己手上——絕對不能把油直接倒在伴侶的身上。首先，把你的手背靠在對方身體上，然後往手心倒入按摩油，之後，用平坦的掌心外加一點力道，為你接下來預備按摩的部分均勻地抹上按摩油。溫潤的油脂能幫助你在不拉扯到皮膚的情況下，平穩地在肌膚上遊走。但過多的油脂卻會讓你的雙手不受控制地「打滑」，而太少又會讓你的按摩退化成一次不平順的「洗刷活動」。所謂適當的分量，是以你的雙手能在對方肌膚上順利滑動為基準。在過程中，只要你感覺到皮膚已變得有些乾燥時，就該補充按摩油了。在你要伸手取瓶子的時候，也別忘了用你的膝蓋或手臂側面與對方保持接觸喔！

還有，別把塗抹按摩油這件事跟擦防曬霜混為一談，雖然後者也是所謂的「肌膚用產品」，但客觀來說，防曬霜並無法讓人聯想到情慾或性感的感覺。記住，大部分的人自童年時期後，就沒有再體驗過這種被他人用油塗滿全身的經驗了。這個在小時候是非常精緻體貼的儀式，到了今天，依舊如此。

香氛

◆ 在按摩油裡加入幾滴檸檬汁或對方最喜愛的精油，可為它增添一抹芬芳的氣息。如果你打算在房裡燃燒薰香，請選擇那些能與你的按摩油互補的香味，還有要特別注意的一點是：別讓它瀰漫的煙霧打擾了「按摩區域」。花點時間與對方討論喜好後再做出決定。

「對的」香味，能在對方不經思考的情況下直接傳送到腦部，為接下來的幾個小時創造出愉悅與快樂的心情。可是，如果選錯了味道，卻會帶來反效果，搞砸了你精心策畫的按摩活動。如果你不知道該怎麼著手挑選香氛的話，廣受一般人喜愛的「檸檬香氛油」會是個不錯的開始。

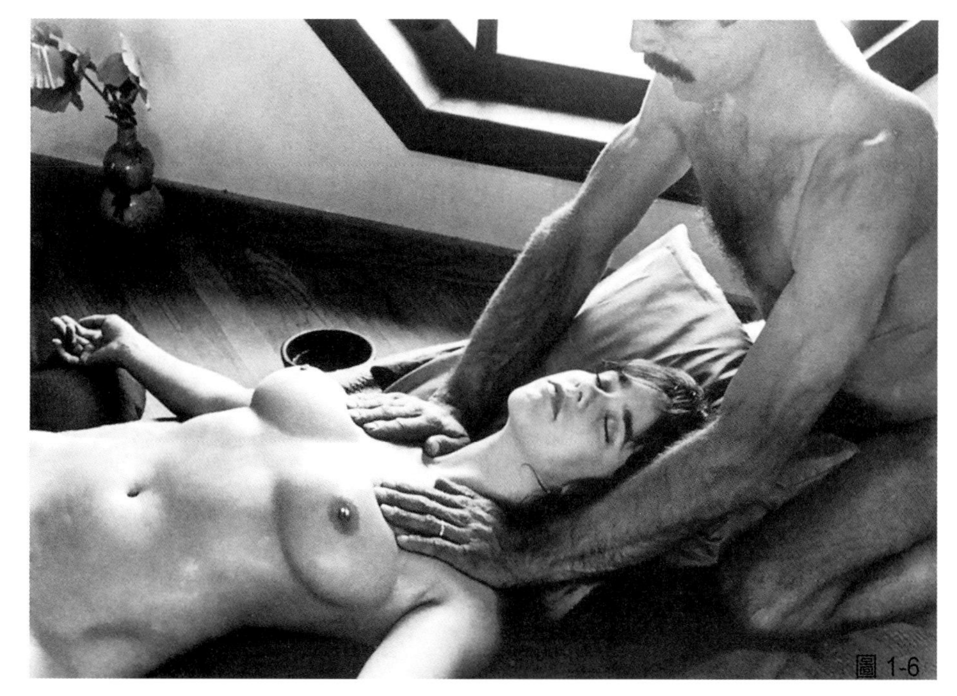
圖 1-6

寧靜的一小時

◆ 全身按摩分成兩個部分：正面和背部。一開始先花二十分鐘左右放鬆背部後，再著手處理其他的部位。

我們的社會一直嚴格規範成人間的觸碰，還通常堅決地認為，一定要以正面和他人接觸才行。大多數的成人應該有好幾年、甚至數十年的時間，沒有經歷過這種連綿不斷的實體背部接觸了。雖然，我們不需要遵守清教徒那種沉悶的生活戒律，但大體來說，我們多半仍選擇以正面來接觸彼此，我們只有在兒童時期才會讓別人觸碰我們的背部。所以成年後，人們近乎有一半的身體——從背頸直到腳後跟，都處在「無意識」與「觸感被剝奪」的情況。背部按摩就能一勞永逸地改善這個狀態。

一張按摩的地圖

當你還在學習的階段時，別選用太繁複的療程。雖然書裡會介紹許多不同的按摩手法，但你並不需要把它們全學會，也不必完成一套完整的全身按摩，只要你能把其中幾套手法練習到非常純熟，然後不斷地重複使用它們，就已能達到效果。

每一章的開頭都以「循環按摩」作為起始點，這套手法能把「感覺能力」傳達到你即將按摩的整個區域。在確定自己已完成這非常重要的基本按摩後，再往內加入更進階的「揉捏式按摩」（請見 p.27）——通常，我們會選用較為容易的「全手手勢變化版」作為銜接，在定點重複至少三次之後，才開始把「手上的注意力」轉移到任何你感覺到緊繃的地方，或者重複手勢直到肌肉放鬆為止——要達到這個目標，通常需要一到兩分鐘的時間。

在完成「揉捏」手法後，再從每一章的內容裡挑出幾個不同手法接續下去：比如專門處理疼痛問題的「摩擦式按摩」（請見p.30、31）；可挑起深層知覺的「按壓式按摩」（請見 p.36）；能活動關節等部位的「被動式按摩」（請見 p.34、35）；幫助喚醒麻木身體的「搥打式按摩」（請見 p.32、33）等等。最後，選用「全身循環按摩變化版」中的一種，以對方的意見為依歸，替四肢、胸部與背部劃下終曲，把「感知能力」傳送到身體的每一個角落。

要以對待大面積同等的專注來處理小細節。用「滑推式按摩」（請見p.85），為雙手與雙腳帶來最舒適的享受。該手法能把感知再次推到手指和腳趾的末梢神經。

進行右腿按摩時，以單手握住伴侶的右小腿，同時觸摸左小腿。然後換到左腿進行。
以全身推撫來完成背部按摩。從腳踝開始
從雙腿背面開始進行是相當普遍的作法：
5. 左腳底
4. 右腳底
3. 左腿背面
2. 右腿背面
1. 背部
以從腳踝到肩膀的全身推撫來完成腿部按摩。

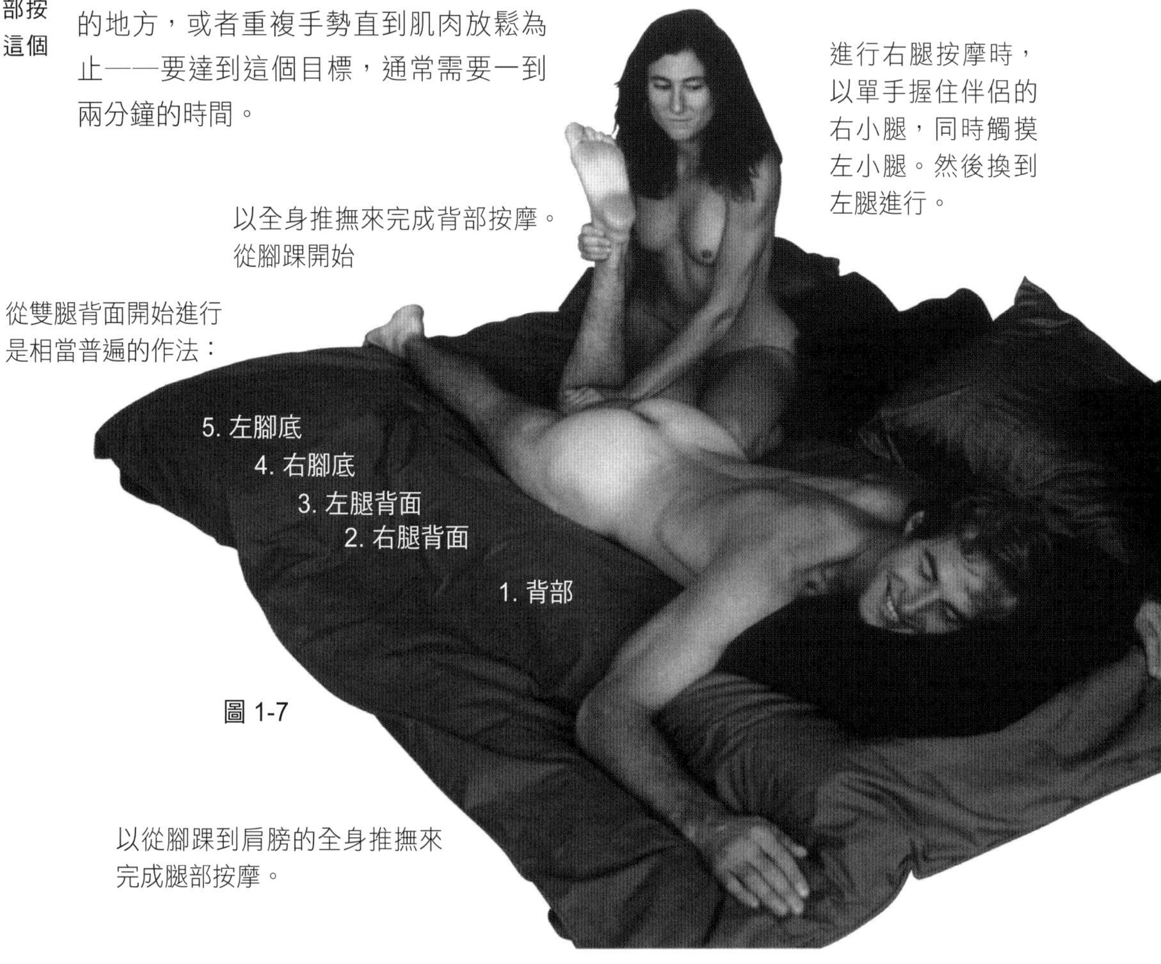

圖 1-7

如果你以強而有力的「循環按摩」，其中包括為時幾分鐘的「揉捏式按摩」與「按壓式按摩」做為開始與收尾動作的話，基本上，你已完成一組基礎「排除體液程序」了（請見 p.23）。你的伴侶很快就能在接下來的幾個小時內，感覺到它的效果與不同之處。

假使你需要休息，或者你不知道該用什麼方式繼續時，可以暫時用「按壓式按摩」，專注於同一點上的知覺誘發來代替這段時間，但千萬別打斷你和對方的聯繫。等到你準備好要繼續下去時，右手以順時鐘方向，左手以逆時鐘方向畫起小圓，把「按壓式按摩」與你計畫中的下一個步驟，完美地橋接在一塊兒。

你的伴侶在享受的過程中，個人感官意識也會隨之增長。通常，集中在體外世界的注意力，會漸漸演變成官能上的純粹體悟，亦步亦趨跟隨著你的雙手移動。假若你在這種時刻切斷連結，即便只是短暫的一分鐘也罷，仍會帶給對方一種「被遺棄」的感覺。

可從本書 PART 2 挑選不同的按摩手法，創造出屬於你自己的「全身按摩療程」，或是跟著書本上的順序一一來執行也可以。如果你為身體的每個部分，選擇四到五種基礎手法的話，每段按摩至少要重複二十到三十分鐘才夠。總之，你選擇的步驟越多，需要重複的次數就越少。廣泛來說，「循環按摩」部分的每個動作都應重複十次，其他的則是三次。若要完成第二部分所提及的全部按摩手法，大約需費時一小時以上，但它的成果絕對值得，且會是個讓人很難忘懷的「全身按摩療程」。

40 分鐘的平靜

不需要對話或睜開眼睛，你的伴侶應該會在足部按摩的途中轉過身。小聲地說一句話，或是一段令人愉悅的聲音或音樂便能提醒她該將身體轉到正面了。當她翻身時一定要保持彼此身體的接觸。接著便能從頭到腳按摩身體正面，大約四十分鐘後再進行頭部按摩。

請你的伴侶在足部按摩的過程中翻身。這可能是你在按摩過程中唯一能說話的時間。

扶著右肩，並伸到左肩按著。當你移動到對方身體的另一側時，保持這種身體接觸。

進行頭部按摩。

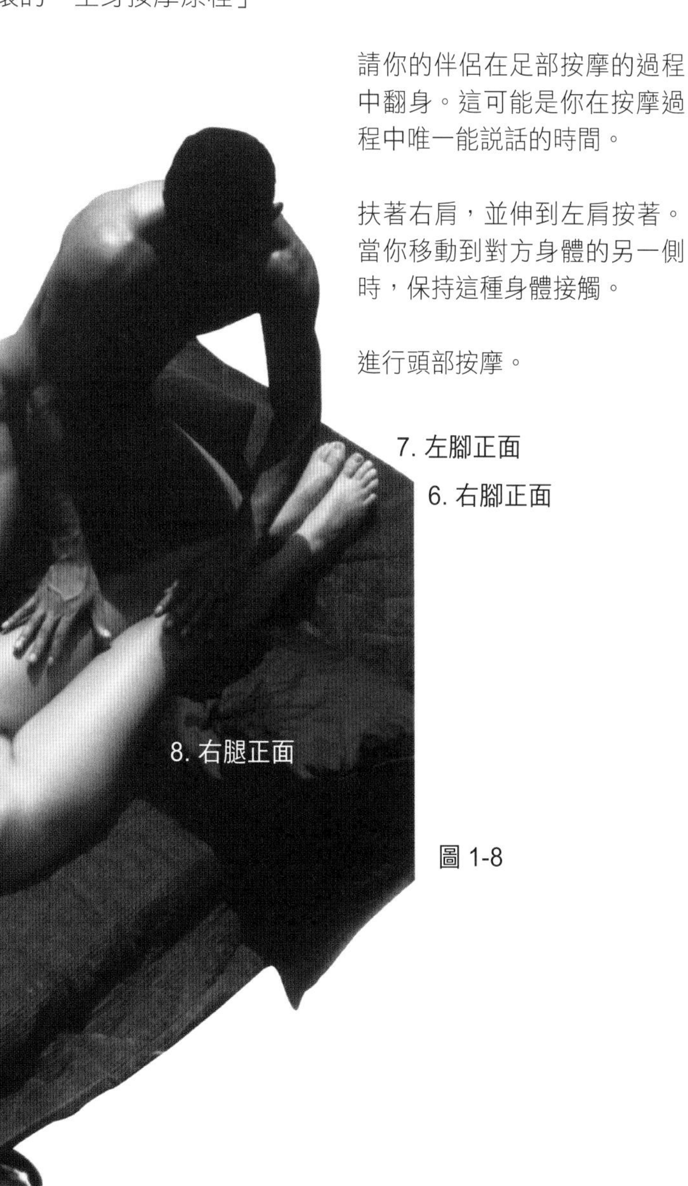

圖 1-8

CHAPTER 2

體內

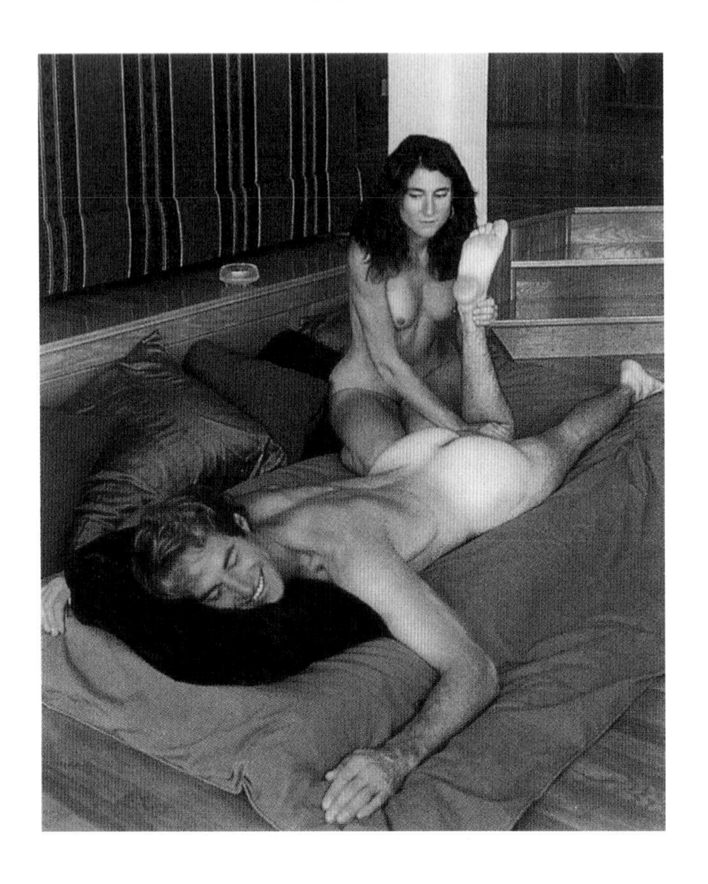

當你進行整體按摩到最後一個階段時，身體的每個部分幾乎都能感覺到能量與活力的恢復，這天然的快感是你的伴侶意想不到的，其影響層面從肌膚表面開始慢慢深入，最後在體內發生巨大的變化。

這幾年按摩活動蓬勃發展得十分迅速，已被現代人普遍接受與認可，甚至信賴。現在，你的伴侶即將印證按摩療程帶來的深刻改變。這一小時除了能安定身體之外，同時也能穩定思緒，讓情緒趨於平穩沉著與深層冥想後所達到的境界雷同，讓人們能完全掌握住自己的思緒，消除緊張和壓力，讓你的思考意識變得更清晰。剛體驗過一場完美按摩療程的身體，會變得更加敏銳與靈活。

本書收錄了數幅卡拉·海藏寺·奧斯丁的插畫，它們畫出了按摩師眼中的人體構造。不過並不只是單純解剖學上的細節而已，還說明了每個按摩手勢會影響到的特定部位。你將會明白，該如何紓解支援手部的神經系統，也就是手腕和肩膀內阻塞充血部位的壓力。當然，同樣的阻塞問題也會發生在以下區域：因頭痛而收縮的血管叢、自背部開始延伸至下腹部的肌肉群、雙腿內敏感而細緻的神經系統，還有當你活動關節時展開的韌帶區。每幅插畫都配合了特定的照片，為你的按摩療程提供了一幅精準的「人體解剖圖」。

循環

按摩能幫助兩種體液（血液和淋巴液）更順暢地流經身體。簡單的循環運動能把兩種體液的流動速度加快三倍，不用多久，就能把血管系統的運作調回正常狀態。當按摩時，你雙手的任務跟心臟的功能是相同的，可以幫助四肢內的微血管瓣膜開啟。我們發現，經過按摩後的人體血壓若不是減緩了百分之十，就是變得更為規律。而經過五分鐘專注按摩後的特定部位，比如你伴侶痠痛不已的頸部，血液供應的強度會增加百分之八十五。總而言之，它等於是增加了組織內百分之十到十五的氧氣含量，可說是天然止痛劑與控制疼痛的方法。

肌膚

把脆弱的死皮一掃而空吧！還給底下的組織自由呼吸的空間。當按摩開始的那一刻，你就能體會到它的不同。原本粗糙的皮膚在你的手掌下變柔軟了，當皮下循環系統受到刺激後，皮膚甚至頭髮（經由頭皮按摩後改善：請見 p.205 圖 11-10）都會變得更加健康。

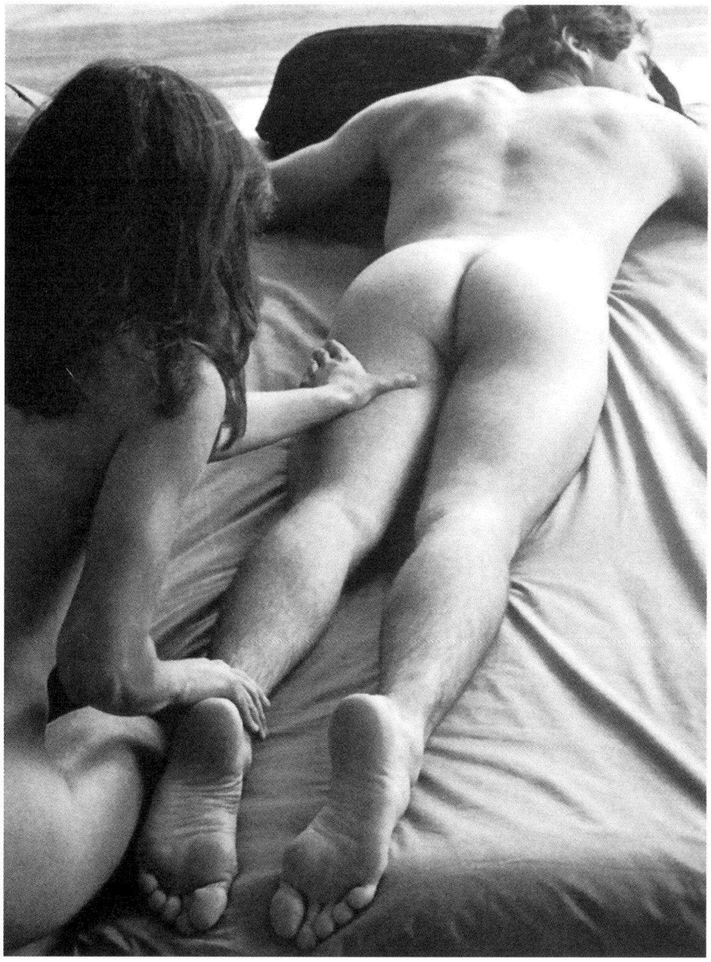

圖 2-1

最古老的療法

◆ 按摩是一種不需用到藥物的療法，也或許是最古老的療法，出現時間比大多數的藥物、酒精和興奮劑都早。我們可以從最早的醫療紀錄發現，古希臘名醫希波克拉底、加倫，印度的傳統醫學「阿育吠陀」，以及埃及、中國、祕魯、西伯利亞、美國西南部和太平洋全島的行醫者，皆把按摩列為許多病症的「例行性療法」。事實上，上個世紀的醫生普遍通曉熟練的按摩手法，只是後來演變成較具成本效益，醫生的手從放在病人身上改成寫處方籤要划算得多。現在也讓我們試著用按摩來解決一兩個問題吧！

十九世紀時的美國人只要有時間就會去按摩。哈佛醫學院的哈特維尼遜醫師說：「我在華盛頓進行按摩時，到了離開時，通常得關掉白宮的燈，然後通知門口的警衛：總統已經睡著了。」一百多年前，一隊由十二名夏威夷婦女組成的按摩小組，替著名的英國探險家庫克船長治好了長期性的坐骨神經痛。這些前人勢必和現代人擁有同樣的困擾和問題，但是選擇對抗疾病的方式是按摩，而不是藥物。

肌肉

臉部皺紋的起因來自於皮下組織的肌肉張力不協調，而非肌膚本身的缺陷。這也是為什麼即使在臉部擦上再昂貴或精緻的臉霜，都比不上簡單的指尖按摩運動來得有用。排除體液的作用能創造出更讓人驚豔的變化：你們將能看到按摩前與按摩後，大肌肉群恢復的差異與改變。

神經與大腦

按摩最先刺激到的是神經系統。安定了神經之後，身體的其他部分自然會漸漸鎮靜下來。但按摩的力道要拿捏得當，太微弱的力道反而會鼓舞神經的機能，造成反效果，只有適當的壓力才能達到鎮定的效果。一般來說，女性的神經要比男性的更為敏感，需要以較輕柔的力道對待它。

刺激神經的酸性廢物會導致情緒低落或者肌肉痙攣，所以待我們以排除體液的按摩手法，把這些惱人的酸性廢物排出組織後，神經叢會是第一個受惠的系統。

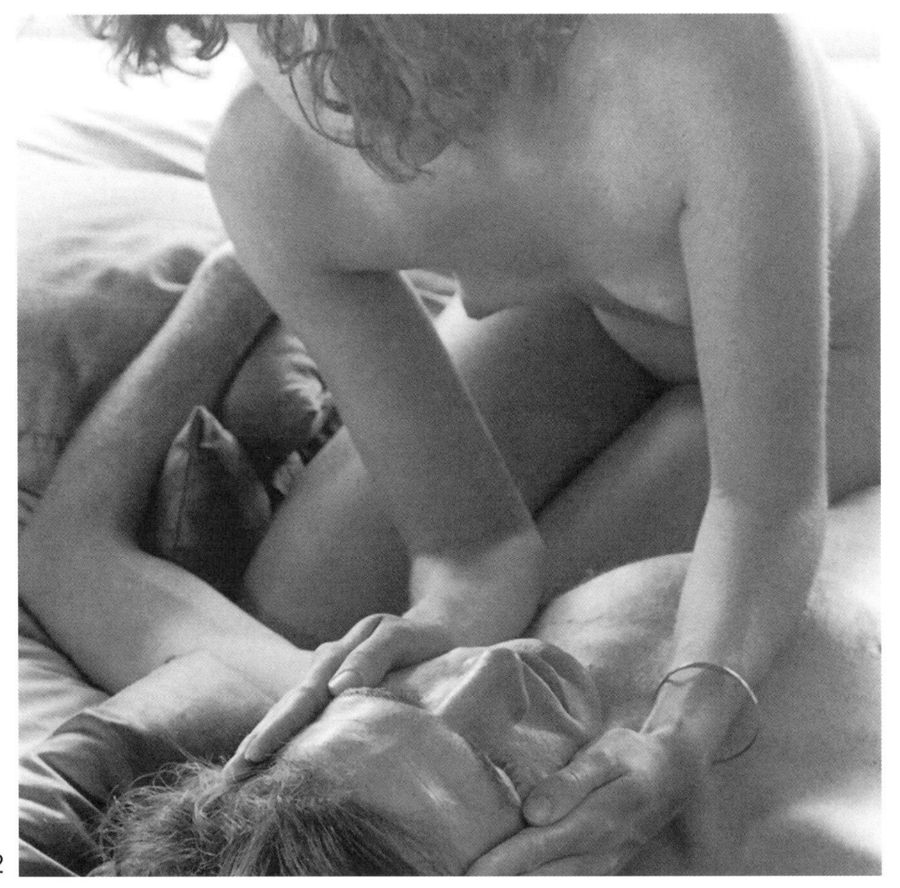

圖 2-2

排除體液的影響

當廢氣、毒素和代謝產生的廢物經年累月累積在體內時，就會產生壓力。而肌肉長期都被這些毒素和酸物佔據後，便會造成疲勞、焦慮或抑鬱的情況。基本上，按摩師把壓力視為有形的化學狀態，而非心理層面的問題。你不能光靠嘴巴說說，或用藥物來掩蓋問題的真相，你必須直接面對問題，從身體下手並對症下藥，才能擺脫壓力。令人高興的是，某些按摩手法已證實能排除引發緊張的化學物質。它們能帶來不可思議的排除體液成果。在這方面，按摩的確能幫助身體擺脫殘留在深層肌理內，引發緊張和壓力的體液。

你將學到的簡易按摩方法能夠在短短的幾分鐘內，促進身體的自然淨化程序。正常來說，淋巴系統需要幾天，甚至幾週的時間才能自行完成代謝和循環，但現在你可以利用一個簡單的按摩手法，就把這些廢物像是擠海綿一樣，在幾分鐘內很快地把它們統統排出體外。如果事後去驗尿的話，你會發現這療程所排出的廢物，如氮、糖分、無機磷和氯化鈉那些會引起疲勞的物質，幾乎等同於身體一整週的自行代謝量。但是擺脫這些討人厭的酸性黏液，只是「排除體液」的其中一個效果罷了。它把那些因運動而產生的廢物和乳酸，也一併排出了組織，等富含氧氣的血液流入肌肉之後，惱人的疼痛和疲憊感瞬間全部消失了，一種健康、快樂的感覺取而代之。按摩是一種不需用藥的療法。

在身體局部肌肉持續進行十五分鐘的「排除體液按摩」後，你會開始明白一件事，為何那些奧林匹克運動員不管到哪裡比賽，都堅持要求他們的按摩師同行。按摩之後，肌肉復原的速度會增進一倍，而且「輸出功率」也會提高到百分之一百以上。

利用「排除體液按摩」可以抵銷引發壓力的化學元素，降低血管收縮的狀態。按摩打破了構成「壓力和緊張」的惡性循環。

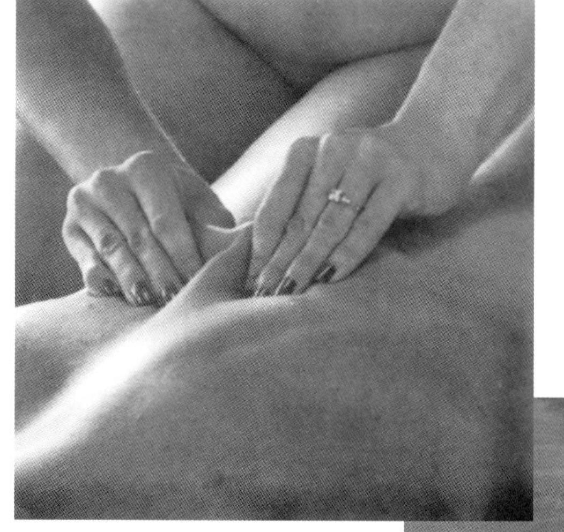

圖 2-4

圖 2-3

壓力控制

◆ 按摩師設法減輕的是你身體而非心理的壓力。況且，也很少有人能用言語清楚表達出緊張的情緒。在壓力下（「爭執」也會刺激動物的循環系統），血管收縮的結果會導致全身肌肉緊繃、靜脈塌陷、血液流速變慢，且血液供應表體組織的速度也進而被大幅減緩，使得蒼白的氣色一直持續糾纏著你。血管收縮也會同時減緩新陳代謝與排出酸性廢物的速度，讓這些化學刺激物滯留在肌肉組織內好幾個小時，甚至好幾天，結果就會造成人體更大的壓力。當然，只要是生物都希望自己能正面迎戰，並且克服這個困難。而且壓力過大的人常常會因為過度焦慮，而導致身體局部機能綳斷，害得他們得經常出入醫院的急診室。

壓力造成的壓迫感經常會出現在身體某些部位，例如：疼痛的雙腳、僵硬的頸部或頭疼等等。但是，只要你願意花三到四分鐘的時間進行療程，放鬆這些造成問題的肌肉後，就能解決問題了。一旦放鬆這組僵硬的肌肉後，你將會聽到你伴侶放鬆的呼吸。

「排除體液程序」消除了酸性廢物，打破了週期性的壓力，讓身體恢復自然平和的狀態。人們雙手能展現的魔力之一就是：緩和疼痛。

CHAPTER 3

大師級的按摩手法

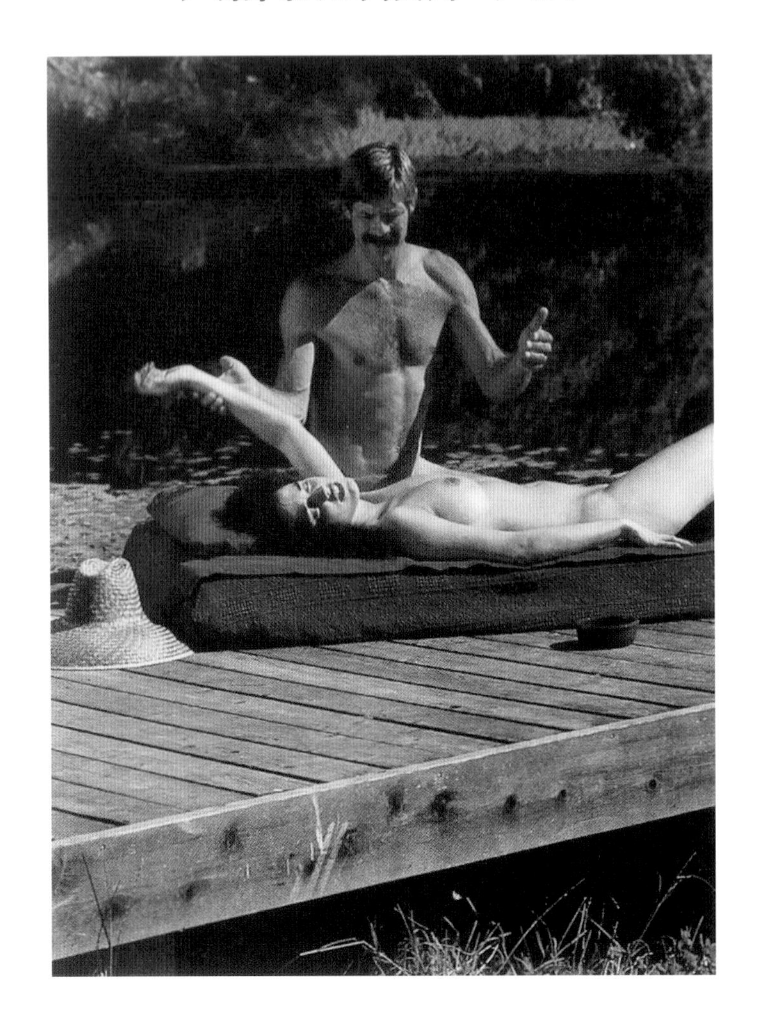

在療程一開始時詢問對方的反應，能夠讓你的按摩更符合伴侶的需要。但在那之後，即便是簡短的對話都會讓你們倆分心；語言只會阻礙對方的感覺思緒。所以，請對方閉上雙眼，放鬆情緒，別再出聲。或許在按摩的過程中，偶爾會發生不知該如何接續下去，也不敢開口問的情況。但別擔心，一般來說，每個人在按摩中的需求幾乎都是一樣的。如果這是對方第一次體驗按摩，那麼，對方的身體可能已經很多年沒有被另外一個人觸碰過了；如此一來，每個全新的觸感，就有如在一個飢餓的人面前呈現一場盛宴般地讓人感到驚喜。如果按摩也有程式，那就是一個絕不出錯的大師級計畫了，其實很簡單，只需要：用心對待，並且跟著感覺走。

當伴侶的思緒慢慢聚焦在因全身按摩而帶動的數百種感覺上時，她已能開始用過去意想不到的方式重新體會事物。漸漸地，她的身體似乎幻化成一個純粹感官享受的樂器，你的按摩已抓住了她的全副心神——她將輕鬆地跟隨著你的雙手一起遊走。你所做的一切都被注意到了，每個感覺都在對方的記憶地圖裡留下了紀錄。到達這個境界時，你已經不是在按摩了，而是在指揮它；她的身體就像個偉大的交響樂團似的在演奏著，與你雙手創造出的每個細微反應產生共鳴。這就是六種「大師級按摩手法」的重點，它將教會你如何創造，並長時間維繫這美妙的感覺。六種大師級的按摩手法如下：「循環按摩」、「揉捏式按摩」、「摩擦式按摩」、「按壓式按摩」、「被動式按摩」與「拋打式按摩」。

從來沒有一種按摩手法會突然開始或唐突地結束；它們通常會混搭成一組完整流暢的程序，讓對方像是感受到一股湧過全身的柔和波浪。以膝膕處（膝蓋的後面）來舉例，你可以串接兩種不同的「大師級按摩手法」，成為一個能「轉移感覺」的無接縫式按摩。首先，先把伴侶的腿彎曲，參考「被動式按摩」（請見 p.45~46 圖 3-18~19）。為了防止腿部的彎曲幅度過大，請先把一隻手支撐在膝膕處。此時，對方的腿已經感覺到了那隻手的觸碰，不過，一旦對方的腿再度靠向按摩墊時，又會產生一種奇妙的「感覺轉移」，這一剎那，對方能感覺到膝膕上傳來的一陣壓迫感。請注意，這種膝膕處被人溫柔但穩固包裹著的感覺，對大部分的成年人來説都是種獨特的經驗，所以千萬別鬆開手，如果你在施行的過程中，打斷了兩人間的聯繫，這無疑像是真正的「遺棄」對方。

要訣

- 把毛巾和按摩油放在隨身可及之處
- 滿足你伴侶的需求
- 在按摩的過程中，保持不間斷的接觸
- 詢問你的伴侶對按摩手法及力道
- 展現你的自信和組織能力的喜好
- 當按摩結束後，悄然無聲地離開現場

禁忌

- 當你的伴侶正在做別的事時替他按摩
- 一面按摩，還一面為對方的緊繃發表不必要的意見
- 在你被打斷時，選擇半途中斷碰觸對方或直接放棄按摩療程
- 任意探索對方的身體——人們都不喜歡被人隨意探測
- 開始聊天，特別是聊別人的八卦

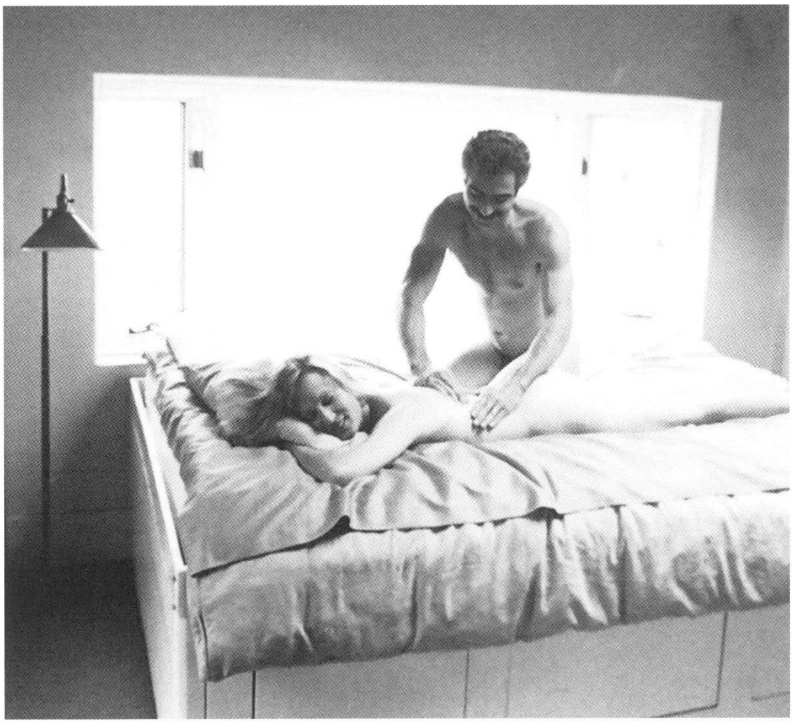

圖 3-1

由於後背保護了許多重要的器官，所以，該部分的多肉區域幾乎都能接受深層的按摩手法。但是，只有一個例外：當你來到肋骨下方時，請把力道放輕，因為腎臟的下半部（請見圖 3-3）是暴露在外的。

這種過渡時刻變成了讓你展現的時機，所以，請想辦法延長這感性的一刻，小心施做，別破壞了它。好了，再讓我們回到膝膕處的按摩，請把兩隻手——支撐住對方膝蓋的手，和托著腳踝的手——同時加壓，雙手交替著施作「按壓式按摩」，可以自行選擇要往腳底方向移動，或是朝大腿與臀部的肌肉前進（當你移動到肌肉較厚的區域時，請增加施作力道，但請注意，肋骨下方區域運用的手法一定要輕柔，因為沒有骨頭保護的下半部腎臟就在這裡）。現在，你已順利地從一種手法，如：屈伸運動，行雲流水地轉化到另一種「按壓式按摩」了。

你的目標自始至終都是一樣的：給予伴侶一個多小時不間斷的實質快感。「大師級的按摩手法」提供了你簡單的手法，能讓你延長對方身體上任何一個部位的愉悅享受。

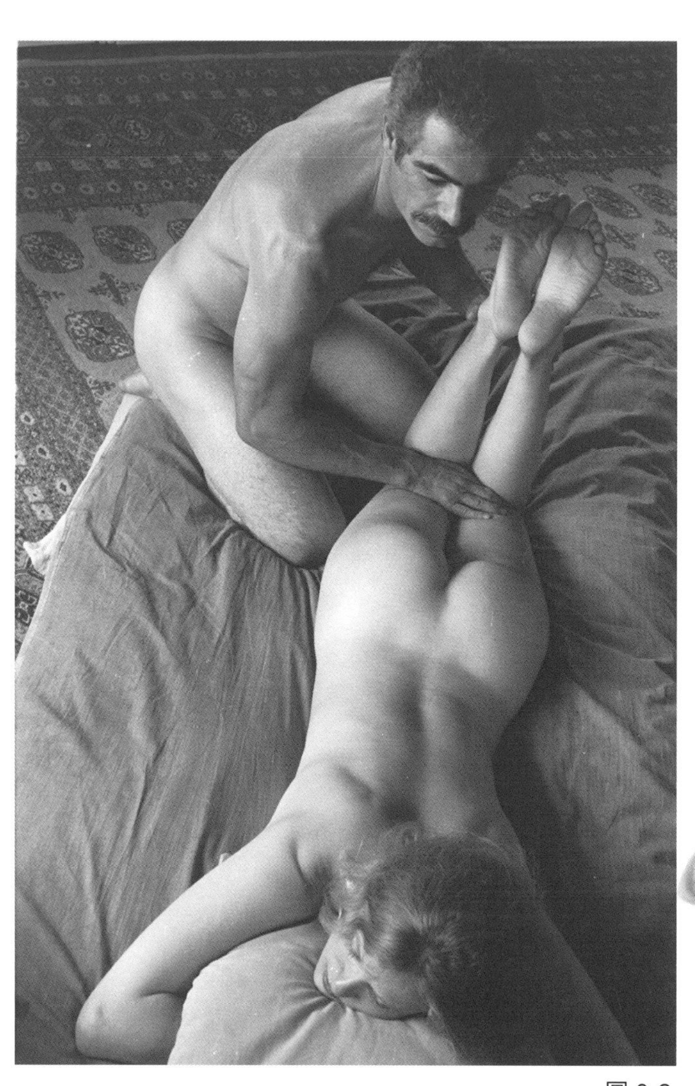

圖 3-2

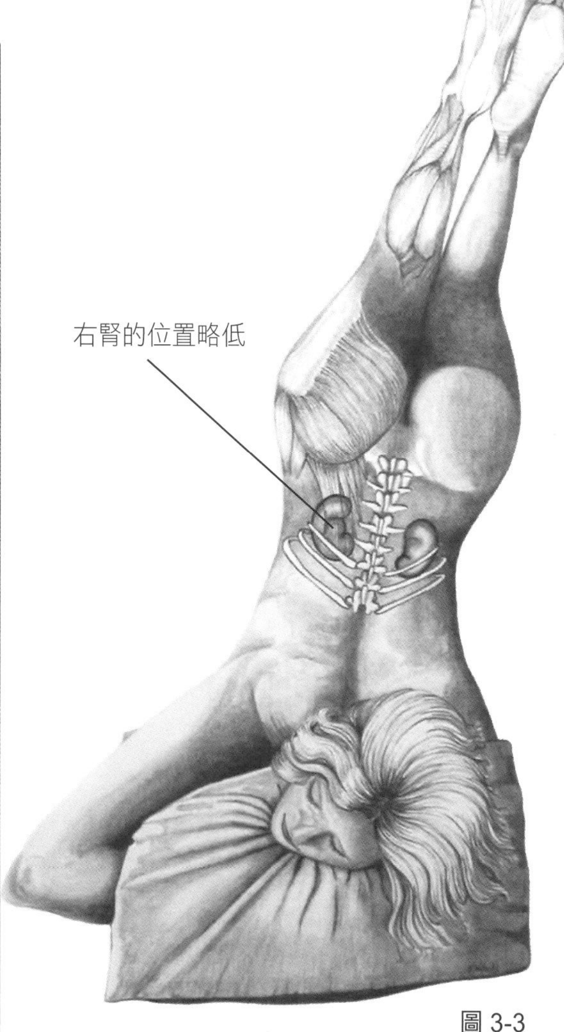

圖 3-3

揉捏法

「揉捏法」是整體全身按摩中最重要的部分。從頭皮到腳趾，你會一遍又一遍地重複著這個手法。別擔心，人體對揉捏的接受度其實相當大。在大腿之類的大面積區域，請用整個手掌來按壓。至於其他組織較薄的地方，請用大拇指或指尖來按壓揉捏就好。揉捏的主要技法為：稍微用力捏起一部分的肌肉後，再輕輕按壓。

我們先一次學習一隻手的操作法：首先，用右手（左撇子請用左手）捏起部分肌肉後，再規律地以順時針或逆時針方向反覆迴旋揉動十次，然後再用另一隻手，在同一定點重複一樣的動作。接下來，用兩隻手同時動作看看。**小提醒**：每當右手拇指放開的時候，就以左手虎口推起肌肉，反之亦然。拇指是「揉捏按摩」能否讓人滿意的關鍵點——當推起肌肉時，請收起拇指；放開肌肉時，請張開它。對雙手或雙腳這類小範圍的區域來說，拇指的功能顯得更為重要：用四隻手指頭握住對方的手，然後用雙手的大拇指按壓揉捏，輕輕畫圓。

避免急躁不休地來回運動。不管你是在進行全身式的按摩，或正專注於單點的施作，都請用平順且富有韻律的速度來執行「揉捏法」。用指腹來感覺肌肉的深層觸感，過了一會兒，你就會發現它其實是個相當容易的技法，整體的施作感覺就如同一首音樂。隨即對方會感覺到一股令人愉悦的敏鋭感，逐步貫穿全身。

要訣

- 把毛巾和按摩油放在隨身可及之處
- 滿足你伴侶的需求
- 在按摩的過程中，保持不間斷的接觸
- 詢問你的伴侶對按摩手法及力道
- 展現你的自信和組織能力的喜好
- 當按摩結束後，悄然無聲地離開現場

禁忌

- 當你的伴侶正在做別的事時替他按摩
- 一面按摩，還一面為對方的緊繃發表不必要的意見
- 在你被打斷時，選擇半途中斷碰觸對方或直接放棄按摩療程
- 任意探索對方的身體——人們都不喜歡被人隨意探測
- 開始聊天，特別是聊別人的八卦

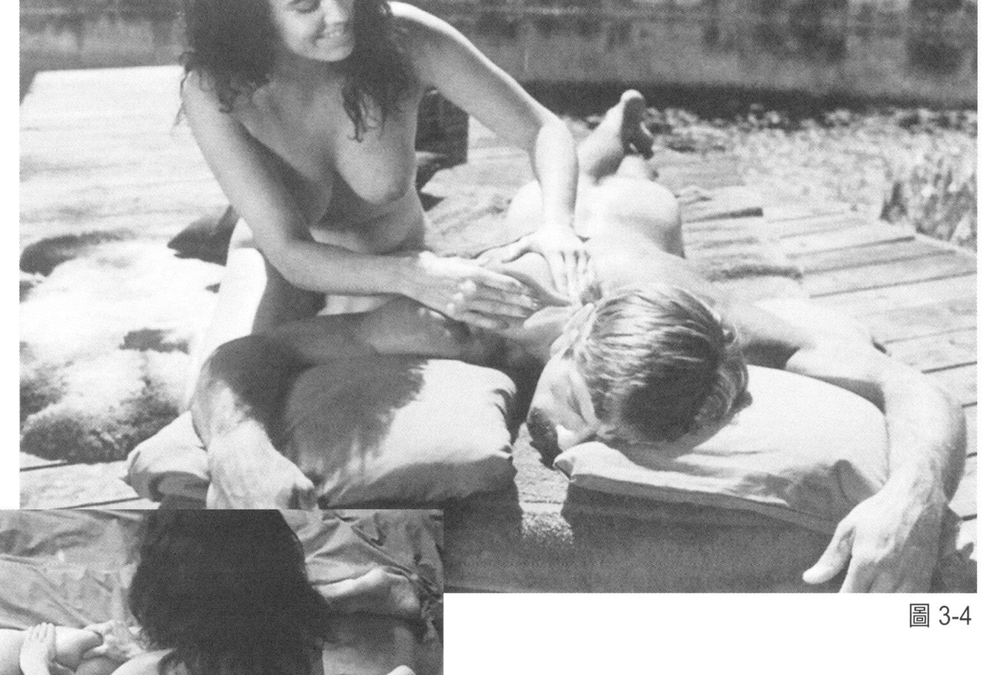

圖 3-4

圖 3-5

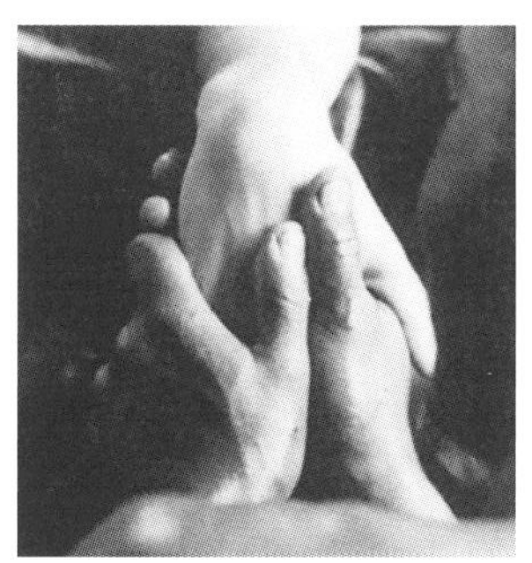

圖 3-6

要訣

- 在開始之前，確定自己的雙手是溫暖的
- 先將按摩油均勻塗抹在伴侶全身——毛髮較多的部位，用油量也需要多一些
- 用手掌根部直到指尖的部位按壓
- 雙手合併在一塊兒
- 從腳趾開始往心臟方向移動按摩四肢時，請記得施加壓力
- 在施作長推手法時，用枕頭幫助對方平衡與獲得舒適感

禁忌

- 開口詢問——只要聽到呻吟聲，就表示你做對了，不必開口詢問
- 按壓脊椎，或任一骨頭的表面
- 用指尖戳弄
- 在按摩時忽略了肩膀或臀部的上方
- 隨意改變力道
- 猛力壓對方的身體

循環按摩

不管是四肢、胸部還是背部的推拿，「循環按摩」皆名列許多按摩程序中的第一項。全身的循環按摩從腳趾頭延伸到肩膀，直抵末梢神經，傳送深層的感知能力。

這個舒適的按摩手法會讓對方體驗到一種前所未有的柔軟輕快感受，正逐漸充盈在她的四肢裡。這個成果可說是任何「按摩活動」的最佳代表作。一般而言，在全身按摩療程中，「循環按摩」的手法大約要重複十次左右。但是，假若你想創造出一個讓人難忘的深刻印象的話，可以先重複三次就好。

用你的手掌根部到指尖與伴侶的身體保持接觸，用整個手掌面往前推，讓手掌沿著伴侶身體輪廓不同部位一起改變手掌弧度，當一個動作結束時輕輕將你的手掌往回拉，指尖同樣要和肌膚表面持續保持接觸。當你往心臟方向移動時，記得向下加壓，因為細緻的微血管

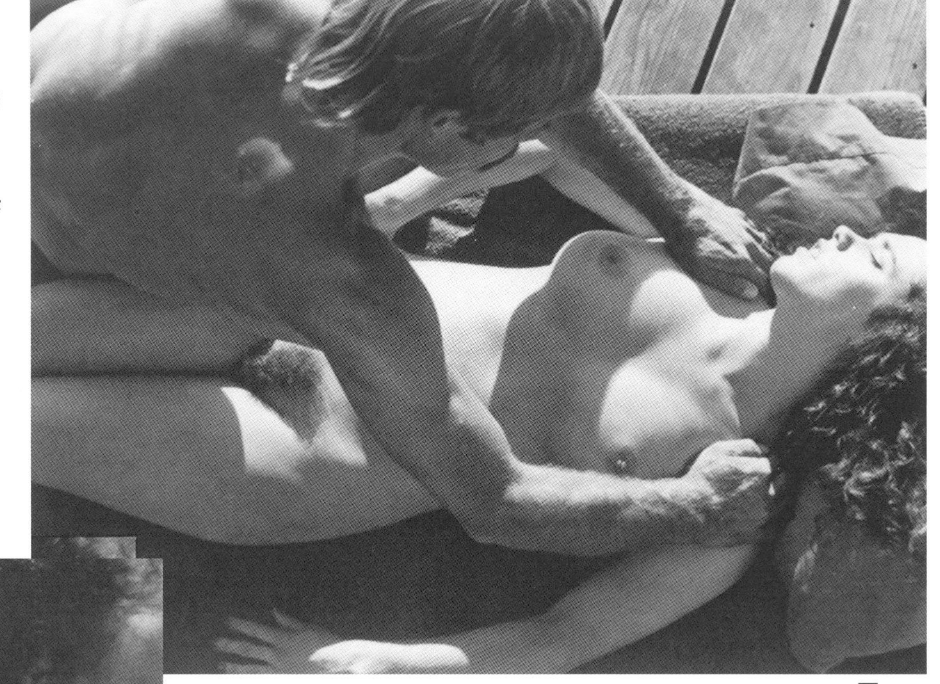

圖 3-7

圖 3-8

瓣膜會在你的觸壓下打開和闔起。**小提醒：**瓣膜開啟的方向只有一個：往心臟的那一邊。黏質的瓣膜會在壓力下被強行打開後，富含氧氣的血液就會通過你雙手和伴侶心臟間的韻律，流入身體的每個部分。在這個過程中，能創造出每個人都能感覺到的輕盈和令人振奮的感覺，可以讓對方的心情更加愉快。

在按摩活動裡，我們把壓力歸類於一種化學失衡的表現，而不僅僅是純粹的心理疾病。如果你的細胞老是「泡在」惱人的酸性物質裡的話，就算是藥物或運動都無法讓你放鬆。但效果非凡的「排除體液」活動（請見 p.28）卻能利用實質的「循環按摩」，排除那些聚積在人體組織內容易引起緊張的化學物質。「循環按摩」能有效地同時刺激靜脈和淋巴系統，在不加快心跳的情況下，直接加速血液和淋巴液的流速。除了按摩之外，沒有其他方法能辦到這一點。

循環按摩小提示

◆ 在施作「循環按摩」時，讓你的雙手保持放鬆和柔軟的狀態，如此一來，你的手掌才能隨著伴侶的輪廓一起變化弧度。這可是個難得的豪華活動呢！請大方一點，把「循環按摩」推衍到身體的各個角落，從手臂頂端，肩膀的最上面，到雙腳的腳底都不要放過。別忘了在毛髮較多的部位，或是比較乾燥的皮膚上，塗抹更多按摩油——「循環按摩」應該在流動順暢，但不拉扯到皮膚的前提下運作。

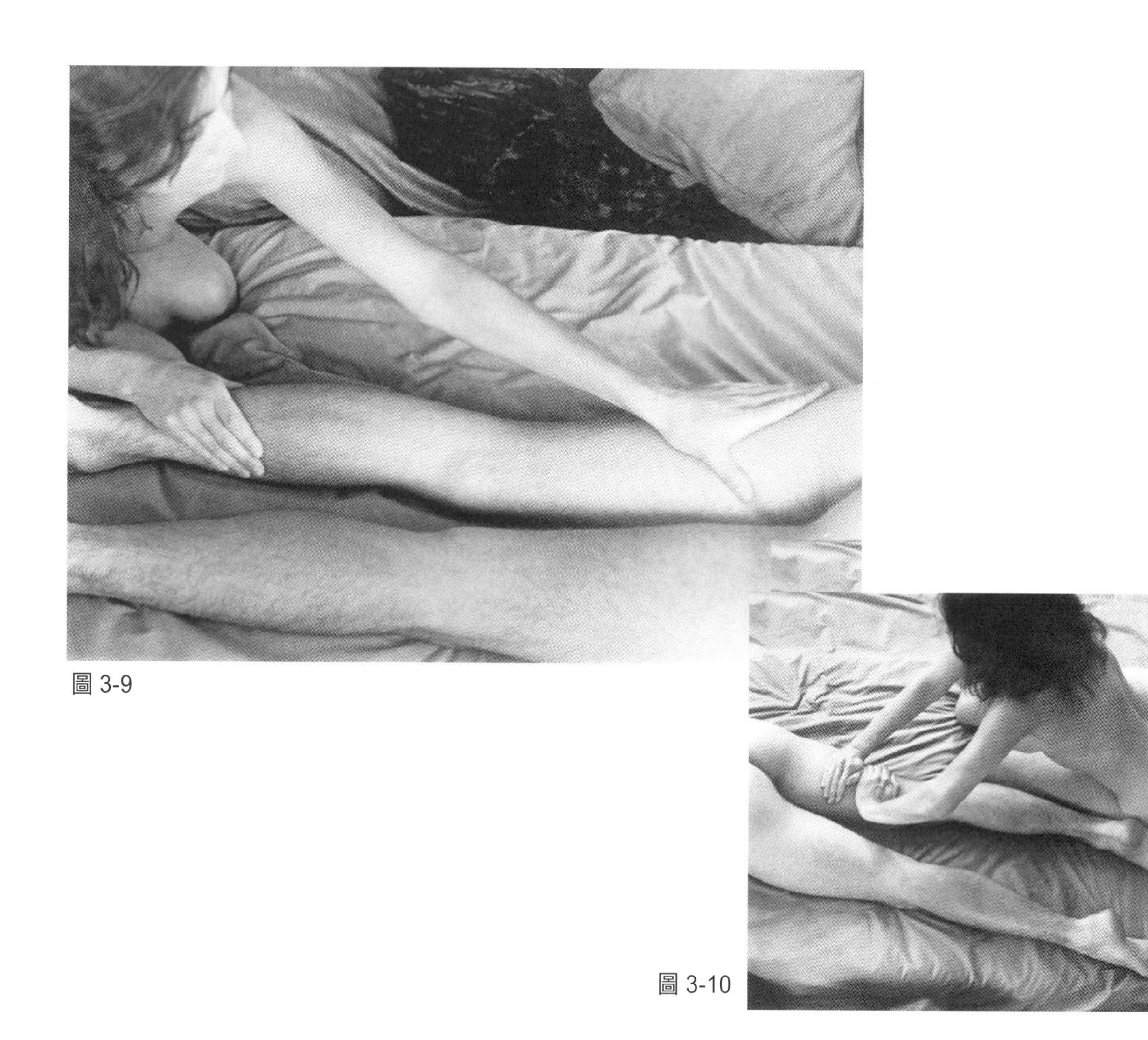

圖 3-9

圖 3-10

五種「摩擦式按摩」的變化版

◆ 體表摩擦式按摩：張開你的手指，讓手腕彎曲。用手指來回刷動。用輕柔的力道溫暖對方的肌膚表面。

◆ 肌肉摩擦式按摩：讓你的五指併攏，用指腹在對方肌肉上畫圓。若有需要，可以用另一隻手穩住對方身體，然後沿著大肌肉群的線條逐一按摩。

◆ 深層摩擦式按摩：利用這個「強化後的肌肉摩擦法」，以深入人體內最大的兩個關節——肩關節和髖關節為主。先在定點深層往下按壓一會兒後再開始按摩。動作不要過於急躁，否則疲憊很快就會吞噬你，讓你的速度越來越慢。

摩擦式按摩

如果你的伴侶對按摩感到緊張不安的話，可以先用「短推摩擦式按摩」當作開始。這些簡單易學的手法提供了最直接的深層按摩，而且它是最容易上手的「速食」按摩法。「摩擦式按摩」傳達出一個只要是哺乳動物都能憑直覺理解的基本訊息：摩擦能讓身體感到慰藉。幾乎所有部位都適合運用「摩擦法」，也無須按摩油輔助。其實，這些基本動作就算隔著衣物都還是會有效果。所以，許多按摩師都選擇用「摩擦式按摩法」在客戶的工作地點就地按摩。

但是，就像許多其他種類的按摩療程一樣，當伴侶採取臥姿，而且你的雙手能直接觸碰到肌膚時，最能讓「摩擦式按摩」發揮百分之百的成效。

我們經常能在電影裡看到粗略的肩部「摩擦式按摩」，通常都是某個緊張的人物正在開車，或是打電話，且這動作看起來就像是個友善的舉動。雖然頭部再怎麼重，都總有一個肩膀會支撐著它。但是，只要頭一直壓著肩膀，你的按摩就幾乎沒有任何功效，所以，在按摩時如果能把頭部的重量挪到其他的地方，譬如一個枕頭上時，才能讓按摩發揮效果。

把按摩想成是一種對抗「過度操勞生活」的手段。施行療程時，不該操之過急或蜻蜓點水，也不該同時進行其他的活動。你的伴侶並不是在為了按摩而

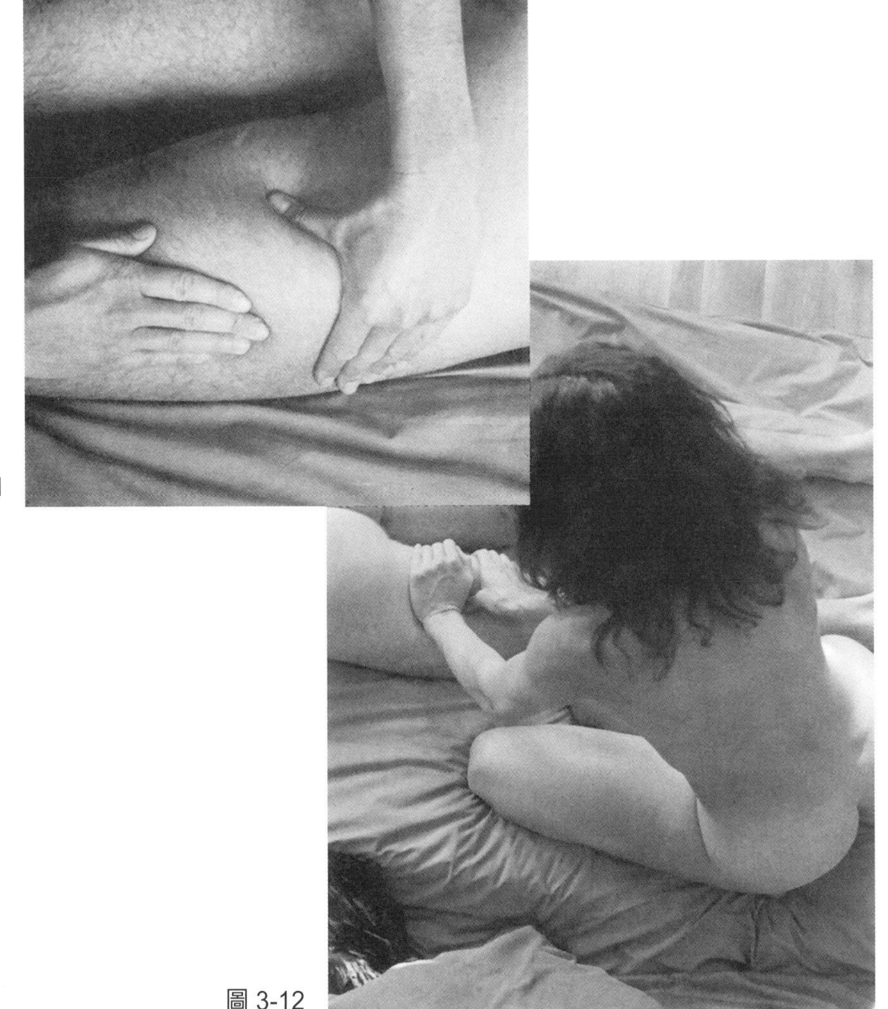

圖 3-11

圖 3-12

按摩，而是在體驗、經歷與享受它。

普遍來說，「摩擦式按摩」能深抵皮膚內層的肌肉，但對肌膚本身產生的影響有限。在運用這種帶有穿透力的按摩時，你必須垂直向下按壓，直到你感覺到堅實的肌肉組織為止。但請避開表層的血管，和肋骨這類骨頭較多的地方，並用一隻手穩住對方的身體，這隻手當作「支撐點」用，作為「支點手」，而另一隻手則進行「摩擦式按摩」。讓你的身體前傾，把重量放在手上後，把手指按壓在肌肉層上（不是皮膚上），轉動你的指腹。

「摩擦式按摩」是種非常容易進行的技法。只要你一邊轉動指腹，一邊慢慢地將你的手從伴侶的上半身開始往下移動，很快地，就能在幾分鐘內全面照顧到全身的肌肉群，例如上背部的斜方肌，或大腿背面的腿筋。「摩擦式按摩」能促進體內深處的血液循環，同時幫助淋巴液的流動。也能對別的按摩法難以處理的關節處，如肩膀和髖部等部位特別有效。在你開始施作後的幾分鐘內，你的伴侶就會感覺到一股暖流正緩緩地滲入體內。在按摩療程中，「摩擦式按摩」是最快能達成這個目標的技法。

直接對深層組織按摩的「摩擦式按摩」技法，比起其他的按摩手法來說，能更有效、更全面地幫助體液排出。

◆ 定點摩擦式按摩：最迫切需要「定點摩擦式按摩」的情況，就是疼痛發炎的肌肉。請你專注在這個點上，花點時間為它按摩，直到你的伴侶感覺好多了為止。記得，你作為穩住伴侶身體的「支點手」，別忘了持續把肌肉推往正在操作按摩的那隻手。

◆ 指尖摩擦式按摩：指尖適合用在那些全手無法照顧到地方：譬如雙手與雙腳的間隙處，還有眼睛和嘴巴的四周。讓「當作支點用的那隻手」支撐著你伴侶的身體，然後運用不同的力道按壓——雙腳需要的手勁比較大，但手部和臉部則需要比較輕柔溫和的力道。

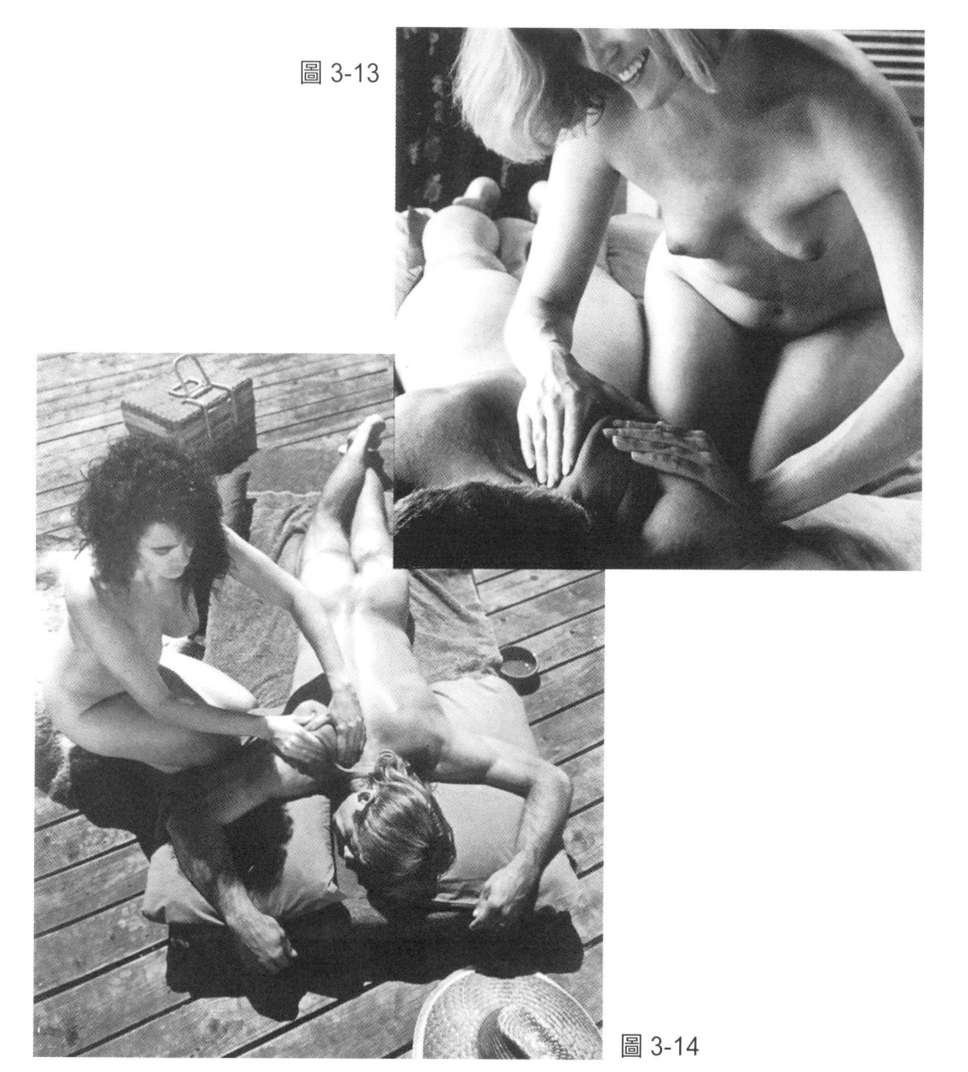

圖 3-13

圖 3-14

要訣

- 徵詢對方的喜好與力道
- 利用手腕作為「搥打」的緩衝
- 為緩和劇烈的「搥打」按摩，可敲打在你另一隻手的手背上
- 沿著可見的肌肉紋理運行
- 建立一個簡單的韻律節奏，並堅持下去

禁忌

- 想證明自己的能耐和力量
- 帶著首飾或手錶
- 從身體的某一處直接跳到另外一個部分
- 在脊椎、視覺可見的血管或腎臟附近游移不定
- 自以為是爵士樂鼓手

搥打式按摩

有些部位是絕對不能使用「搥打式按摩」的：例如肋骨下方包覆著重要器官的區域，和四肢的手骨與腿骨處。但是，只要你做得正確，該手法將會把一股震顫浪潮送進對方的體內，並貫穿全身。「搥打

式按摩」並不需要靠按摩油來施作。如果你的按摩對象是個壓力非常大又容易緊張的人的話，我建議由這個手法開始進行你的療程。「搥打式按摩」等於間接給了你的伴侶一個放鬆自我，且讓自己徜徉在這個療程中的理由。

我們發現有些初學者會抗拒，甚至討厭「搥打式按摩」的技法，因為他們認為快速地「搥打」伴侶，可能會讓對方感到疼痛。但是，如果你正確執行這個技法的話，「搥打」傳遞出的感覺只會有如「輕扣」罷了，就像一陣溫柔的細雨，而不是乒乒乓乓的大雷雨。

請在清晰可見的肌肉紋理上進行「搥打」，遠離所有表面可見的血管或骨頭結構，特別是脊椎。「搥打」按摩一定

圖 3-15

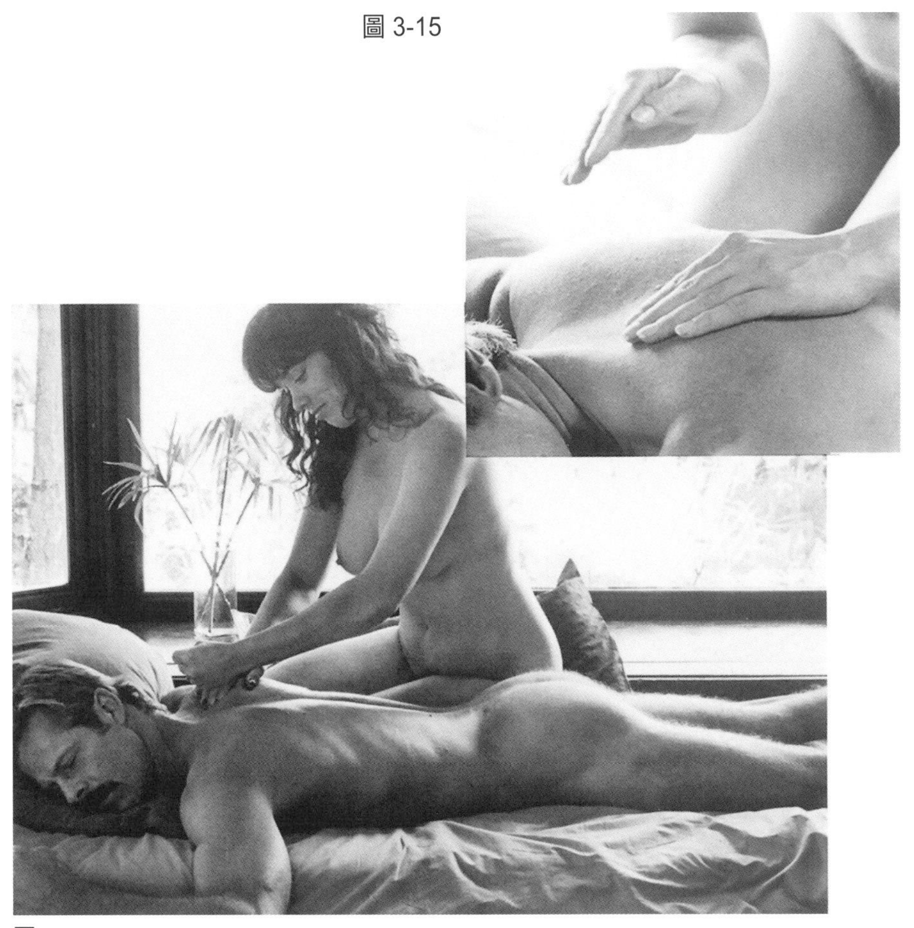

圖 3-16

要有緩衝，所以，用手腕上下甩動方式帶動手掌搥打對方身體的話，就能有效緩解撞擊（如圖 3-15）。或者，在施作更為激烈的「搥打」手法時，你也可以利用手背作為「防護墊」，化解直接的力量（如圖 3-16）。此時，可以多徵詢對方的喜好與感受，但最好不要是那些只需「微調」的小細節，而是真正問到需要你改善的部分。

若有需要的話，請挑選一個讓你舒服，並能堅持好幾分鐘長的施作節奏。「搥打式按摩」與騎腳踏車的技巧是相同的：只要你能不疾不徐地對待它，就能堅持上好一段時間。

「搥打」能引出累積在身體深處的酸性廢物，並加快排除體液的速度。但運動員和那些肌肉型體格的人，似乎皆無法單從「搥打」背部中得到「解放」。這時，必須結合「揉捏式」和「摩擦式」按摩才能達到療效。

「搥打式按摩」能徹底舒緩上背部、脖子和肩膀周圍疲憊的肌肉。若能重複執行兩到三次的話，就能適當地放鬆與脊椎平行的兩側長條狀肌肉。

圖 3-17

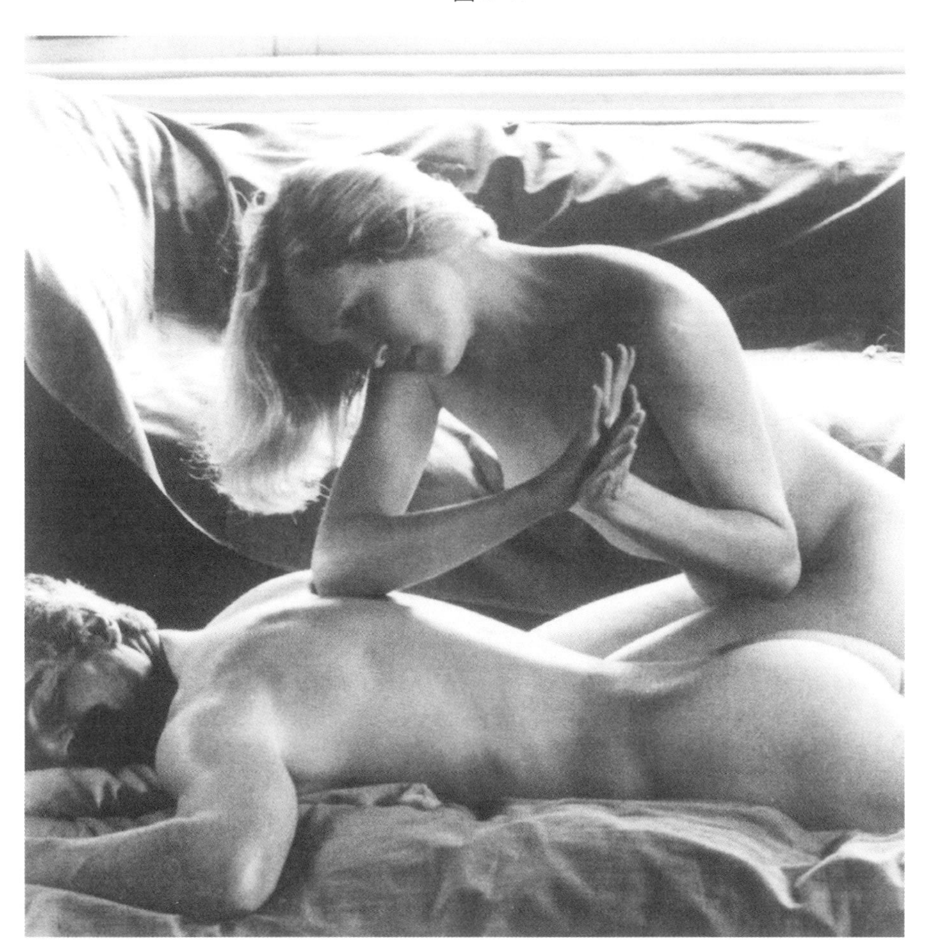

搥打式按摩的歷史

◆「……『搥打式按摩』的歷史非常古老，甚至在遠古神話裡都能找到它的蹤跡——在古羅馬神話裡，泰坦神族透過堆疊起一座又一座的山峰，想直抵天神朱比特的神殿推翻他。在這危急的一刻，朱比特迫切需要鍛冶之神伏爾坎鍛造出雷電來反擊泰坦神族。在受到壓迫且感到頭痛欲裂的朱比特在情急之下，直接叫伏爾坎用鐵鎚搥他的頭，就在此時，天降奇蹟，朱比特的女兒密涅瓦，全副武裝、眼神閃亮地從朱比特的腦袋裡蹦了出來，一舉打敗了泰坦神族。這告訴我們，如果運用得當，「搥打」其實是個非常有用的技法。」

～道格拉斯．葛拉漢醫學博士，《按摩論》

建立信任的關係

◆ 在你開始「拋動」對方的手臂或腿之前，請先幫它們慢慢地前後動一動，暖身一下，檢查哪個部位最為緊張，或讓你感覺到了阻力。然後握住該點的內側，對這個部位施行「被動式按摩」。

只要你越小心地處理它，並事先通知對方你即將做的動作，就能獲得對方越多的信任。

被動式按摩

你負責「幫她完成」所有的運動：在「被動式按摩」療程中，你的伴侶唯一要做的就只有一件事：享受它。你也可以事前提醒她接下來會發生的事，免得她過度熱心，「幫忙」你舉起「自己的」四肢，或「幫忙」你轉動「自己的」關節。按摩療程中最具有官能享受，或說肉體上最舒暢的一刻，包括了所謂「反重力作用」：你的伴侶在什麼都不必做的情況下，就能讓局部的身體漂浮在空中。當然，你能夠自己轉動關節，把自己的手臂抬到半空中，也能彎曲自己的背部，但是，如果這一切是由一個「旁人」來「幫」你完成時，你會感覺到完全不同的變化。

「被動式按摩」可以加強身體的靈活性。我們經常在不知不覺中，日復一日地在機械性的行為模式運動中，使自己的身體變得越來越僵化。結果，我們的肌肉也開始變得不自然，只能從事那些弧度最小的活動，「被動式運動」的目標就是要扭轉這個結果。把深埋在關節深處，普通手法也加強不到的韌帶組織輕柔地延展開來。而且，待你幫對方

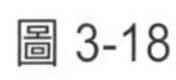

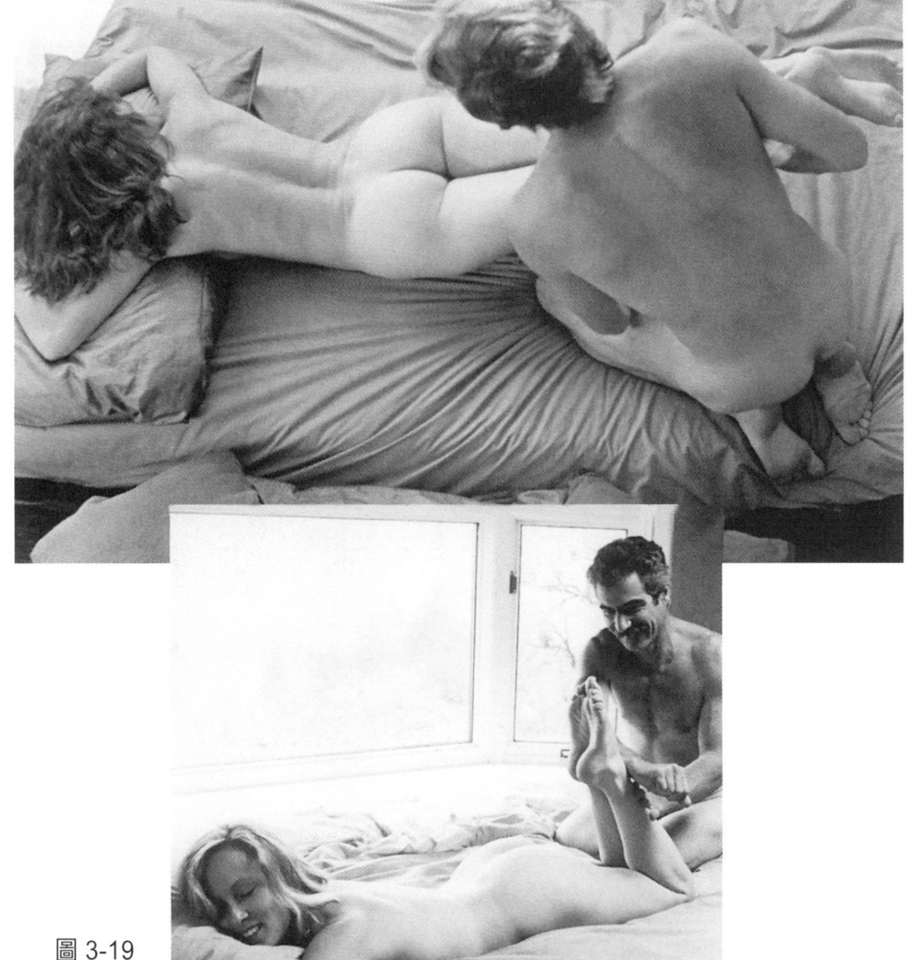

圖 3-19

把肌腱延展到極限幾次之後，關節潤滑液就會隨著你的動作被激發。之後，慢性僵硬消失，整個身體則會變得更加柔軟、更加靈活。

人體的設計，不管是因為演化使然，還是意外，本來就很適合施作這個手法。每當你開始抬起對方的一個部位時，如腰部、腳踝、下巴、肩膀與下背部等，就會發現那裡已經有一個天然的施力點在等著你。**小提醒：**請先把握住本書提供的簡易重點後，再施作任何一種的「被動式按摩」。

不論是和其他的按摩手法一起或分開施作，「被動式按摩」都是整體按摩療程中最受歡迎的項目。雙臂或雙腿浮在空中，甚至加上其中一部分的上肢或下肢，在手掌輕敲、搖擺，在你手指震顫的愛撫下，對方大面積的肌肉群在揉捏的過程中被撫慰了，深度放鬆的局部身體感覺似乎要飛了起來。再說一次，除了按摩以外，你無法在其他活動中同時體驗到這些奇異的感覺。這是全身「被動式按摩」裡最基本、最微妙的體驗。你的伴侶在結實的支撐下，緩緩漂浮到空中，再慢慢落下，或許，這是自她成年以來，第一次感受這樣的活動。

圖 3-20

圖 3-21

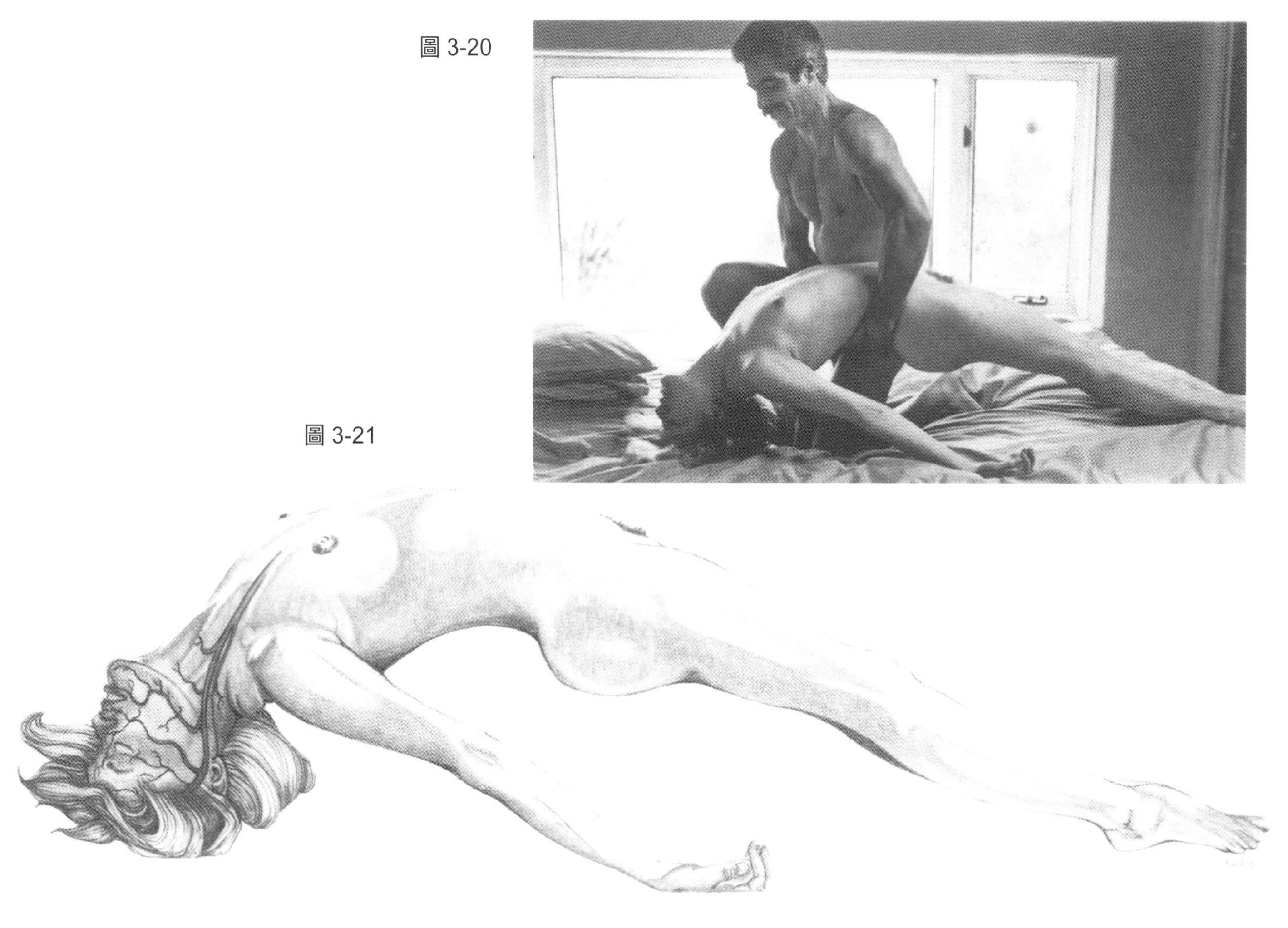

按壓式按摩的小提醒

◆「按壓式按摩」會直接把你的伴侶帶入按摩的氛圍中。當你在對他的前額與太陽穴進行深層按壓時，他的全面官能、感覺都已縮小到你的雙手與他身體的那個連接點上。待一到兩分鐘後，他的全副感知就會被你的雙手所擄獲，一起探索每一塊神奇之地。

按壓式按摩

「按壓式按摩」裡的其中一個手法能提供你暫時喘口氣的機會，並同時維持住你跟伴侶間富有意義的接觸，它是所有技法中最簡單的一個，就算是初學者，也能第一次就上手。

首先，先替自己找一個最舒適的位置，才不會讓自己的手得移得太遠、太左或太右邊。你也可以從容不迫地坐在枕頭上來施行它。既然，你的雙手處在這種無須左右移動的放鬆姿態，故稱為「被動式按壓」，那麼你當然也不需要按摩油的輔助。直接在身體的平坦處，如前額、膝膕處或是脊椎的底部等地方向下施壓。把指腹到手掌根部的整隻手平貼在對方身上。讓底下的那隻手跟著對方的輪廓一起改變弧度；**小提醒：**就算是指尖也要順著輪廓，完整地包覆每個曲線喔！

開始進行正式的「按壓式按摩」時，就會需要用到按摩油了。請先將按摩油抹在對方身上，然後在局部肌肉區域，用單手或雙手一起向下穩定施壓，接著慢慢畫圓。在區域較大的範圍時，請使用全手面積來施作，但是在大關節四周的密集肌腱區域，則可選擇用指關節的平坦部位來施作「按壓式按摩」。在確定自己已按入肌肉組織內後，才開始慢慢畫圓。每個方向重複三次。

當你不知道該如何繼續下一個步驟時，「按壓式按摩」是很好的「空白填補技法」。它除了適用於身體的任何一個部位之外，也能帶給你自信，讓你扮演好「按摩師」的角色。

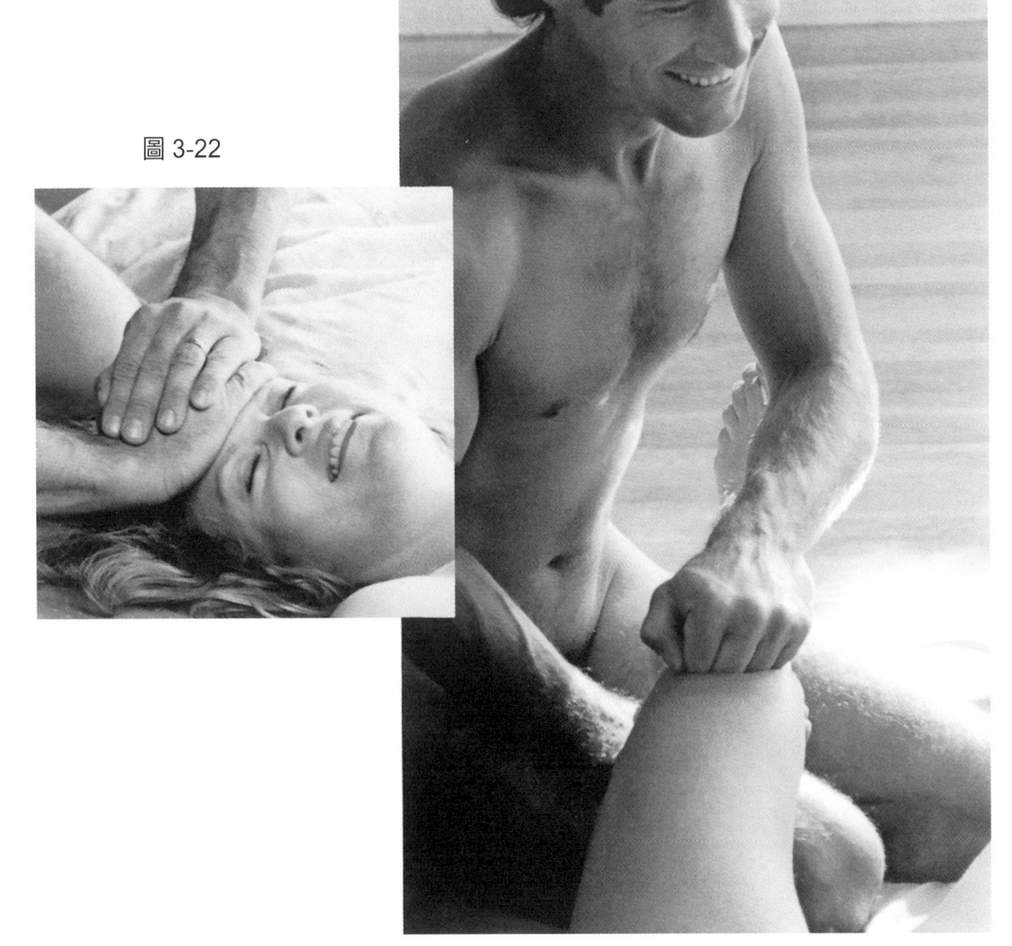

圖 3-22

圖 3-23

Part 2

完整的一套全身按摩

Complete Body Massage

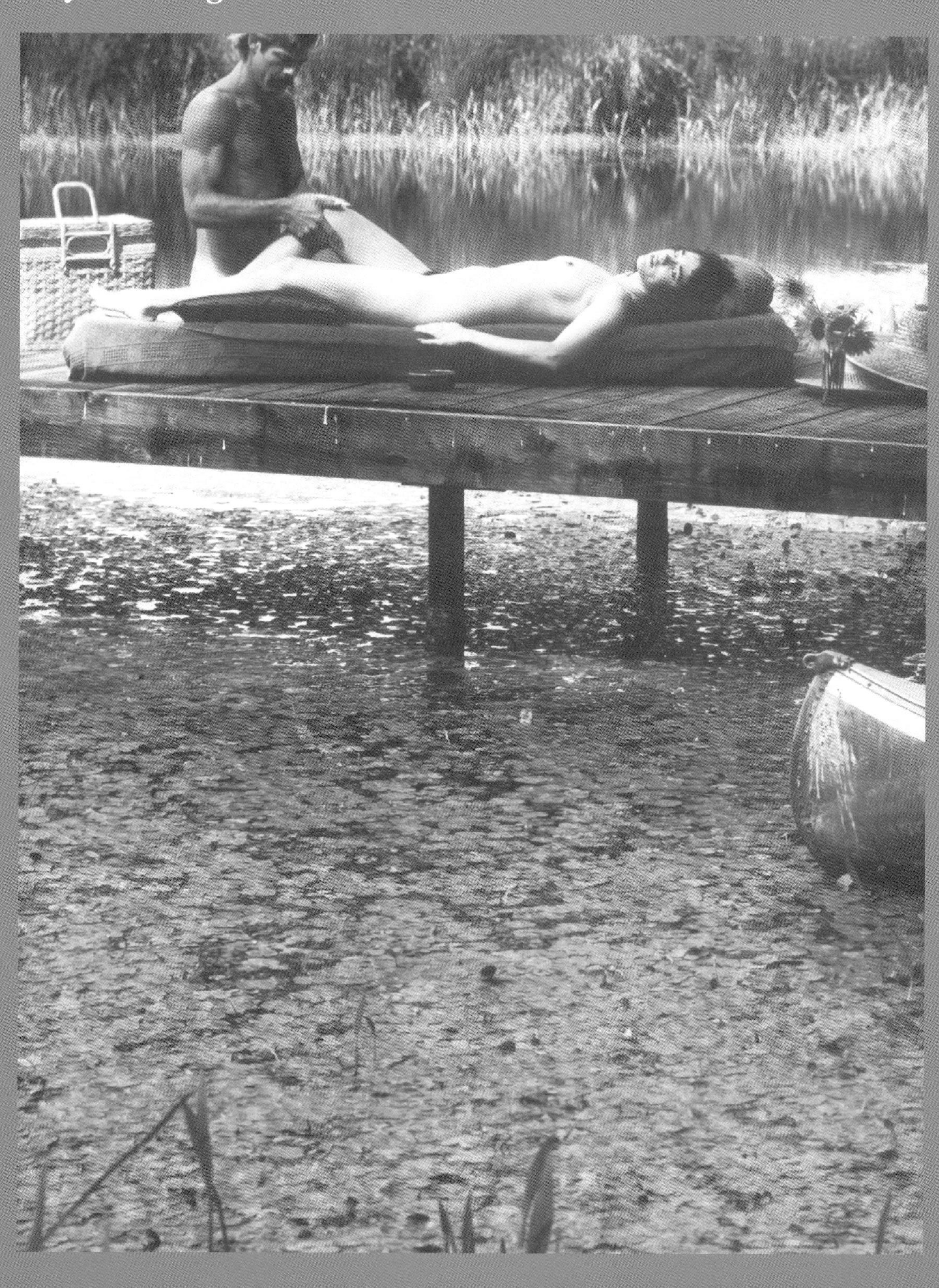

CHAPTER 4

背部

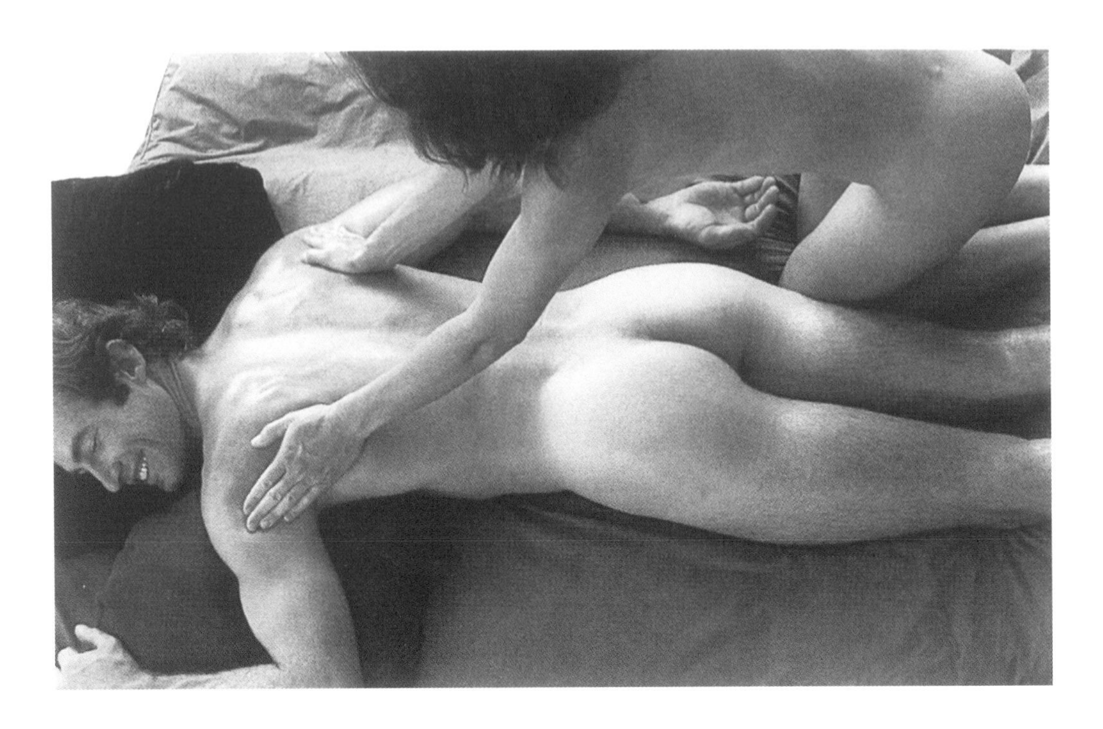

最快抵達天堂的方法，就是直接走向它。作為一名按摩師，如果這是對方第一次體驗按摩，那麼你就是對方最好的導航——你將會帶領他走向一個永生難忘的旅程。

如果你想放鬆對方的全身，從背部開始絕對是最好的選擇。背部是身體中使用率最高的部位，而且壓力也特別容易聚積在大面積的肌肉群裡，特別是靠近脊椎的地方。不管我們做什麼事，幾乎都會運用到背部的力量，如此一來，壓力就特別容易聚積在這些大面積的肌肉群裡，尤其是脊椎附近。脊椎有如身體的交換器，利用大面積的神經系統，把腳趾或指尖的感覺傳到大腦。等你為這些位於脊椎旁邊，與其平行的垂直肌肉釋放壓力之後，你後面所作的每個按摩動作都能讓效果加倍。先放鬆背部，你的伴侶就能在按摩療程中感受到更多的樂趣。

如果這是對方第一次接受按摩，也羞於被人觸摸（當然，他的內心裡可能正偷偷渴望著）的話，幾分鐘的背部按摩會是個很好的開場暖身活動。好的背部按摩能帶給身體如海浪般起伏的深層感官享受，並能有效緩解緊張，如此深切的心情改變，能讓人們融化並臣服在這種感覺之中。

背部按摩也提供了一個讓你學習對方身體的機會。別忘了在這個時候開口詢問對方感覺如何喔！因為再過一會兒，你的伴侶會放鬆到不想再開口說話了。比起身體其他部位，背部接受按壓的程度更高，所以，請利用區域找出自己的按壓上限。選擇一個讓人舒適的節奏，並堅持下去。**小提醒：**不管是手法再怎麼變化，節奏與韻律都不會改變。現在，就花點時間找出適合對方的節奏吧！但是請注意，千萬不要把幾句簡單的詢問變成長篇大論，這會分散你跟對方的注意力。

你的伴侶很少會體驗到所謂「絕對純粹的緊張狀態」；她不會直接感覺到緊張，而是身體的某部分就處在緊張的狀態下。在按摩中，找出對方特定部位的緊繃肌肉並放鬆它，就能讓對方的身與心重新連結在一塊兒。

當你在按摩脊椎兩側與脊柱平行的長條狀肌肉時，就能了解到肌肉緊張與壓力的明顯關係。**小提醒：**若你直壓在脊椎上，朝其神經系統的纖維按壓的話，會使得壓力突然從各種方向一起冒出來。但是當附近的肌肉群變得僵直硬化時，壓力也會直接加壓在脊椎上。而「循環按摩」與「指尖揉捏法」兩者能有效打破這個惡性循環。脊椎附近的肌肉被放鬆了之後，對你接下來的任何按摩手法也都能達到事半功倍之效。有時，經過六次的按壓程序，或某些讓人舒暢的手法後，你的伴侶或許會發出滿意而感激的嘆息。但是，別期待在這時聽到任何對你肯定的話語，因為放鬆是一種非常個人化的體驗——晚一點，你的伴侶會感謝你的付出的。

強化感知

- 利用枕頭加強你伴侶肩膀的支撐力
- 用整個手掌——從指腹一路到手掌根部，和你的伴侶保持接觸

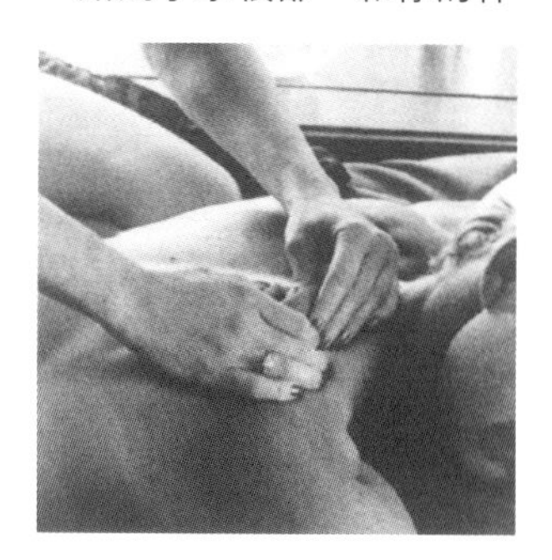

- 讓你的手去感覺伴侶的輪廓，並隨著它一起改變
- 別漏了肩膀的頂端和雙腿兩側
- 當你感覺到肌膚出現阻力時，請補充按摩油

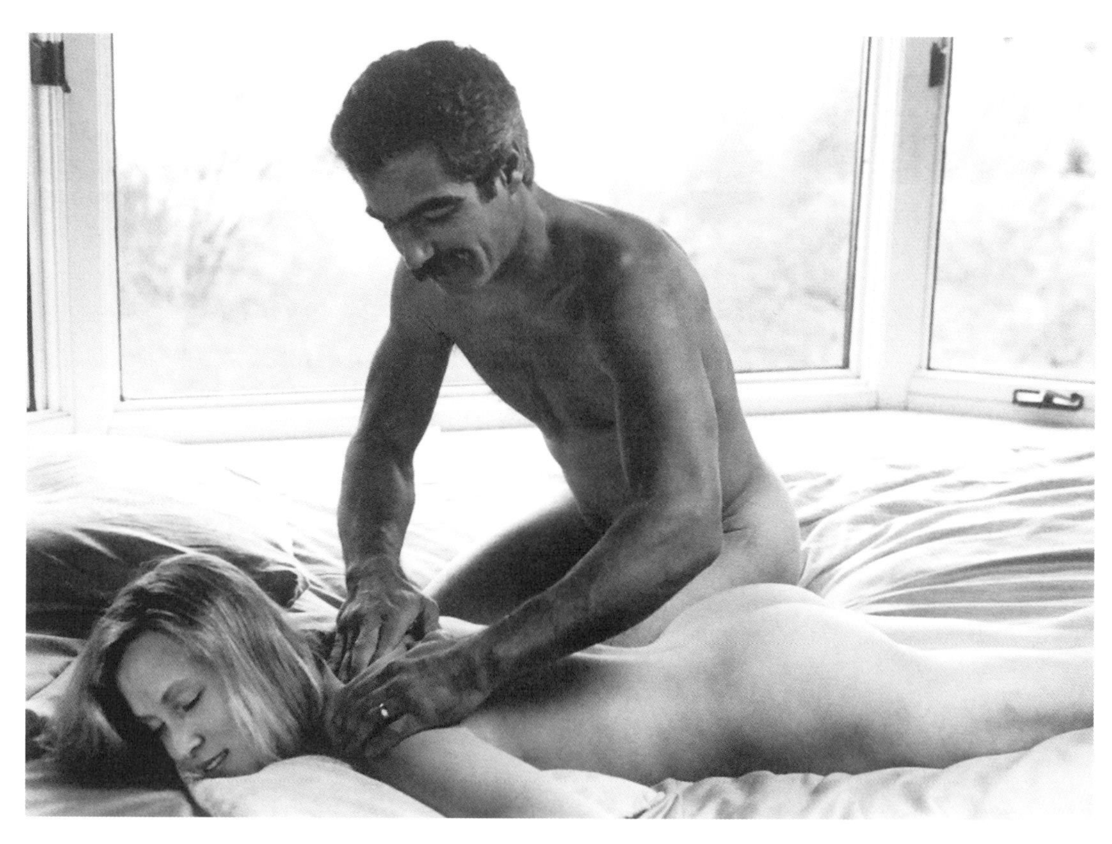

圖 4-1

最初，妳的伴侶可能會採取臥姿，並且把雙手撐在他的後腦杓下，這是個只會讓人短暫感覺到舒適的姿勢。假如肩胛骨一直維持這個抬高的姿勢，又沒有良好支撐的話，最後上背部的肌肉會變得更加緊繃吃力。所以，如果妳的伴侶以這個姿勢躺下的話，試著建議他（在按摩療程中，絕對不要使用「命令式」的要求）如果把雙手放在兩側，或許會更加舒適。在妳一面出聲建議時，可以一面順手撐起他的一隻手臂，這麼一來，他就會了解到他並不需要作任何事。妳把一手放在對方的手肘上，一手抵在手肘下方，一次撐起一隻手臂，然後把它們放在離身體約十五公分遠的地方。要是他仍然想保持現在的這種臥姿的話，也沒關係，把兩個小枕頭塞到他的肩膀底下，提供它們額外的支撐力。枕頭是最快能提供膝蓋、腳踝、脖子、下背部或身體其他部分支撐的小玩意兒，所以，當妳要開始一個按摩療程時，別忘了準備幾個枕頭在手邊。

在妳開始之前，可以先把背部劃分爲三個區域：脊椎兩側與脊柱平行的肌肉群、上背及兩側。妳的背部按摩療程將依序以上述這幾個部位爲主軸施作。

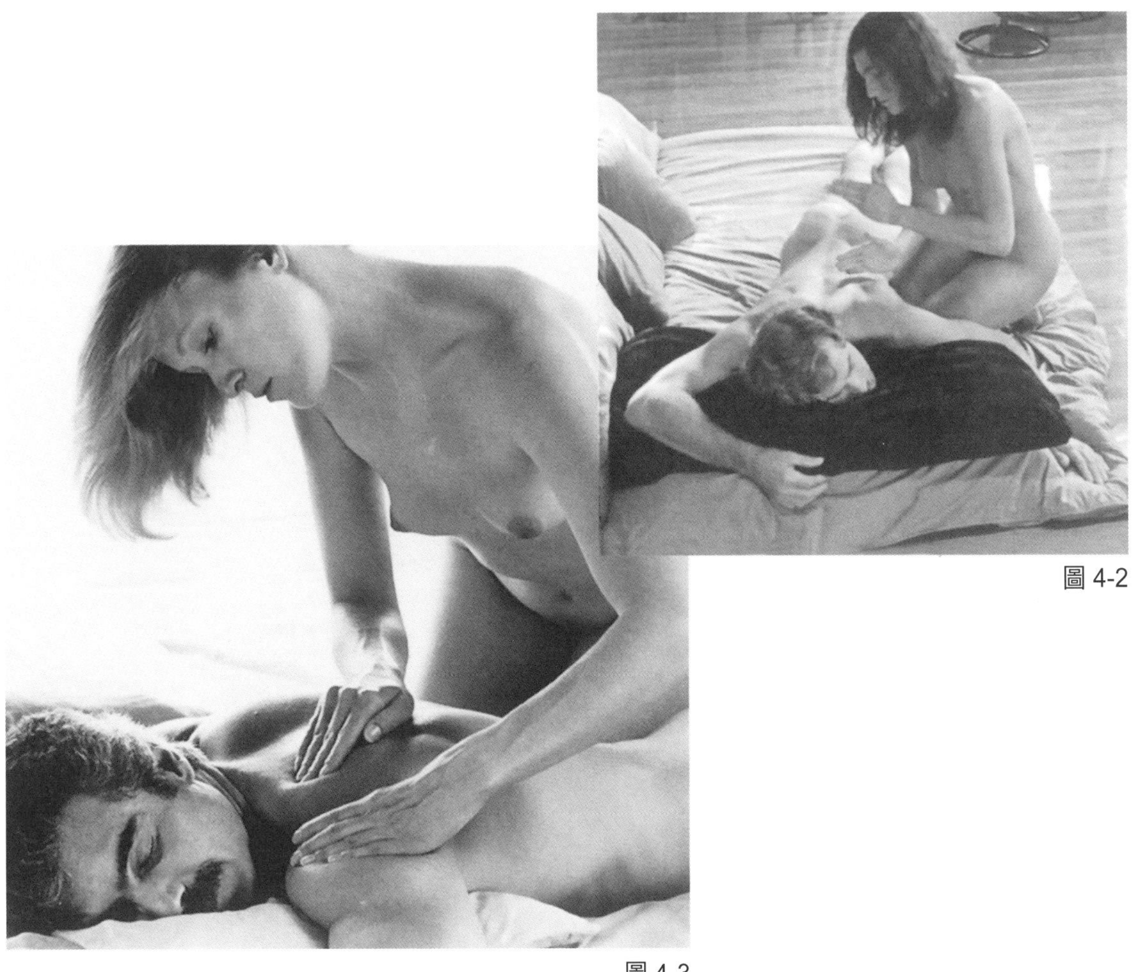

圖 4-2

圖 4-3

雙手交替地接續向下滑動

一開始時，雙手先以輕撫滑動的方式，溫柔地按摩妳的伴侶，讓他習慣妳雙手在他身上移動的感覺。以脖子爲開端，雙手五指併攏，掌心貼平，雙手交替地往下背部滑動，讓妳的拇指沿著脊椎邊突起的肌肉移動，從脖子開始滑動到腰部。**小提醒：**別碰到他的脊椎。雙手手掌則平貼著伴侶的背部（如圖4-4所示），指尖到手腕的施力力道均勻。

接著，維持先前的手勢，一隻手放在伴侶脊椎左側的下背部，另一隻手則放在脊椎右側的上背部。下面的這隻手保持平貼不動，上面的那隻手從脖子開始，慢慢地往臀部的方向滑動，待抵達臀部後，就讓它留在那裡，並將原本在下背部的這隻手抬起來放到上背部，重複剛才的動作。別害怕施加力道，因爲這個時候，妳已漸漸了解了對方背部的觸感。在按摩的過程中，妳已逐步把氧氣按入了他的體內，並把廢棄物排出了組織系統，肌肉在妳的手法下慢慢軟化，「排除體液程序」已被啓動。

按摩油

◆ 把裝按摩油的瓶子放在一個容易取得的地方，像是妳伴侶肩膀到腰部的中段區域。但千萬別忘了，也要在伸手可及之處準備一條大毛巾。記住，絕對不要把精油直接倒在伴侶的身上，需要時，只要將適量的精油帶在掌心，再將它均勻地抹在妳要按摩的部位即可。另外，假若在按摩的過程中，發現他背上有砂礫等異物時，也不要停下按摩的動作，一隻手繼續做著按摩的動作，然後用另外一隻手挑掉它。

把整個背部、肩膀和身體兩側均勻地塗上按摩油後，就表示妳即將要開始全身按摩了。在妳轉移到不同部位時，請記得隨時補充按摩油，也試著讓補充的過程短暫而且快速，盡量與妳的伴侶保持連綿不斷的接觸。

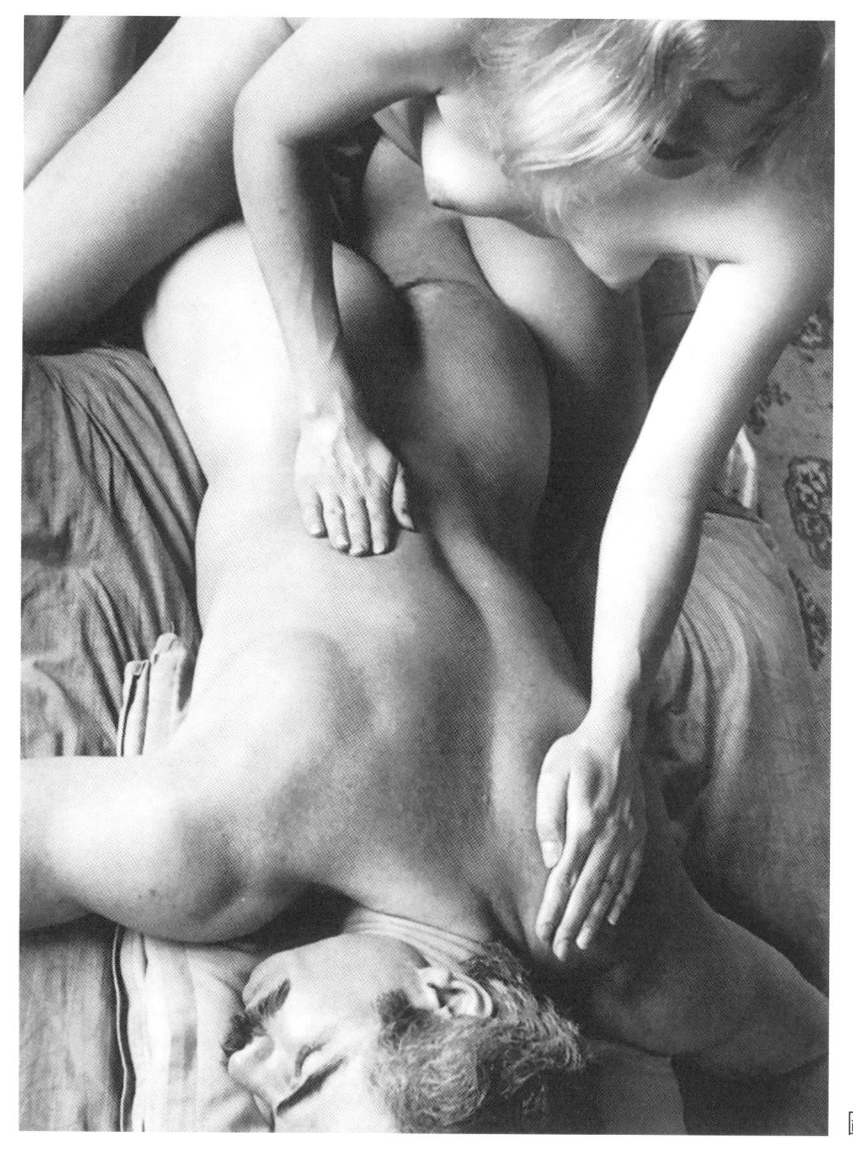

圖 4-4

背部循環

先把按摩油塗在腰部到肩膀頂端的區域，還有背部的兩側。把些許按摩油倒在手上，然後用平坦的掌心推勻它，記得永遠不要把油直接倒在伴侶的背上。如果對方背部的毛髮比較多的話，所需的量也會多一些。在妳的雙手觸碰到他背部的那一霎那，就牽起了重要的肢體連結，一個重要的時刻。從這時候開始，在妳完成整體按摩活動前，都別中斷這特殊的聯繫。

讓妳的膝蓋輕鬆自然地跪在枕頭上，為了找到平衡點，妳可以靠著對方的腰部，或直接跨越他（如圖 4-5、4-6 所示）。用妳的指尖到手掌根部來施作，把手掌根部抵在伴侶的臀部上後掌心貼平，這麼一來當妳移動時，他的脊椎就會在落在妳兩手的大拇指之間，而妳的手掌根部則會倚著兩條與脊椎平行的背脊肌肉。在不會壓迫到脊椎的前提下，使用足夠的力道，向上按壓這兩條相當有力的長條型背部肌肉。一面向前推壓，一面讓妳的掌心隨著肌肉的線條改變幅

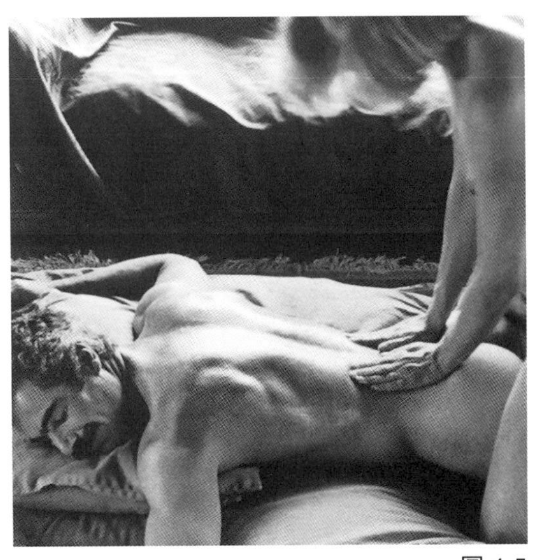
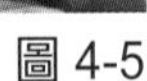
圖 4-5

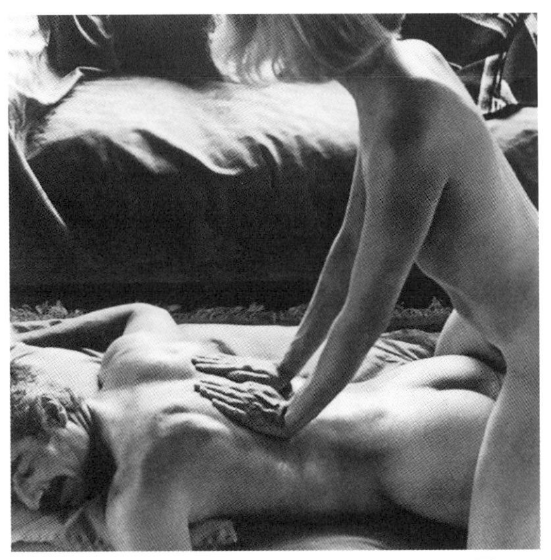
圖 4-6

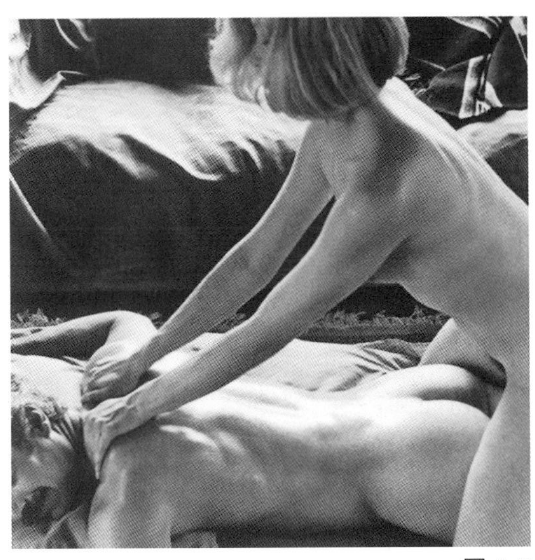
圖 4-7

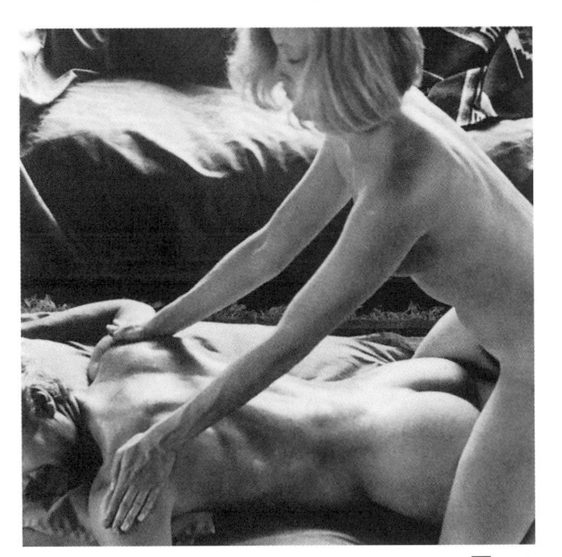
圖 4-8

度。當妳施力的時候，特別是在碰到肩胛骨的部位時，也別忘了讓妳的身體適度地向前傾斜。

推壓到頸項部位後，雙手分別向左右推開，從對方的雙肩一路推壓到手臂的頂端。然後，雙手再回到原本頸椎的位置，往下朝背部推壓。**小提醒：**按摩中常見的錯誤就是手掌沒有完全服貼，使之與對方背部出現一部分不必要的小空隙，請避免這個狀況的發生。確認妳的雙手——從指尖到手掌根部，都能感覺到他的肌膚，才是正確的施作手法。

雙手沿著對方身體的兩側往下滑動，直到抵達臀部高聳的區域後，再慢慢回到脊椎的底部，也就是妳剛剛起始的位置。每一次的滑動程序，從背部底緣到頂部，都應保持平順流暢的手勢，不要猶豫。妳的伴侶感覺到的，應該是一個連綿不絕的延續動作——從脊椎底部為起點，一路延展到雙肩，再從身體兩側向下滑動，最後抵達臀部的高聳區域，再回到脊椎底端。

當這個手法產生作用時，你所得到的第一個具體訊號，會是對方傳來的熱切眼光。這表示他已開始放鬆，而且想體會更多類似的舒暢享受。大方一點，滿足他的願望吧！

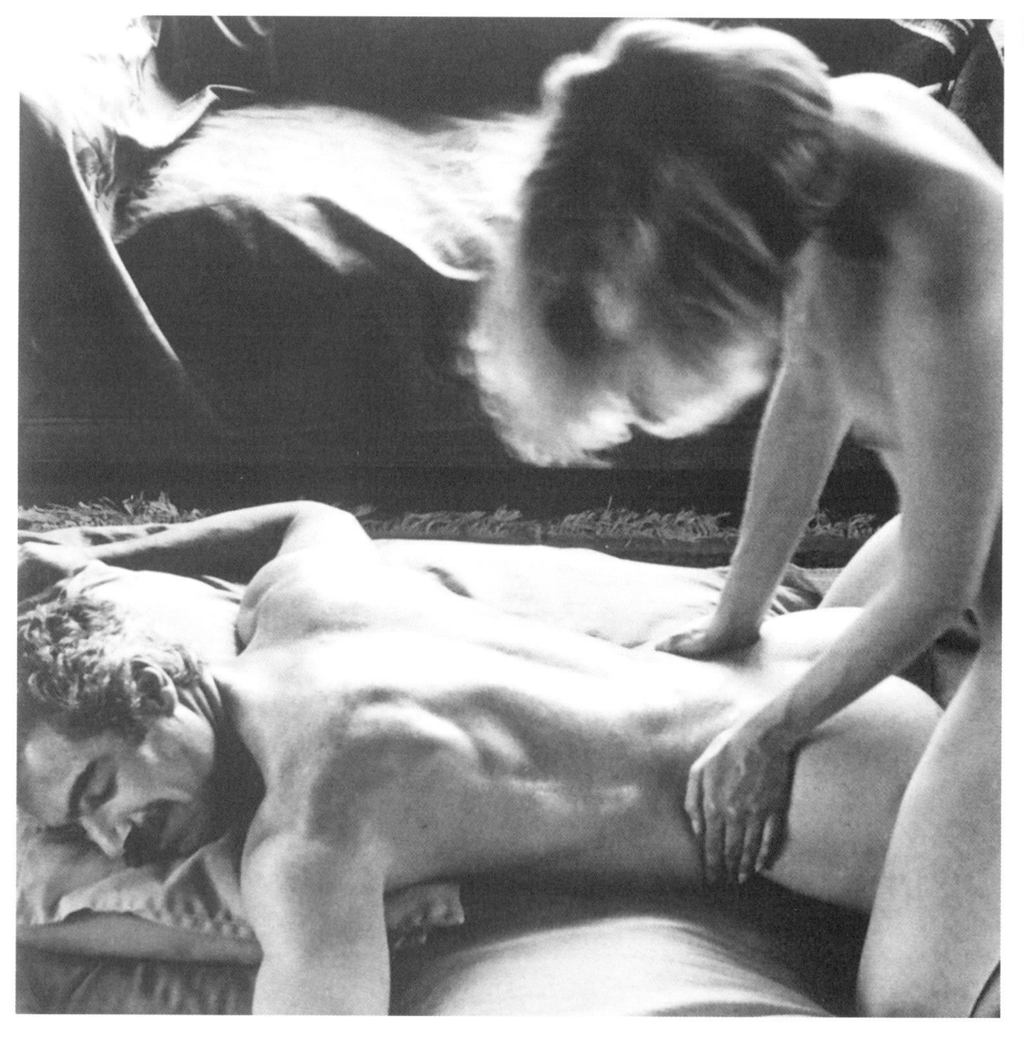

圖 4-9

自體生命力

◆「人們總是習慣於把『身體』想成是一組機械，或者是心靈的工具，所以，他們能接受『它』平時無精打采的樣子。他們用磅、英寸來測量『它』，把『它』拿來跟所謂的理想體型作比較，卻完全忽略了一個最重要的事實——『它』覺得怎麼樣？」

「以下這兩種發現：一、身體擁有自體的生命力，二、身體具有治癒自己的能量。有若對眾人揭示了希望。」

～亞歷山大·羅文醫學博士，《身體的背叛》

背部按壓式按摩

現在，該是時候把注意力轉移到對方背部的其餘區域了，其重要程度有如脊椎兩邊的肌肉一樣。以「按壓式按摩」的手法從脊椎兩側移動到別的區域，這是個幾乎能運用在身體任何部位的技法。下面介紹的「按壓式按摩」程序，能從單點的按摩，直到身體的兩側，全面性地照顧到對方的背部區域。別在對方明顯緊張的區域猶豫或磨蹭，只要簡單地在僵硬的肌肉上重複「按壓式按摩」，直到妳感覺到它放鬆了即可。

就在妳移動身體到對方身體的一側時，也別忘了讓其中一隻手繼續與伴侶保持聯繫喔！移動好了以後，把其中一隻手放在他的背上後，伸出手指，感覺他的背部。妳的指尖應該能觸摸到與脊椎平行的兩條肌肉（但別碰到脊椎），而妳手掌的根部則會抵在他背部邊緣輪廓上。現在，把妳的另外一隻手，以幾乎同樣的位置重疊在這隻手上（如圖4-10所示）。從肩膀附近的區域開始，把妳的手平貼在這部位的上方，接著向下按壓、開始畫圓，並以這個程序慢慢往下背部移動。當妳碰到比較大面積的

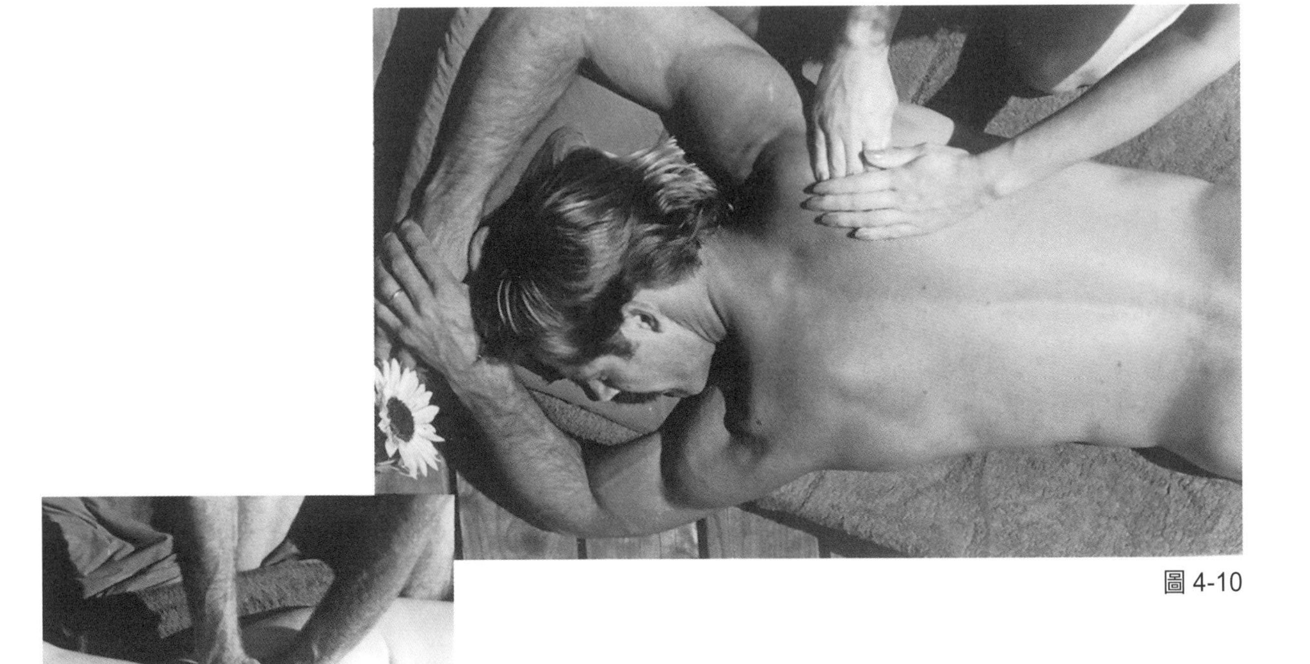

圖 4-10

圖 4-11

肌肉群時，可以加強力道，用手掌的根部往下壓。

一旦抵達對方的臀部後，請溫柔地滑過脊椎（如圖 4-11 所示），利用妳指尖的力道帶動整隻手，輕輕地滑過另一邊的背部。

當妳在畫圓的同時，請保持緩慢、輕鬆的節奏，假若妳無法完全觸碰到對方另一邊背部的話，也不用擔心。在保持舒適的前提下，只要處理妳能觸碰到的最遠面積就行了，如果妳覺得有必要移到對方身體的另一邊，也沒有問題。總之，讓手掌以穩定緩慢的速度畫圓，並在背部重複三次這個技法。

在按摩到一些難以處理的肌肉群（或者是對方的背部過於嬌小，而施作者的雙手太大時），請多多利用指頭來幫忙。指尖的「揉捏式」、「摩擦式」與「拋打式」的按摩法，都讓妳能把按摩的好處，傳遞到身體的每個部分。在實施「按壓式按摩」的時候，可以把其中一隻手轉到另一個方向，讓兩手形成一個小於九十度的尖角，用妳的指尖來按摩（如上頁圖 4-10 所示）。全手按摩很難處理圍繞著頸背的強大斜方肌肌肉群，所以，請利用妳的指尖來按摩它。

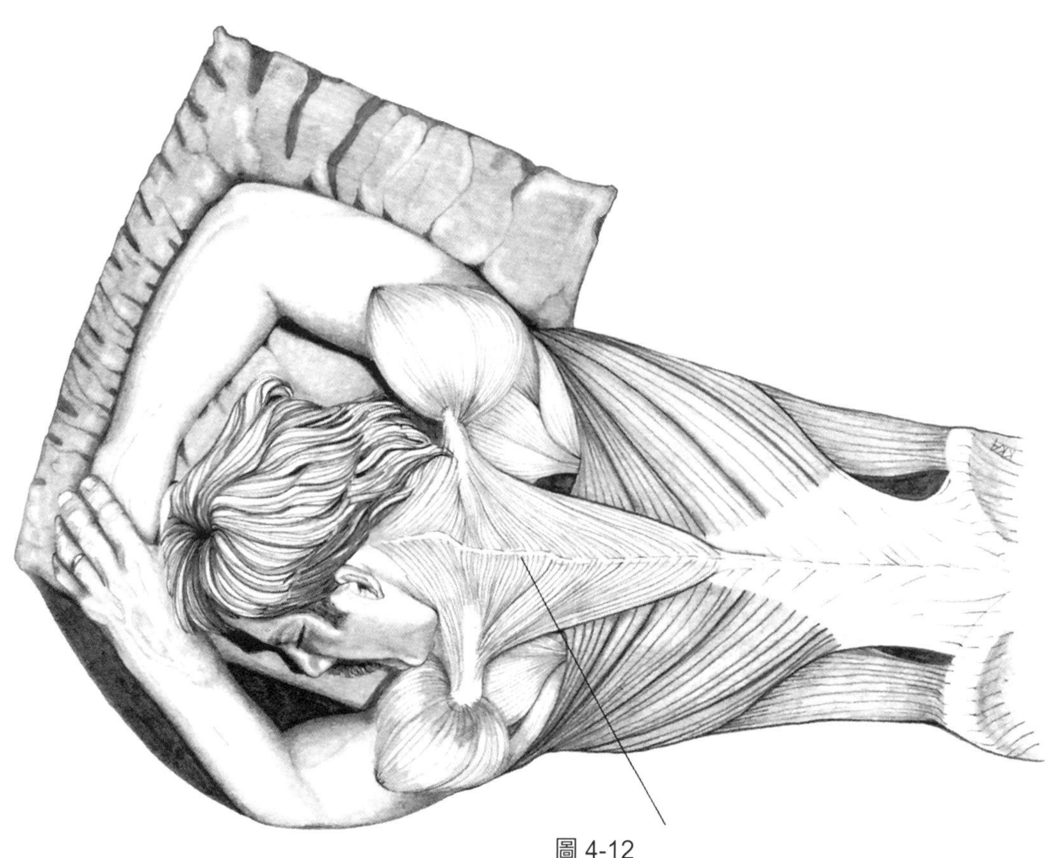

圖 4-12

結實的斜方肌肌肉，一路延伸到肩膀的兩邊以及下背部的中央，它就是頭部最大的支撐柱。如果你的伴侶經常感到頭痛，以及頸部僵硬的話，請先放鬆這部分的肌肉。

頭痛的原因

◆ 按摩師把許多外界推測為心理層面的問題，都視為純粹物理的現象。直接對身體進行治療，就能改變對方的心情，並讓它持續上好幾個小時，甚至好幾天。舉例來說，伴侶「頭痛」的成因，不可能全然都是「腦子裡」的毛病。要知道，頭部是個相當沉重的物體，而人們還得「馱」著它一整天的時間啊！

大部分時間的人體動作如扭動、轉動和伸展等，都是由結實的斜方肌（如圖 4-12 所示）完成的。緊繃的斜方肌會直接把壓力加壓在肩胛骨下方的神經叢上，而這部位與頭痛的發生有緊密的關聯。如果你的伴侶長期飽受頸部僵硬，或緊張性頭痛所苦的話，請給予背部按摩療程更多額外的關注。放鬆一下斜方肌吧！它會讓頭部按摩的效果變得更為顯著。

單點摩擦式按摩

如果在開始進行療程之前，妳的伴侶就已在抱怨某個地方感覺到疼痛的話，請先試著為這個部位進行一到兩分鐘的「單點摩擦式」按摩，這是一種可以直接在後背任何一個部位上進行的基本摩擦法。在進行這個技法時，無須用到按摩油。事實上，在乾燥的皮膚上進行「摩擦式」按摩的效果最佳。

大體來說，女性大多都有頸部和肩膀疲痛的問題，而男性則是下背部的疲勞疲痛。現在，就請對方為妳指出「痛處」吧！

先把妳的一隻手放在距離痛點約四～五公分遠的地方，讓妳的四指併攏，拇指張開，這隻手就稱為「支點手」。

當妳在用另外一隻手的四隻指頭與大拇指按壓時，妳將會使用支點手來推動與放鬆肌肉。然後當妳的「支點手」在伴侶身上適當的地方推擠出適量的肌肉時，妳就能用另一手的四隻指頭朝疲

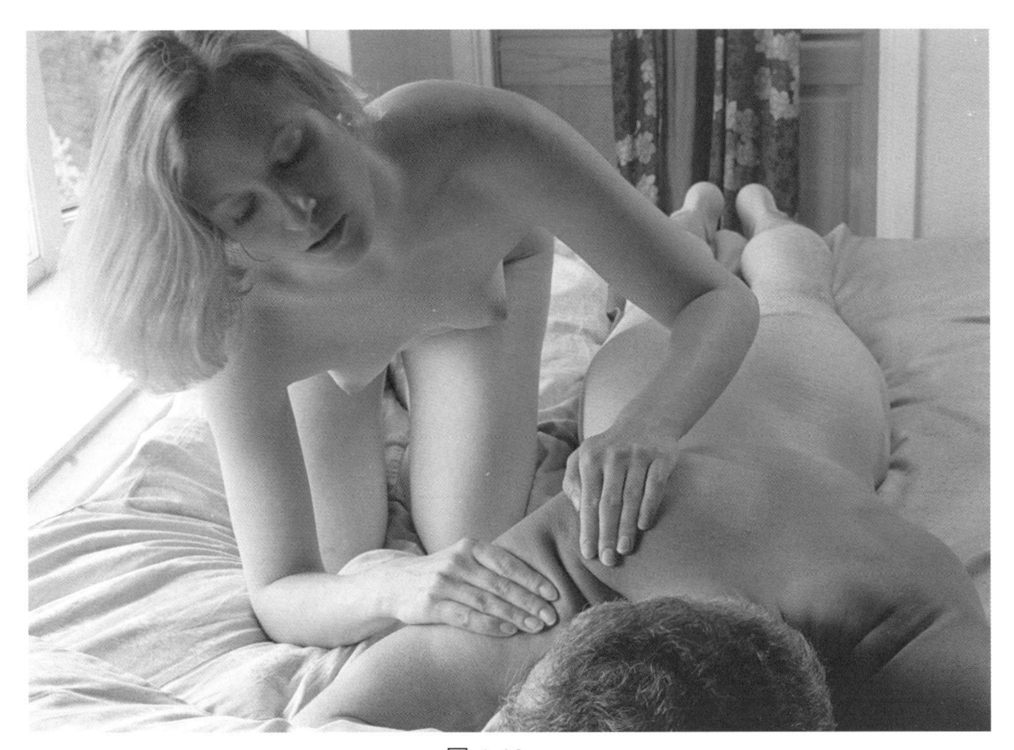

圖 4-13

痛點直接向下按壓，接著慢慢地畫圓。在進行「摩擦式按摩」的時候，妳的手並不只是在肌膚上移動而已，而是要對皮下的深層肌肉組織上施作。當妳在畫圓的同時，請小心避免拉扯到對方的肌膚。並記得要不斷地用「支點手」把旁邊肌肉推往痠痛點喔！

「摩擦式按摩法」就和本書介紹的其他手法一樣，無論妳的伴侶是否有肌肉痠痛的問題，這個手法都能帶給對方美妙的感覺。如果妳找到了那些隱密的痠痛點的話，請記得在這些地方多花一點時間。「摩擦式按摩」跟藥物是不一樣的，它能夠在不毀掉整個中樞神經系統的前提下，抑制因肌肉疲乏而產生的特定痠痛。

可以問問伴侶身上是否有任何疼痛的部位，然後以「摩擦式按摩」處理這個痛點，直到對方不再感覺到痛楚為止。

無聲的對話

◆ 當妳的伴侶開始把注意力放在純粹的感知能力時，妳的雙手已經和他的身體產生了一種無聲的對話。妳可以感覺得到，他正跟隨著妳的撫摸一起遊走，感覺著妳所做的一切。不妨仔細尋找那個神祕的笑容，凝神傾聽那鑲在他呼吸上的愉悅。這才是真正的按摩，最古老的人類關係之一。

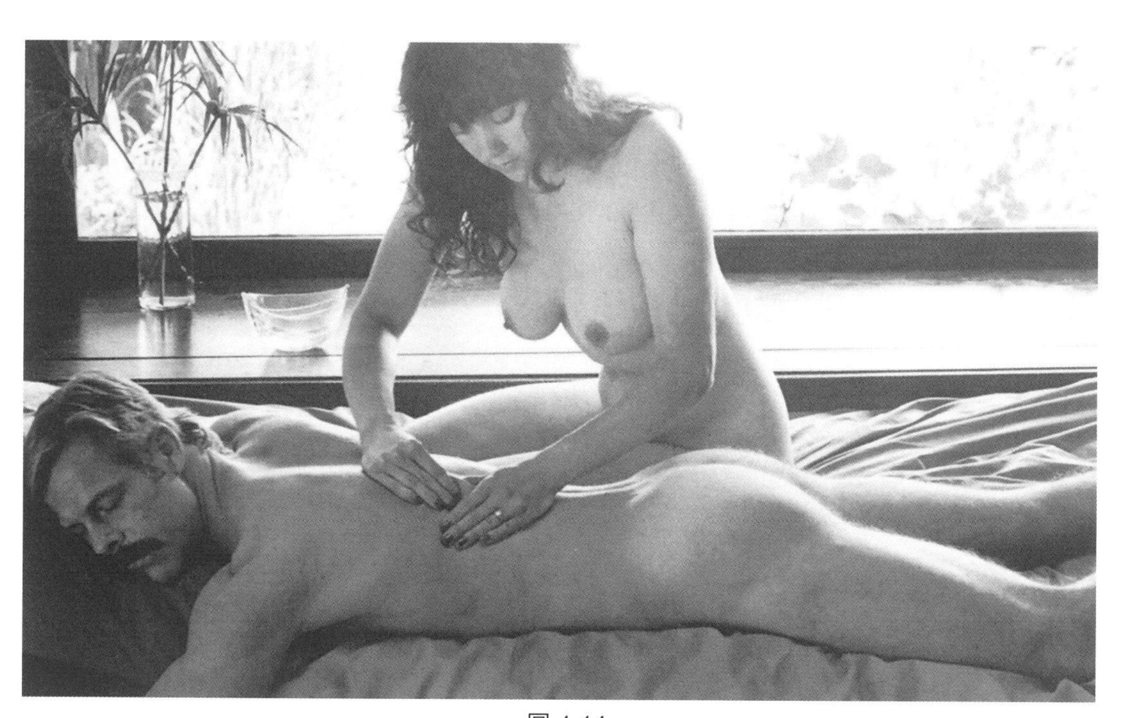

圖 4-14

前臂按壓法

如果對方的背部又寬又闊，妳可以改用樂趣無窮的前臂式按壓法來代替手掌。妳的伴侶將體驗到一種全新的觸感，以及某個體積頗大的東西在他背上來回移動的快感。替前臂均勻抹上按摩油後，以手掌到手肘的中段部位（如圖 4-15 所示），用力往下按壓，然後慢慢畫圓。盡可能讓妳的手向前彎曲，以便讓妳的手腕和手掌根部一同接觸到對方的肌膚。

一邊移動，一邊尋找最厚實、最多肉的肌肉組織。用妳的前臂在對方的背部上上下下地按壓，當然，當妳碰到脊椎時，還是請妳務必「躡手躡腳」地越過它。

圖 4-15

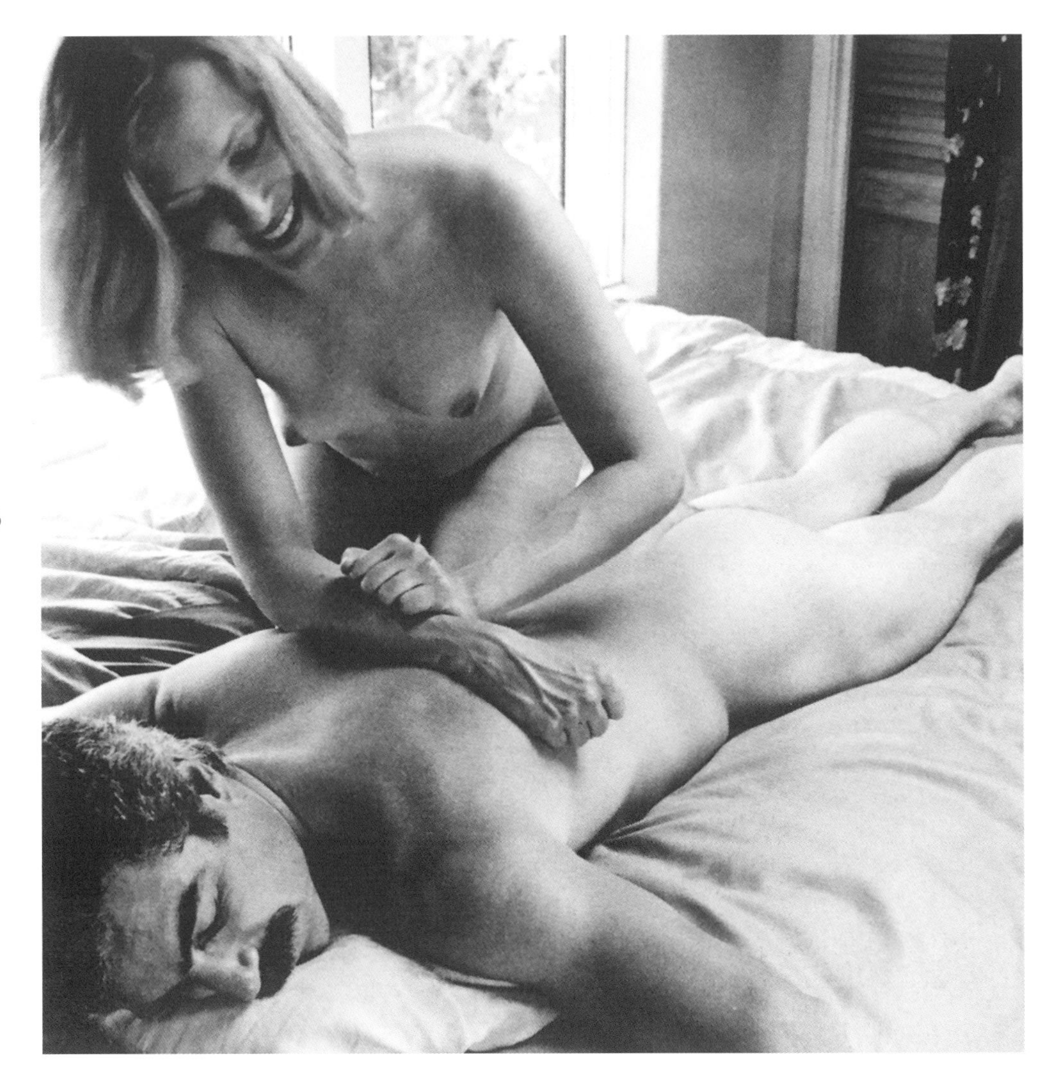

肩膀揉捏法

背部揉捏的順序是自雙肩為起點，由上而下的按摩。肩膀是最適合讓妳練習揉捏技法的部位，因為雙肩和脖子的後方，幾乎是每次都需要額外「照顧」的部位。要學習的是如何繞開有骨頭的部位，並且把重點放在那些支撐頭部的強大肌肉組織上。

「揉捏法」能很順暢地在這個區域移動——大多數位於肩膀中間的多肉組織，都非常適合這類揉捏推擠或按壓的手法。當妳還在學習階段時，若能嘗試為對方的上背部，反覆給予十二次以上的揉捏療程的話，妳的伴侶會相當享受這個額外的服務。

第三十四頁所敘述的基礎揉捏技法非常適合用在「轉移陣地」的時刻。讓妳的四指併攏，利用大拇指捏起伴侶部分的肌肉，無論是專注在頸背後的單一緊繃定點上，或是橫越對方的背部，都請讓妳的拇指保持等速的畫圓動作。當其中一隻手的虎口張開時，另外一隻手請捏起一部分的肌肉。遇到多肉區域時，請用妳的整個手掌施力。當妳碰到多骨結構，如肩胛骨時，請改用指腹來揉捏。

小提醒：不管妳使用的是哪一種揉捏法，都請保持穩定均衡的速度。

揉捏頸背區域的時候，請妳的伴侶把頭轉向其中一邊。再說一次，用妳的指腹來處理頸部底緣這一塊蘊含厚實肌肉的地帶，這是一個不太容易碰觸到的區域。妳會看到小小的肌肉皺摺，隨著妳的畫圓技法不斷地被往上推動。然後，在緊繃的肌肉開始放鬆時，妳會明顯感覺到它已變得柔軟許多。

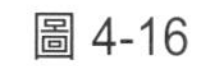

圖 4-16

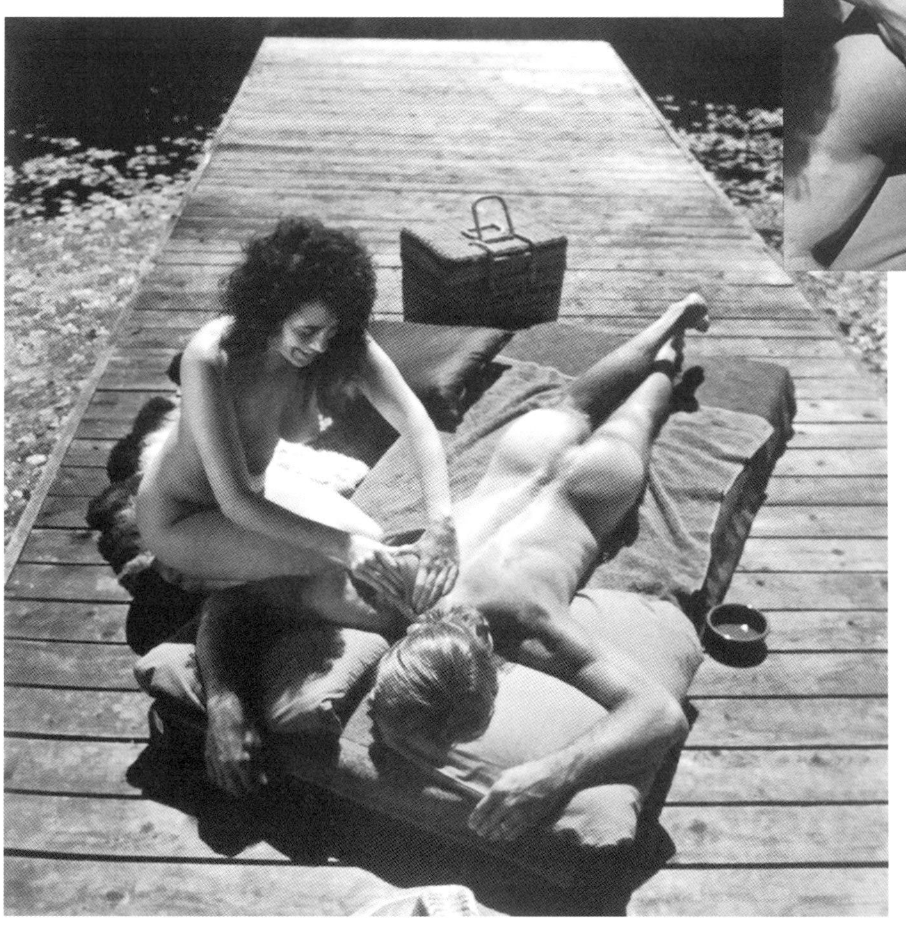

圖 4-17

背部的指尖揉捏法

「揉捏法」是十分適合「移動」的，常常會讓妳在完成手邊按壓時，就不自覺地想要「遊蕩」到附近的區域。與脊椎平行的兩條長條狀肌肉，在妳強大的「循環按摩」手法下會即刻放鬆下來，準備好接受更進一步的「揉捏式」按摩，它們也很適合用指尖來施作。

為脊椎的兩側分別上上下下地從脖子到臀部反覆三次技法。避免壓迫到脊椎。在妳揉捏的同時，指尖底下應該感覺到的是肌肉和肌膚的觸感，而不是骨頭才對。

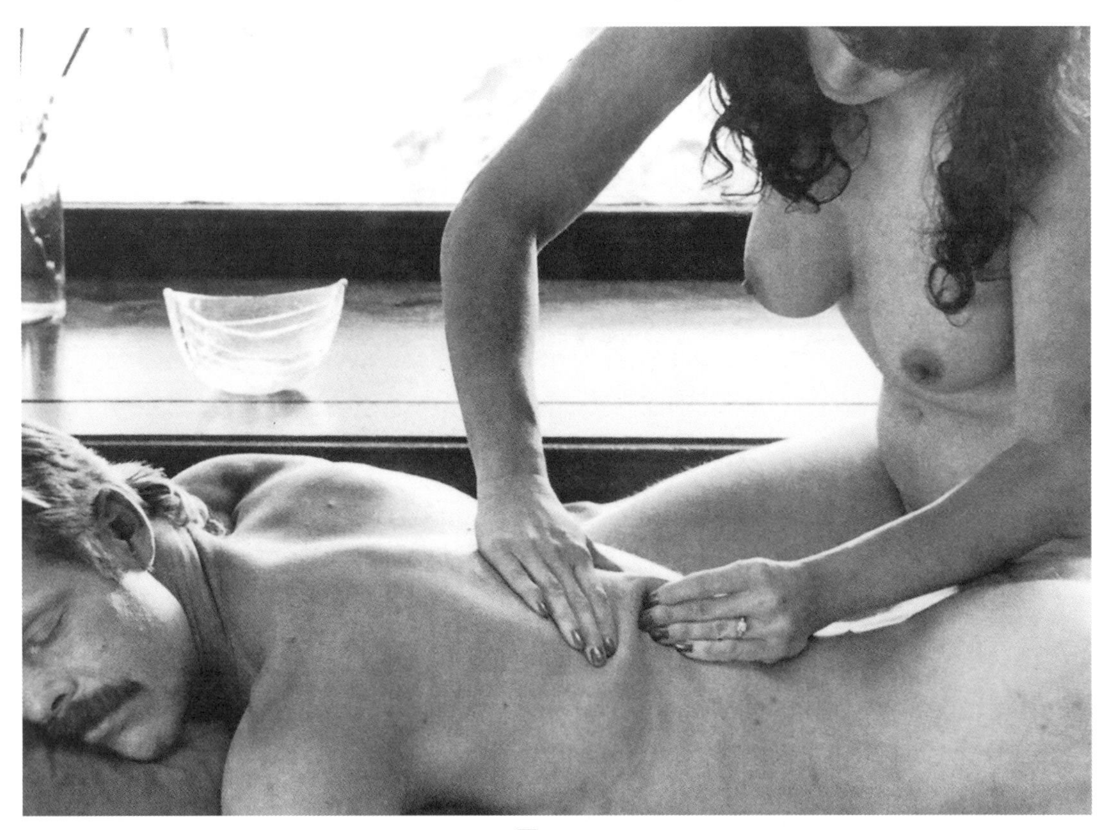

圖 4-18

指關節按壓法

「完美按摩」的成敗取決於技術而非力量。如果對方希望妳加強力道時，妳可以利用自己身體的重量，讓它集中在那些肌肉較為厚實的區域。

用一隻手抓住手腕（如圖 4-19 所示），接著用指關節的平坦處按壓對方的背部，在多肉區域旋轉妳的指關節，但避免壓迫到部分腎臟「外露」的肋骨區。對緊繃的肩膀肌肉進行幾分鐘的指關節按摩後，能讓他感到無比通暢——但請別逗留在這兒。正確的順序應該是：從肩膀為開端，臀部為尾端，讓按壓上下移動，脊椎兩側則一次一邊分開施作。

壓力控制

◆ 或許，當我們開始說自己「壓力很大」，而不只是緊張（這似乎只是暫時的現象）的時候，我們應該先告訴自己，我們永遠有可能放鬆下來。如果我們把追求放鬆的身心靈，當作是在衝刺事業目標的話，這只會達到反效果，壓力只會變本加厲地變成我們生命裡揮之不去的困擾。當藥物、治療和運動都宣告失敗後，我們還剩下什麼選項？

如果，妳是和朋友一起「鑽研」此書的話，妳已經知道這個問題的答案了。妳會想大聲喊出：看在老天的份上，去按摩吧！但是，對那些已經壓力過大的人大聲喊叫，只會讓他們變得更加緊張而已。直接為妳的伴侶按摩，遠比爭論有效。

精確來說是作「背部按摩」，因為每個人的心裡其實都暗自渴望一段能讓人無限放鬆的長時段背部按摩。把它視為一艘最厲害的破冰船吧！這是最能展現按摩神奇功效的方式。如果你還沒開始的話，現在就這麼做吧！

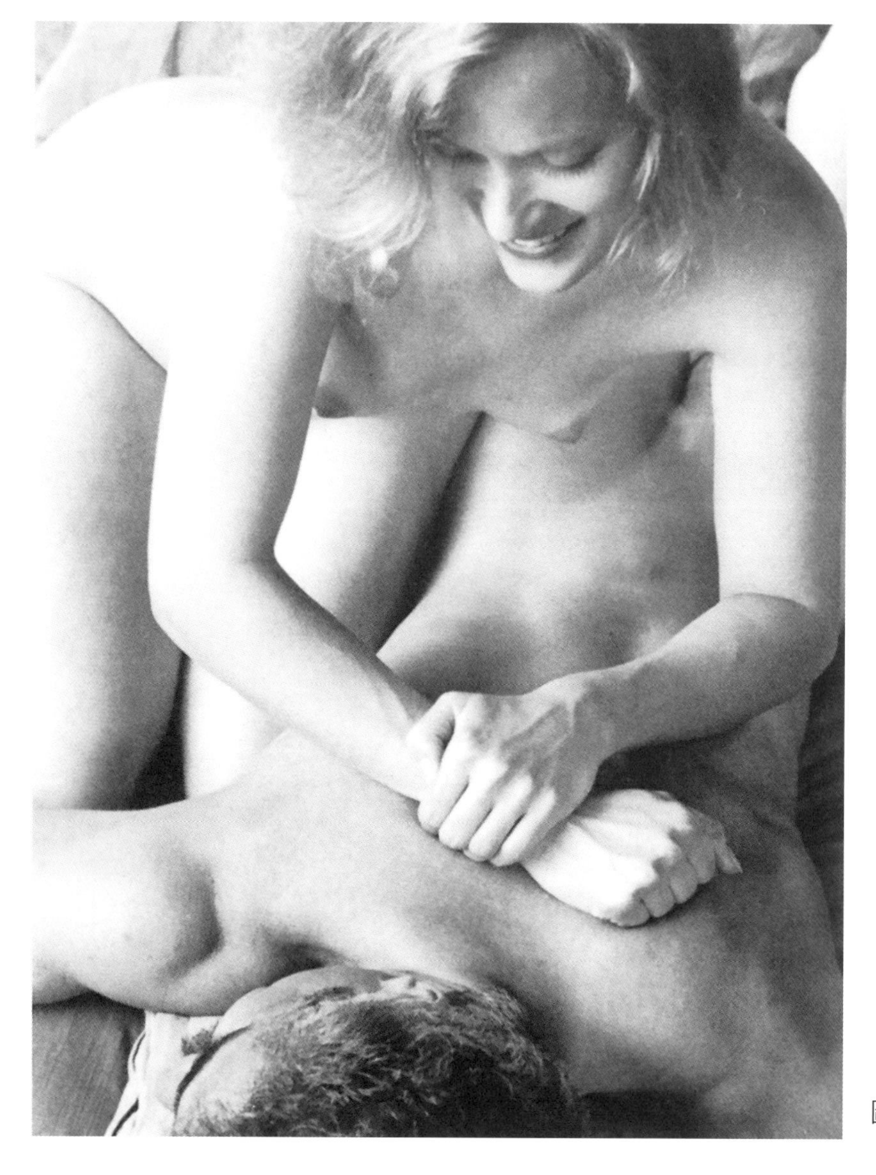

圖 4-19

前臂推展法

在妳開始這段精選的按摩活動之前，請先確定已經將對方背部均勻地抹上了按摩油。

不管妳掌握了多少技巧，就算妳的雙手只能照顧到對方背部的一小部分，都沒有關係，只要妳能用更多的接觸來滿足對方的渴望就行了。可以利用能覆蓋整體背部面積的雙手前臂（再一次取代妳的雙手）進行深層知覺的按壓。首先，以雙手的前臂對準伴侶的背部中心，兩手同時穩固向下按壓，接著慢慢把它們延展到妳所能觸碰到的極限處。讓妳的雙手握拳，手腕向前彎曲，讓指關節得以觸碰到伴侶身體的側邊。當妳回到背上來回推動時，請讓妳的雙臂保持垂直的狀態。

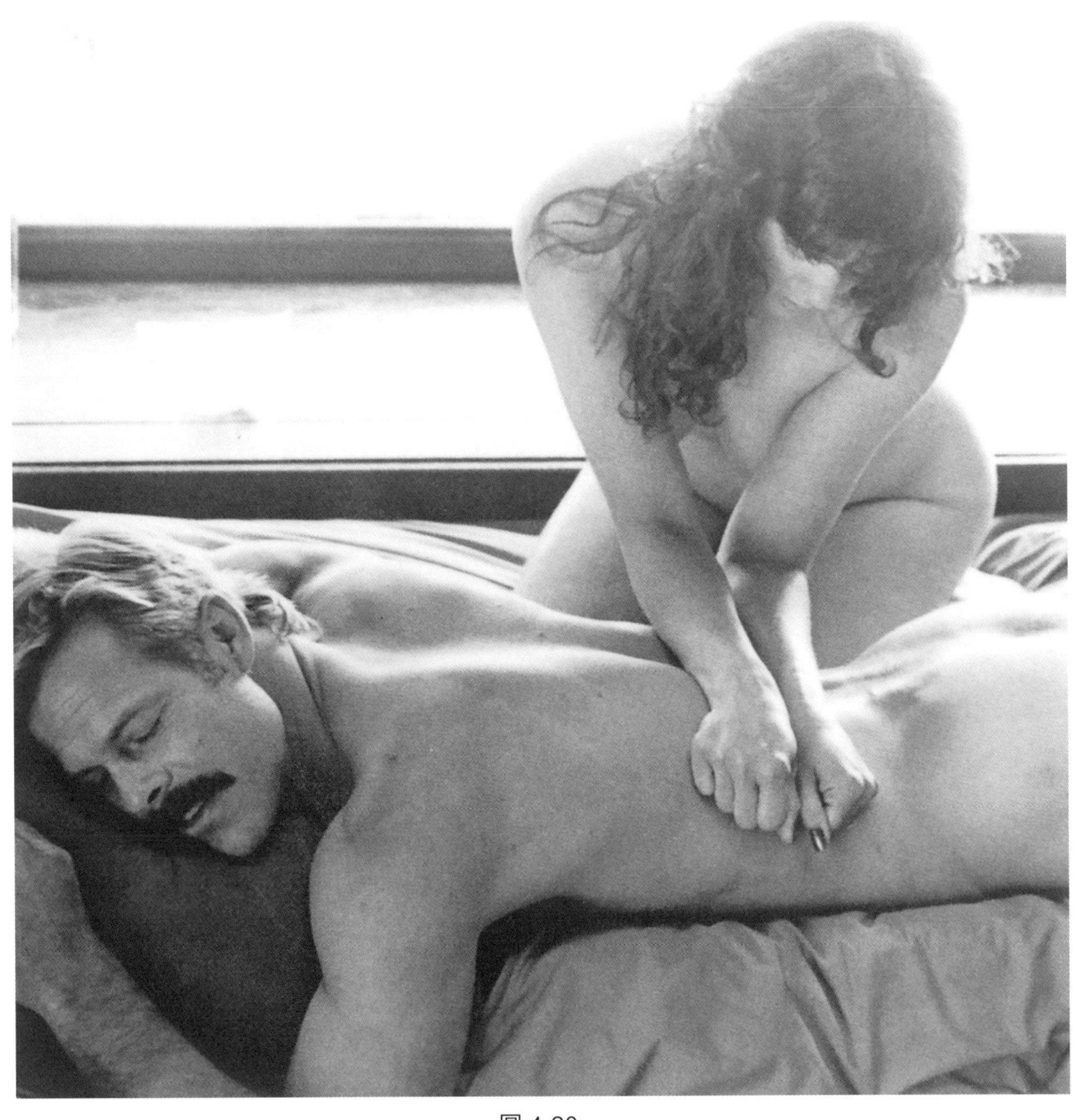

圖 4-20

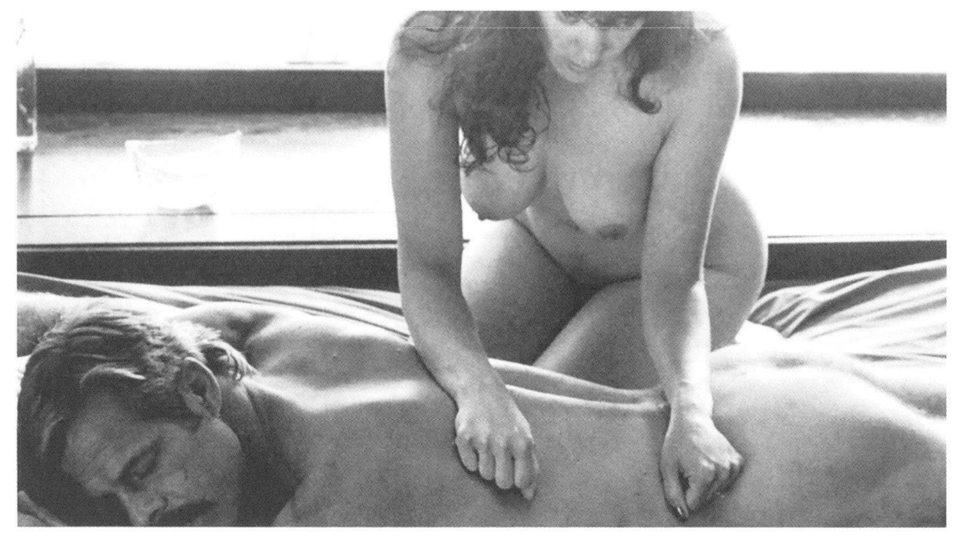
圖 4-21

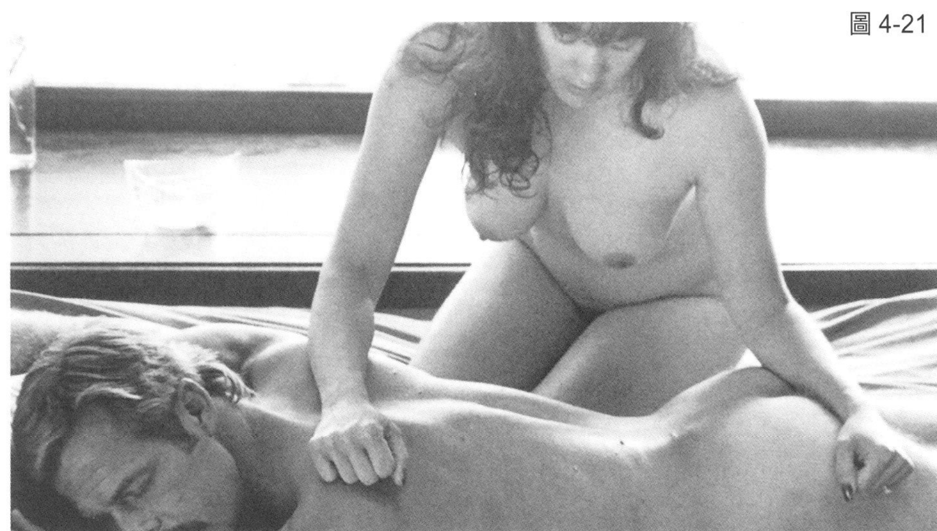
圖 4-22

在進行背部的按摩時，施行的部位應該包括背部附近的肌肉，以及從背部延伸出來的其他區域，這些部位都需要使用強勁的力道來按摩。因為繞著身側的大背闊肌是支持手臂最主要的肌肉群。**小提醒**：在施行「前臂推展法」時，請彎曲妳的手腕為伴侶腰部進行按摩。同時加上一套妳在肩膀部位使用過的「全手揉捏法」，以便能觸碰到位於臀部下方的臀大肌。揉捏妳伴侶的身側，從腿的頂端開始，一路順延到手臂與背部。

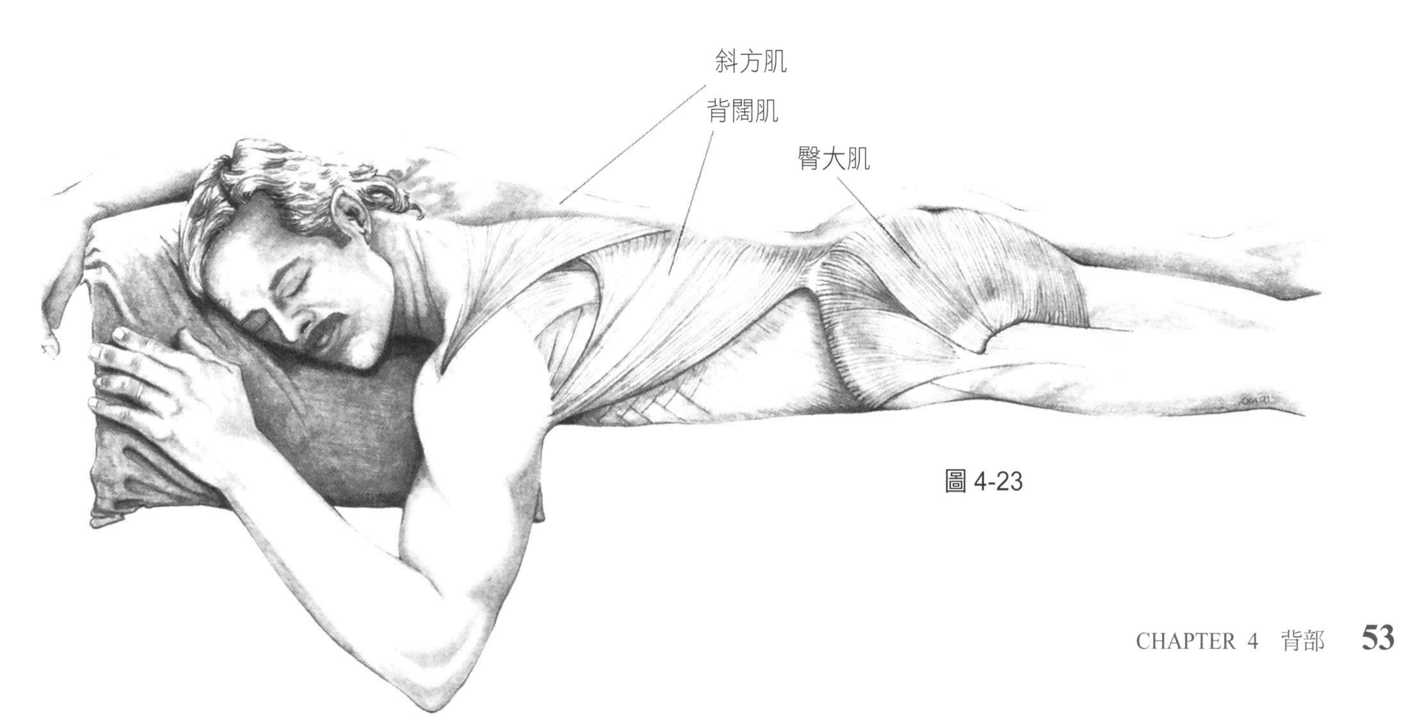

圖 4-23

背部碾壓法

當妳放鬆了伴侶脊椎兩旁的肩膀肌肉後，背部的表面組織已變得更柔軟，這就是妳伴侶心情的最佳寫照，他正在融化。

現在，妳可以開始捏起一部分的皮膚，然後用拇指與四隻指頭的虎口部位（如圖 4-25 所示）碾壓。

從脊椎的底部開始，接著慢慢運行到脖子。用大拇指先推起一部分肌肉後，另外四隻指頭接手牢牢抓緊它，接著再用大拇指把它往上推。

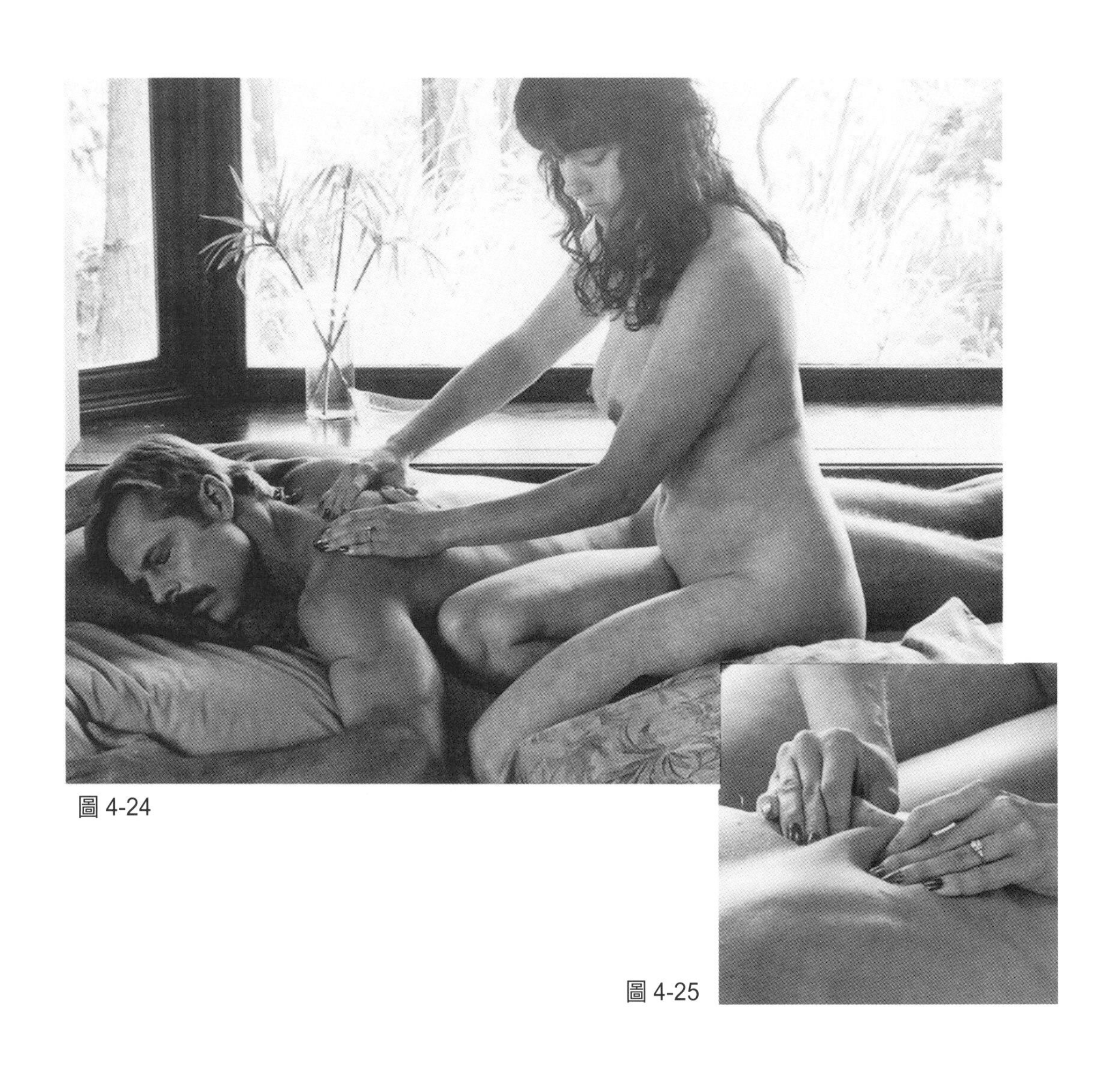

圖 4-24

圖 4-25

頭痛與提肩運動

一般來說，頭痛患者所感覺到的壓力，其實是源自於上背部和脖子。用手感覺一下伴侶順著肩胛骨而下的那塊肌肉，供給頭部的重要神經叢就發源於肩胛骨的下方。只要繃緊的肌肉壓在這區塊的神經叢上，伴侶的頭疼就會演變得更加劇烈。在他去尋求那些會麻痺中樞神經系統與傷害腎臟的藥物之前，請先試試這個簡單的按摩療程，這個手法能單刀直入那引發緊張性頭痛的隱密性根源，然後紓解它。

簡單的三個步驟就能放鬆頭部和上背部：第一、利用指尖來來回回地揉捏肩膀，並且在脖子後方的厚實肌肉區停留久一些。在妳按摩的當下，妳將能分辨出那些因壓力累積而形成的不同緊張點，找出它們之後，再以富有貫穿力的「單點摩擦式按摩」為每個部位進行特別療程。最後，用一隻手抵住肩胛骨背面，然後直接用手提起伴侶的肩胛骨（如圖 4-26 所示），一邊向上提拉，一邊轉動他的整個肩膀。良好的支撐還能建立信賴感。妳的伴侶感覺到的安全感越多，他就越快能拜倒在這手法帶來的感覺裡。以順時鐘與逆時鐘方向各轉動肩膀三次，等結束了最後一次的轉動後，用妳的指尖壓著肩胛骨的下端（如圖 4-27 所示），接著對它施展「摩擦式按摩」，這裡就是引發許多緊張性頭痛的隱密根源。在妳打算觸碰伴侶的另一邊身體時，請記得抬起伴侶的手肘（如圖 4-27 所示）。**小提醒：**不能以這個姿勢來旋轉伴侶的肩胛骨喔！

壓力控制

◆ 用妳的指尖按壓肩胛骨四周的肌肉，妳是否感覺到它們有些緊繃和起伏不平呢？供給頭部的重要神經叢就發源於肩胛骨的下方，當這個部位的肌肉被拉撐時，就會使得整個區域都變得像鼓面一樣緊繃，而妳很容易就能感覺到這一點。在神經叢上所有的壓力都得到緩解之前，伴侶的頭疼都會持續肆虐著他的頭顱。

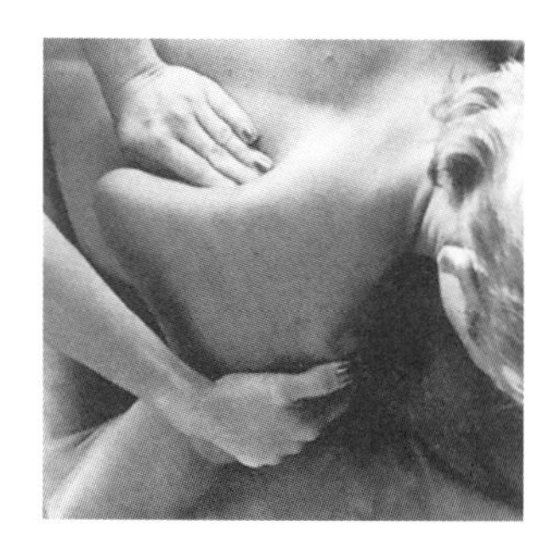

圖 4-26

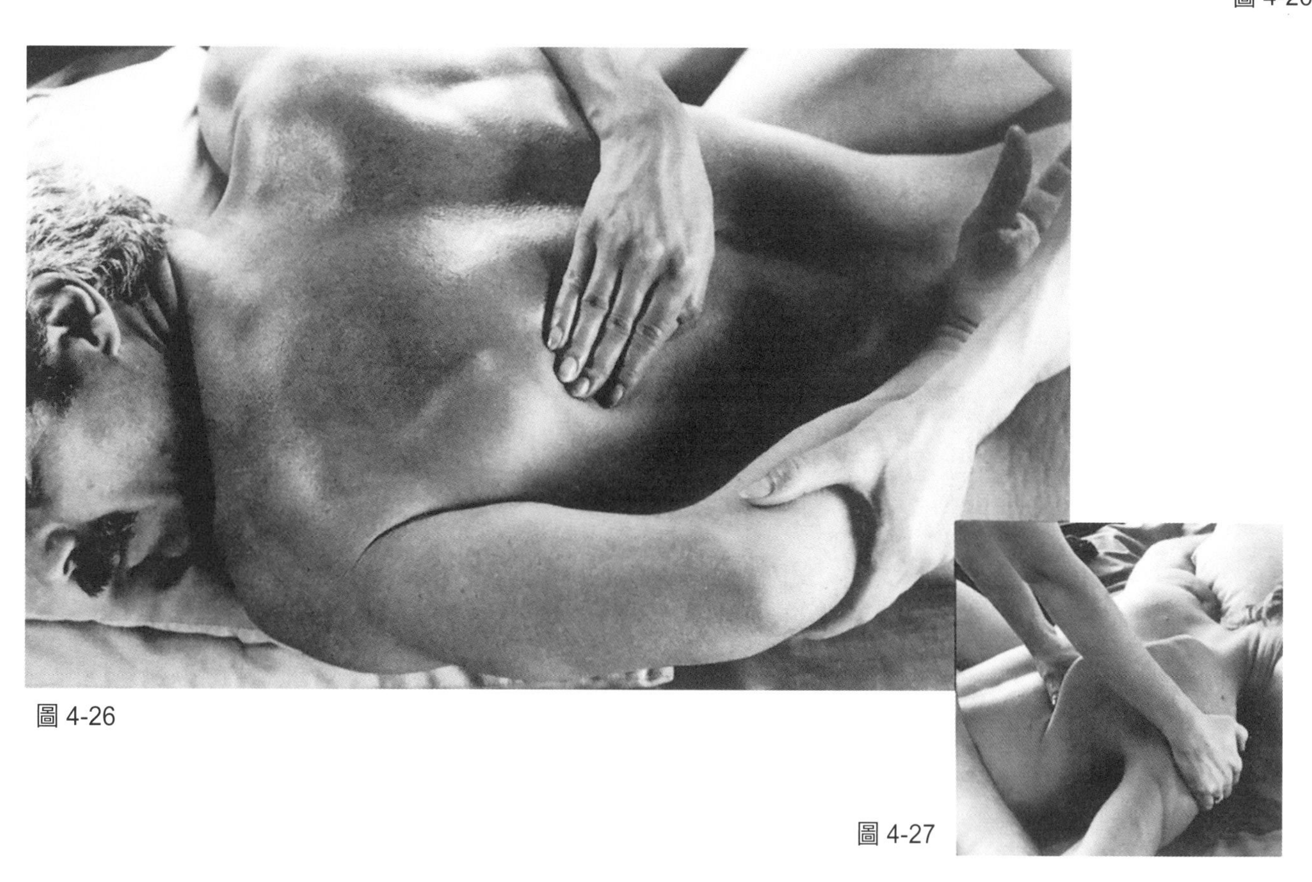

圖 4-26

圖 4-27

為心臟和肺部按摩

為了讓按摩效果能達到手臂與雙腿內的深層組織，妳必須增強按摩的力道。但當妳按摩到位在背部下方，也就是身體最大的骨頭結構——肋骨的時候，一般的按摩手法幾乎都只能處理到該處的肌肉表層而已。為了按摩到心臟、肺部與其他重要器官，我們需要運用到「槌打式按摩」，才能真正對整個身體進行療程。

對內部器官進行幾分鐘的「槌打式按摩」後，我們可以馬上看到非常顯著的效果，妳的伴侶會瞬間感受到精神飽滿，尤其是肺部——氧氣進入血液的地方特別明顯。因為那些聚積在肺部裡的酸性廢物、神經殘骸和污染物，在瞬息間全都被震鬆了而排出體外。同一時間，全身的血液含氧量正在提高，所以妳的伴侶會感到體力充沛、神清氣爽。

如果只進行一次的「搥打式按摩」也能達到效果，但是當這個方法如果以一組完整的流程出現時，功效將能發揮到淋漓盡致。每一次的搥打，都能把一波波承載著不同感知的輕柔波浪傳送到整個軀幹。一個簡單的手腕運動能削減搥打時向下的垂直能量，這麼一來，當妳「重擊」的時候，其實是傳送出一波溫和的能量，輕輕搖晃了一下重要的器官，而不是去影響特定的某個部位，妳的伴侶感覺到的會是一股輕微的顫動。「搥打式按摩」同樣在背部盤根錯節的肌肉表層組織上，展現了它的神奇之處，當其他的按摩方式都無法對其產生效用的時候，它卻能在「搥打式按摩」的手法下開始放鬆。

沒有人能抗拒這幾分鐘的「混合式搥打」按摩活動的。通常這是全身按摩式按摩中的轉捩點，在那些經常處在緊張狀態的人身上更能清楚地看到這一點，這手法證明了按摩的能量與功效。等妳停下來時，對方的身體仍會默默地輕微震顫著。

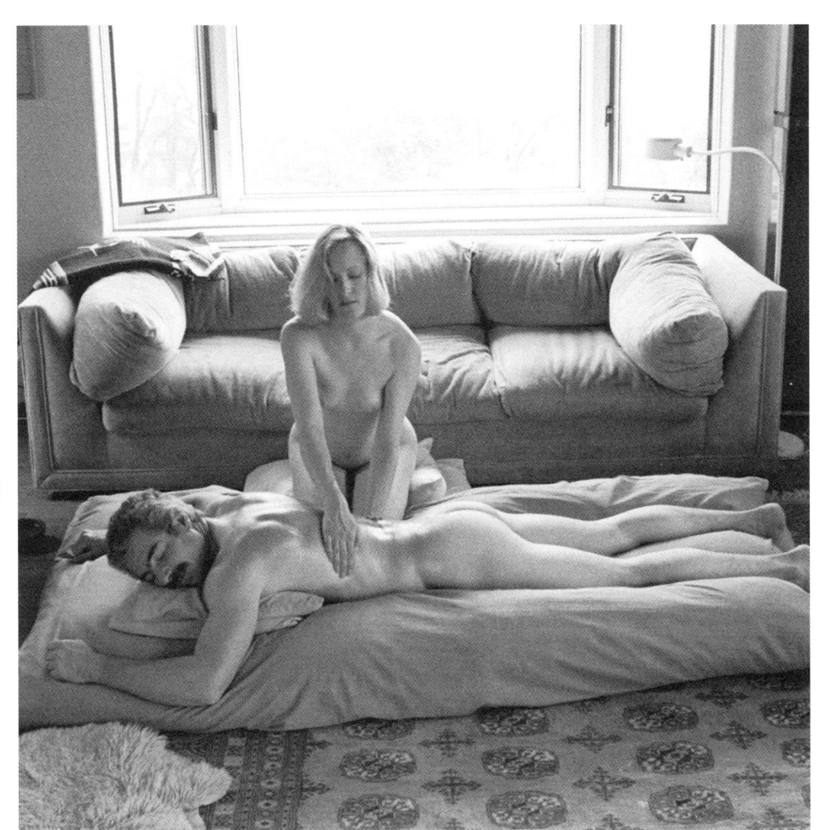

圖 4-28

搥背

如果妳的伴侶正處在壓力中，那麼他的思緒將無法集中，會遊蕩在他處。這時，妳需要一個具有「突破能量」的按摩手法，重新喚醒他的身體，同時把「按摩」放到他感官的「中心舞台」上。「搥背」活動是個每次都能成功召集這些渙散思緒的手法。

「搥打活動」中最重要的一環就是緩衝物，如此才能吸收過多的壓力。以下介紹的手法結合兩種最常見的緩衝技巧：一、搥打在「支點手」的手背上，以代替原本的直接敲擊；二、手腕上下甩動，把它們當作雙手和對方身體的緩衝物。

「搥背」能毫不費勁地移動到任何一處。其中一隻手握拳就是「施力手」，另外一隻手的手指則是服貼在妳準備要按摩的地方，這隻手就是所謂的「支點手」。接著，開始用「施力手」進行搥打。**小提醒：**每一下都要打在「支點手」的手指上喔（如圖 4-29 所示）！或者，手腕上下甩動，兩手相互交替，有節奏地搥打伴侶的背部。

對肩膀的兩側以及脊椎兩旁與它平行的兩條長形肌肉進行反覆搥打，但是，請避開脊椎本身與其他的骨骼結構。

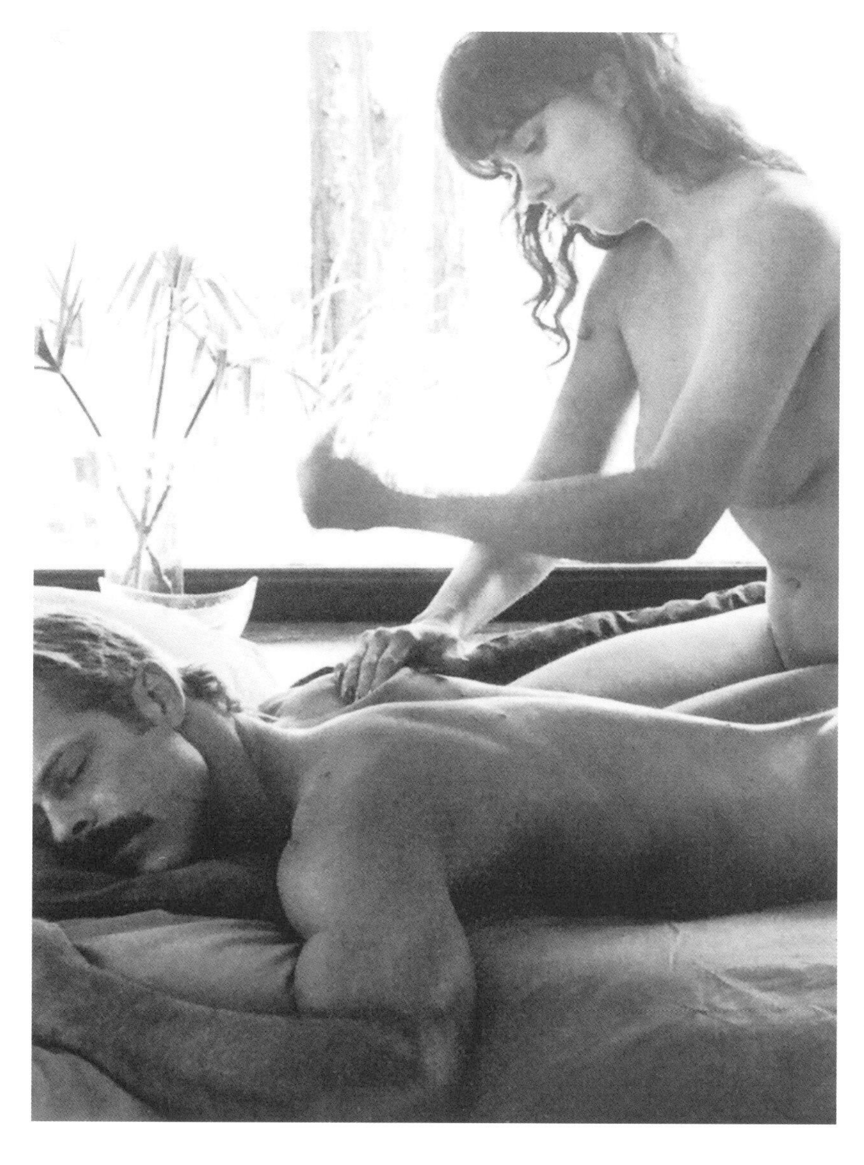

圖 4-29

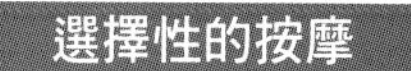

選擇性的按摩

◆ 以上所介紹的「搥打式按摩」，和後面會提到的絕佳「提背按摩」手法，都需要用到一定的肌肉力量，所以

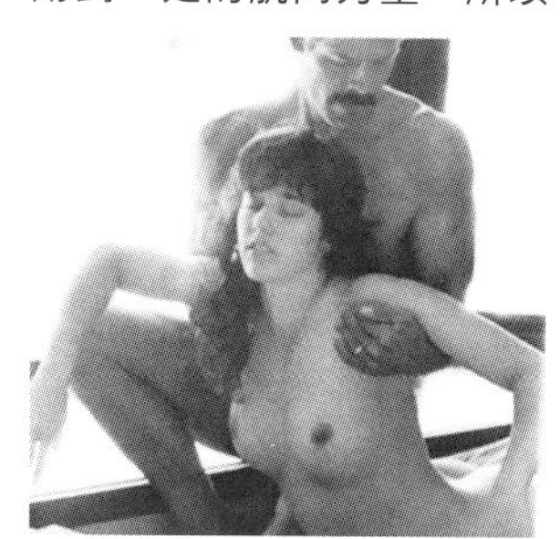

當妳在進行全身式按摩時，可以把它們列入選項內，但不一定要施作。這種按摩法能帶給對方明亮而有朝氣的心情，是一種當妳以赤裸雙手在對方抹上按摩油的背部「滑翔」時，能為對方帶來有所不同感覺的互補手技。運用「搥打式按摩」能喚醒過於緊繃的「麻痺」身軀，就連背部肌肉強健的運動員，都能享受這種富有生氣的「淨化」感覺，那麼飽受頭痛困擾的病患一定也會愛上這個活動。幾分鐘的活力「搥打」，能讓妳的伴侶感覺到重生與振動。

如果，妳的伴侶已經進入了情慾的遐想裡，在肌肉放鬆之後，不時地會發出嘆息與歡愉的呻吟，妳也許不想打斷對方此時的心情。那麼，就請直接翻到 p.82 頁施行全身式按摩，把「搥打式按摩」保留到下一次的按摩療程再施作。

慢性壓力

◆ 過度的按壓會導致肌肉的緊繃與收縮，最後會使得妳伴侶的身體緊繃度，比按摩一開始時還嚴重。長期的慢性肌肉緊繃就像是一面盾牌，一套防護身體的裝甲，它將阻礙妳伴侶身體與感知間的聯繫。但是緊張的身體和放鬆的身軀一樣，兩者都喜歡沉浸在感官的享受裡。等那些長時間以來處在緊繃狀態的肌肉群被舒緩後，按摩能夠使「長久性的放鬆」不再是夢想。

手肘槌搗式

胸部按摩與提背運動都不過是「按摩蛋糕」上的點綴裝飾而已，除了這兩者外，鮮少有按摩技法需要花費額外的體力。即使是那些得滲透到內部組織裡的「搥打」動作，都是以輕度溫和的力道施作最為適當。

當「搥打式按摩」突破了身體的盔甲後，也一定辦得到這一點，亦即伴侶可能會對妳提出第一個請求，希望妳再按壓久一點。這時，請妳慢慢增加力道，不要突然重擊而下，或許他真的希望妳能多重複一會兒。但是，如果妳在掉以輕心的情況下，手勁一下加重太多的話，就會把原本的「搥打式按摩」變成了雜亂無章的背部捶打。原本的快樂瞬間變成了痛苦，整個按摩活動的完美可能在此被犧牲了。

基於以上警告，妳或許會想嘗試用手肘部位，來搥搗那些太過僵硬的肌肉區域，這些地方也渴望能獲得真正有穿透力的按摩。整段前臂創造出的槓桿效應，能讓妳與伴侶體型差異頗大的情況下，依舊能提供最佳的額外按摩療程。而且這個方法把妳身體的「新」部位——手肘也納入了按摩活動裡，妳的伴侶將會享受到這有趣的形狀，還有手肘尖端在與脊椎平行的長條狀肌肉上完美移動的奇妙感覺。

當妳慢慢用手肘在脊椎肌肉上來回移動，並橫越整個上背部時，一邊讓妳的掌心互相按壓，並且用靠在伴侶身上的那隻手臂來控制力量。**小提醒：**碰上強健的肌肉組織時，需要花上比其他柔軟部位更多的力道。

妳在按摩活動中給予的心力，最後都會得到回報的。距離上一回有人讚賞妳的手肘多麼完美有多久了？

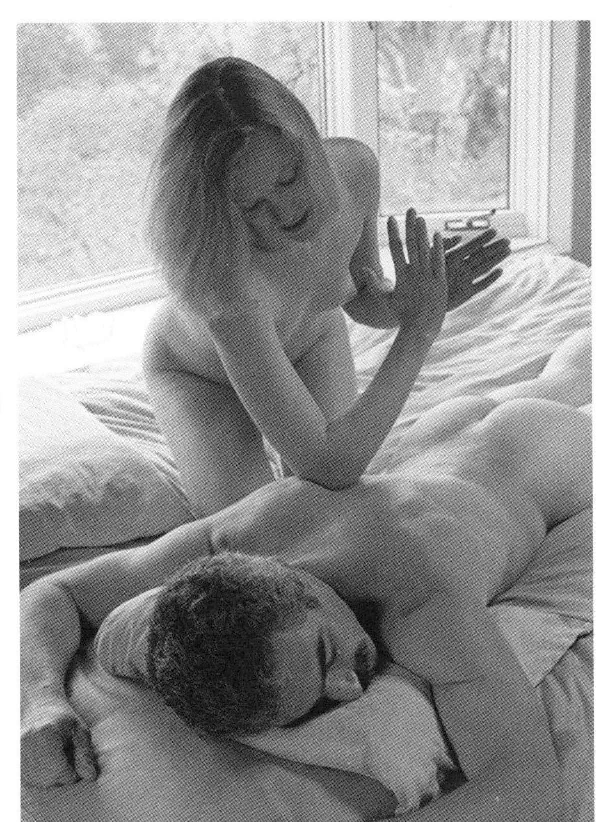

圖 4-30

「杯狀式」按摩法

在妳運用「杯狀式」按摩時，可以仔細聽聽看它的聲音，這是「搥打式」按摩中會產生最大聲響的一種技法。把妳的兩個手掌稍微彎曲，形狀就像倒過來的杯子，然後把杯狀手掌相繼放在伴侶背上。每一次妳的手指碰上對方肌膚時，就會發出清脆的劈啪聲。妳手裡包含的空氣越多，發出的聲音越是響亮。**小提醒：**請甩動妳的手腕，為每次向下的敲擊作緩衝。

在厚實的背部肌肉作「上下移動」，肩膀部位則是作「左右移動」。**小提醒：**請避開脊椎。

雖然「杯狀式按摩」可以叫醒懶散或麻痺的身體，但是當妳在進行全身式的按摩時，請小心運用它，因為這個技法具有一定的衝擊強度，特別是當妳把它用在背部上進行按壓控制的活動時，也就是說如果只對背部進行一到兩次的「杯狀式按摩」，它確實能替肌肉暖身，並且喚醒神經系統，但如果用得太多，則會過度刺激妳的伴侶。

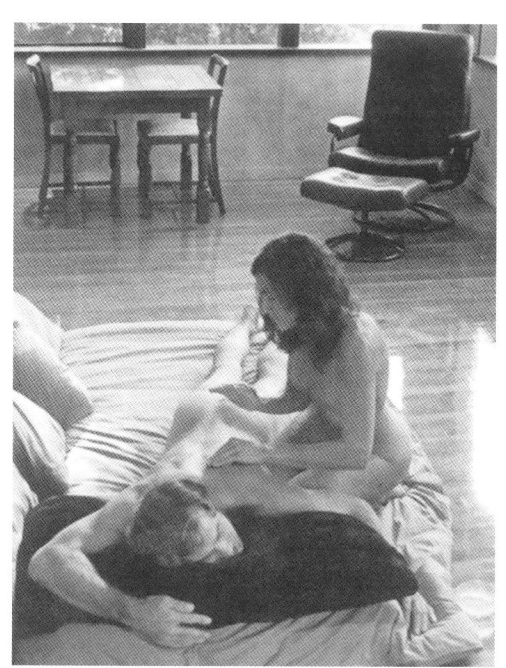

圖 4-31

小指頭按摩法

這個手法能讓妳替那些小面積的部位進行「搥打按摩」，譬如全手按摩難以觸及的脖子底部等地方。雖然對大面積的肌肉群來說，施作這技法的感覺一樣舒服，但效果卻會大打折扣，但如果妳想這麼做也沒關係，可以把它附帶在深層「搥打式按摩」之後，當作主菜之後的甜點。一次把一隻手放在伴侶的背部，先左手再右手（如圖所 4-32 示），接著進行兩手拍擊。每一次的拍擊，都盡可能讓兩手掌心靠近到可以互相摩擦的程度。在拍擊的過程中，別忘了把小拇指往下按壓，才能吸收拍擊時的衝擊力。這個步驟裡的節奏遠比速度來的重要。

注意，當妳聽到一種輕柔且富有節奏的敲擊聲時，就表示妳做對了。

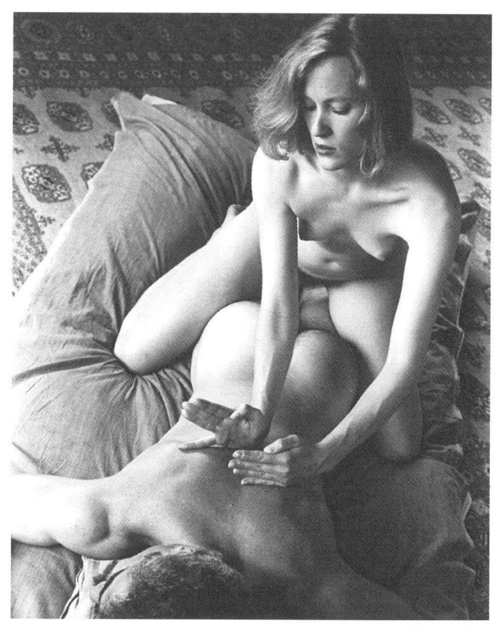

圖 4-32

要訣

- 屈起自己的一個膝蓋當作支撐點
- 運用雙手的全手手掌來施作
- 平穩緩慢地上下移動

禁忌

- 使用跪姿來進行提拉手法
- 指尖戳到伴侶
- 猛然把伴侶的身體拉向空中

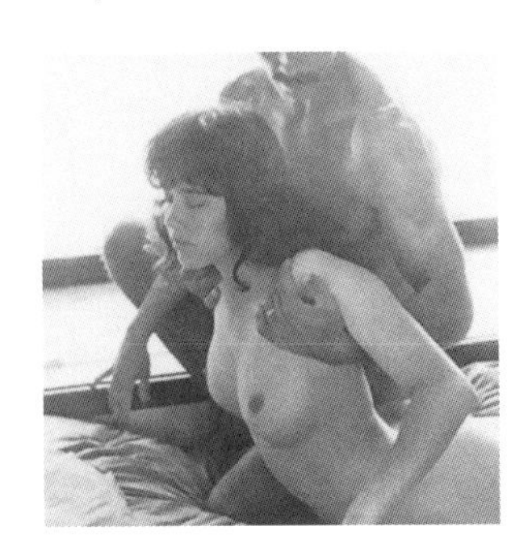

提背

提起雙肩後，這裡就成了人體構造中最自然的施力點之一，能讓你自由彎曲伴侶身體的下背部——這也是最容易緊張的部位。提背運動能創造出令人非常愉快的感覺，一種你很難在按摩以外的活動裡複製的狀態：當你把對方的上半身拉向空中時，靠在按摩墊上的下半身，會自然地放鬆。

當你將雙手伸到對方的腋窩下後，請用手緊緊扣住對方的脖子（如圖 4-33 所示）。為了在提拉的過程中保持平衡，請讓你一隻腿的膝蓋抬起，讓你的另一隻腳支撐在地上。在提拉按摩的過程裡，保持平穩的節奏比其他的手法來得更加重要。請避免任何急遽、猛烈的狀況發生，否則你會讓之前好不容易建立起來的信賴感，在這一瞬間變得蕩然無存。對方的身體應該在毫不費力的情況下，輕鬆地被提高與放低才對。請慢慢拉起伴侶上半身，讓它維持在有些緊繃的狀況幾分鐘後，再放回按摩墊上。當你感覺到她的背部開始柔軟後，可以在提起背部後，稍微左右旋轉一下對方的上半身。

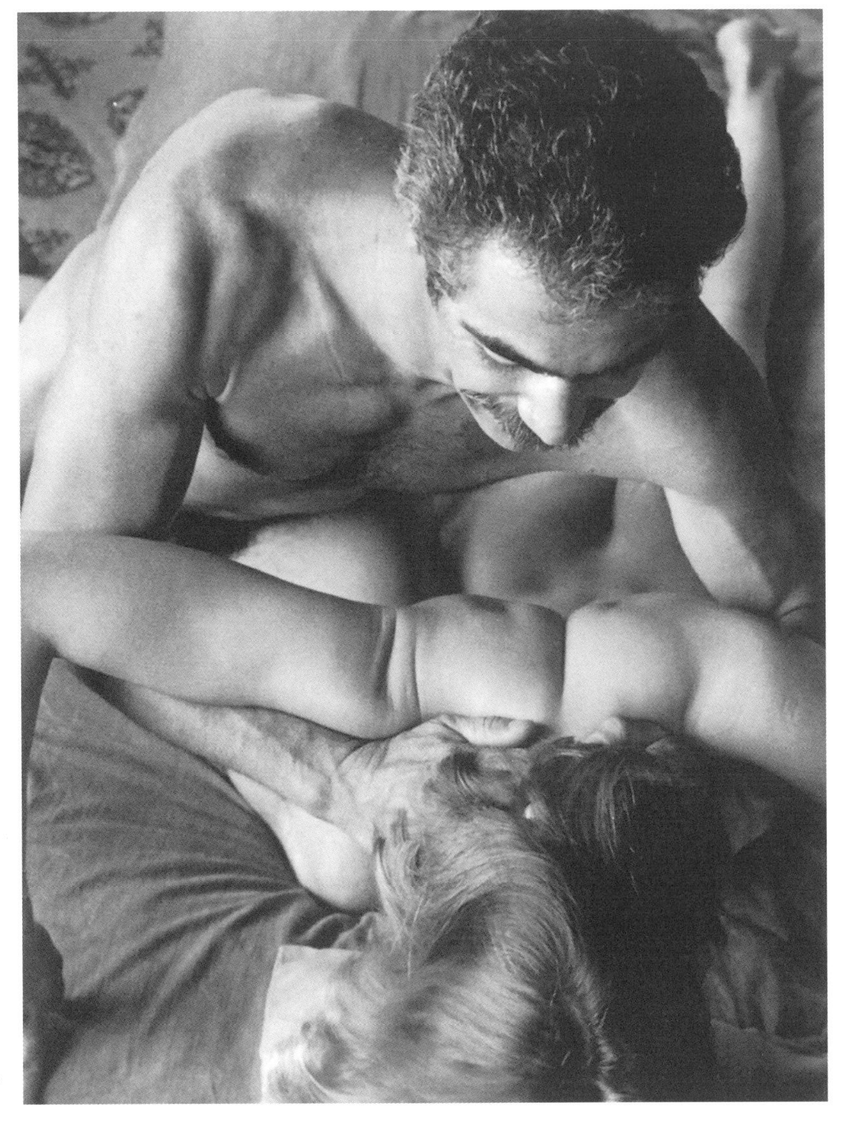

圖 4-33

全身循環按摩

這種豪華的「循環按摩」技法能把深層的歡愉波浪，從身體的一端傳送到另外一端。這是讓妳從全身按摩的「背部按摩」完美延伸到下一個步驟——「雙腿背面」按摩的「轉場」方法。

在按摩活動裡，應該把「轉場」視為有形的活動，仔細處理它，永遠不要中斷連結，讓妳的雙手為伴侶的感知「帶路」，讓它們僅僅跟著妳雙手帶來的感覺，一起從身體的一側移動到另外一邊。

利用兩手的大拇指撫慰對方的雙腿背面，並且讓其餘的四隻手指頭照顧大腿的外側，雙手同時往下方滑動，直到雙腳的位置。接著採用跪坐姿態，雙手抓住伴侶的腳踝（如圖 4-34 所示）。**小提醒：**在開始之前，請先看一眼對方腰身旁邊的位置，因為在這個按摩手法中，妳可能至少得調整一次自己的位置（請

圖 4-34

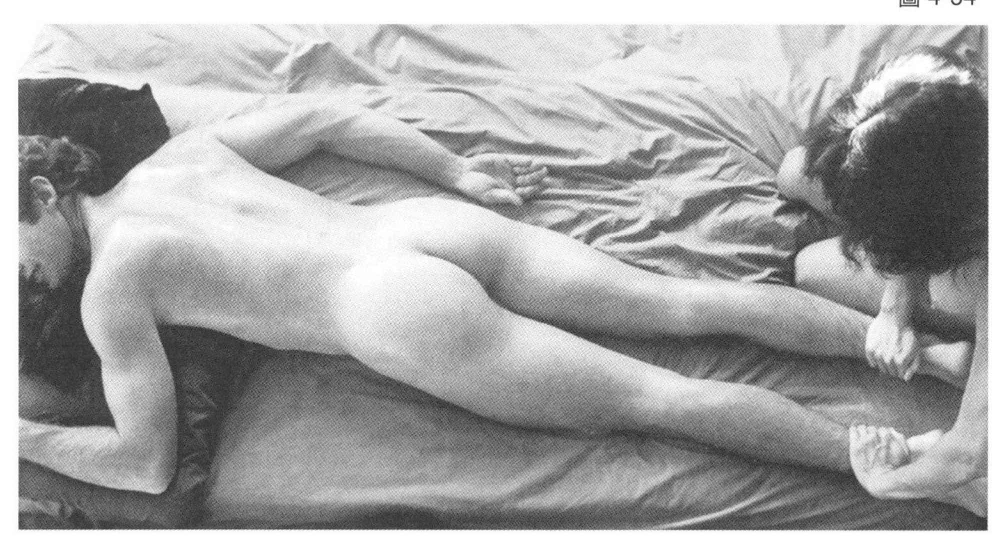

圖 4-35

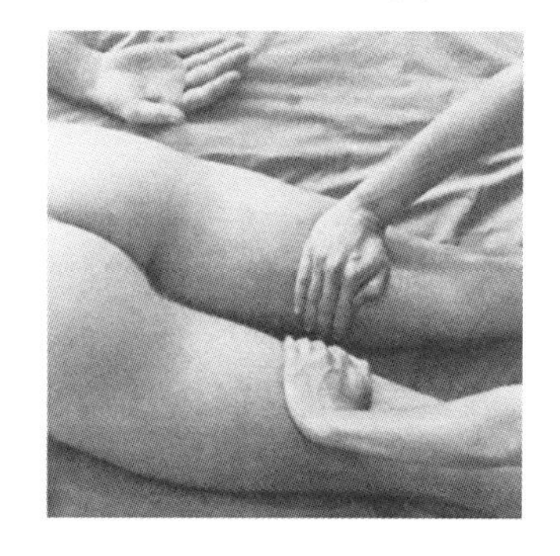

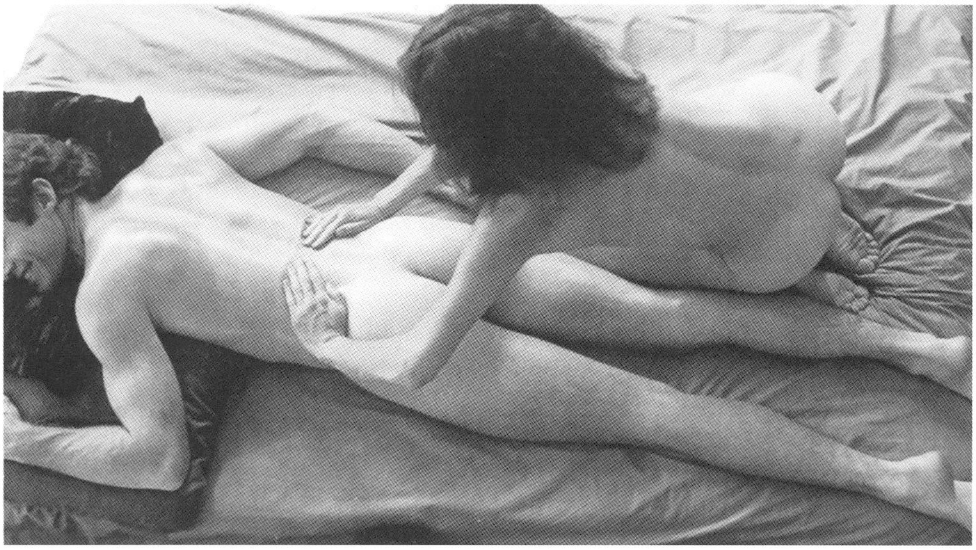

圖 4-37

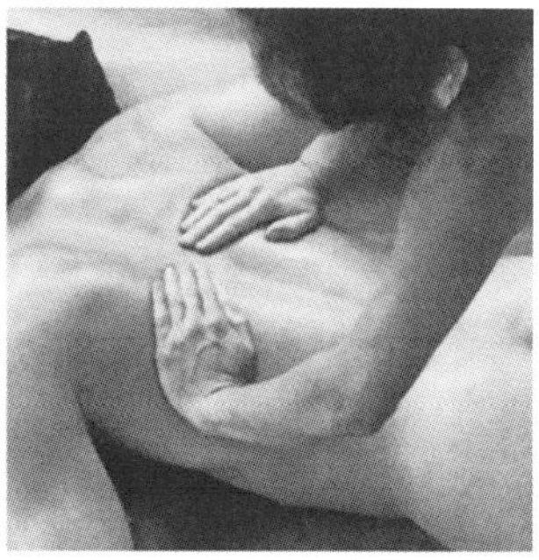

圖 4-36

參考下頁圖 4-38、4-40），才能確保妳的雙膝能一直跪在柔軟的表面上。或者，也可以為它們準備一個枕頭當作靠墊，同時，別忘了為按摩油找一個不會打翻又方便取用的位置。

在這個手法中，需要運用到妳全手的面積，從指尖到手掌根部都需服貼在對方的肌膚上。在妳開始向上滑動時，請確保雙手有隨著伴侶腿部的曲線一起改變形狀。當雙手來到對方的臀部時，別忘了調整自己的位置，移動到對方的腰側。試著一氣呵成完成這個技法，不要有停頓或中斷的情況發生。

當妳的指尖快要碰到脊椎的底緣時，請結合妳在背部按摩一開始時，所運用的循環按摩手法。但是，這一次請專注

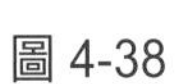
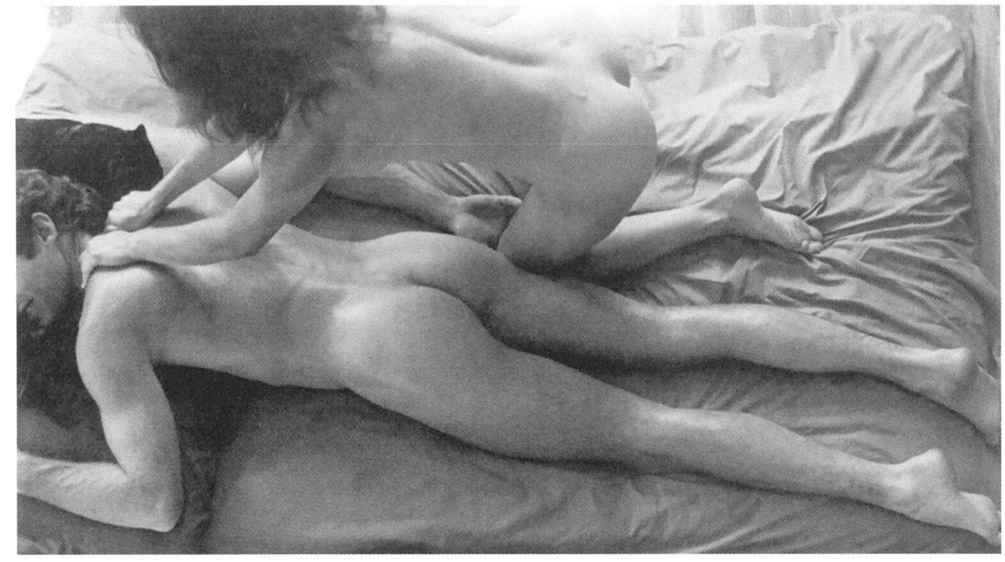
圖 4-38

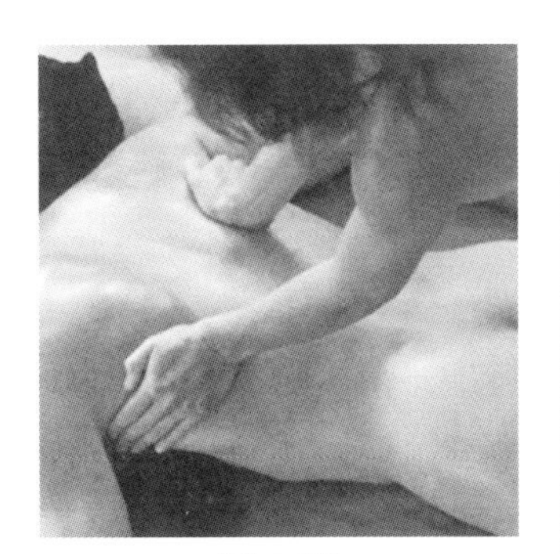
圖 4-39

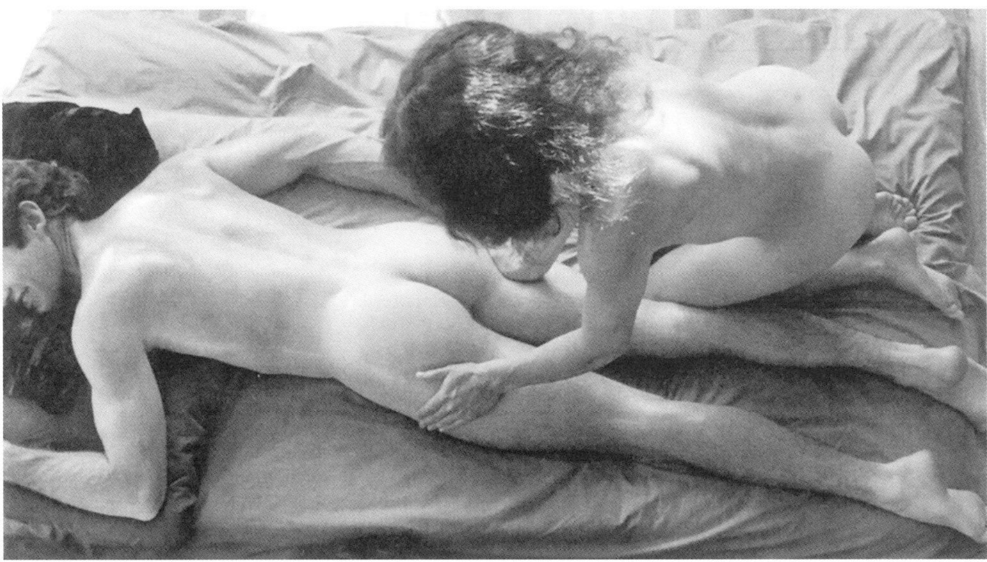
圖 4-40

在對方的身體兩側，順便重新調整妳雙腳的位置。一路按摩向上到肩膀的頂端後，再往回滑動，為身體的兩側按摩。抵達臀部後不要停頓，直接張開雙手，沿著大腿外側往下滑動，直到妳回到初始的位置——對方腳踝的背面為止。

當妳的雙手滑過身體如此大的面積，往小小的足跟移動時，可能會不自覺地想要加快手上的速度。但是請記住一件事，妳伴侶的腳其實一直在渴望著被人觸摸。所以，當妳來到這個部位時，請把妳的手指都併攏，以彎曲的手掌包裹住他的腳跟。只要妳能在療程中一併照顧到這些小細節，就能創造出一個更讓人難忘的按摩活動。

對抗憂鬱

「當人們疲倦或不舒服的時候，孤獨與憂鬱特別容易在夜晚時分找上他們。這時，若能進行一段按摩療程的話，就能即時驅散這些感覺。它的基本影響與帶給人愉悅心情的功效，就和輕微的麻醉劑和酒精雷同，但是，它卻不會對呼吸中樞及血管系統造成任何影響，當然也就不會產生經常伴隨著安眠藥、興奮劑或酒精等內服物而來的頭痛、萎靡困頓或消化系統紊亂等一類的後遺症。待病人從按摩後的小憩中醒來，他將會覺得自己的身心都已煥然一新並輕鬆愉快。按摩的效用還不只如此：按摩療程比起服用安眠藥，或是縱容自己耽溺在酒精的刺激等消極的活動，更能正面對抗低迷的心情。」

～葛拉漢，《按摩論》

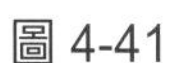
圖 4-41

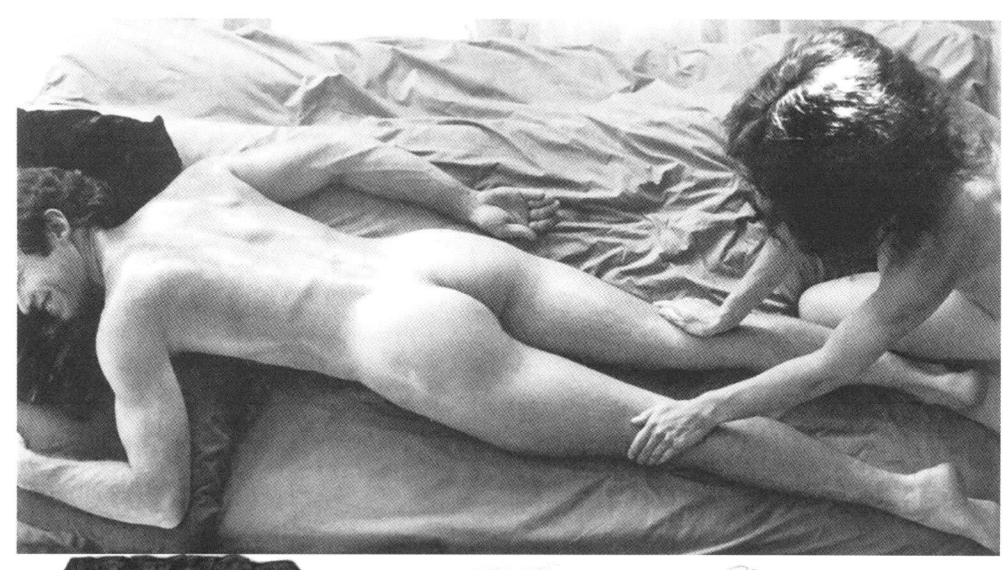

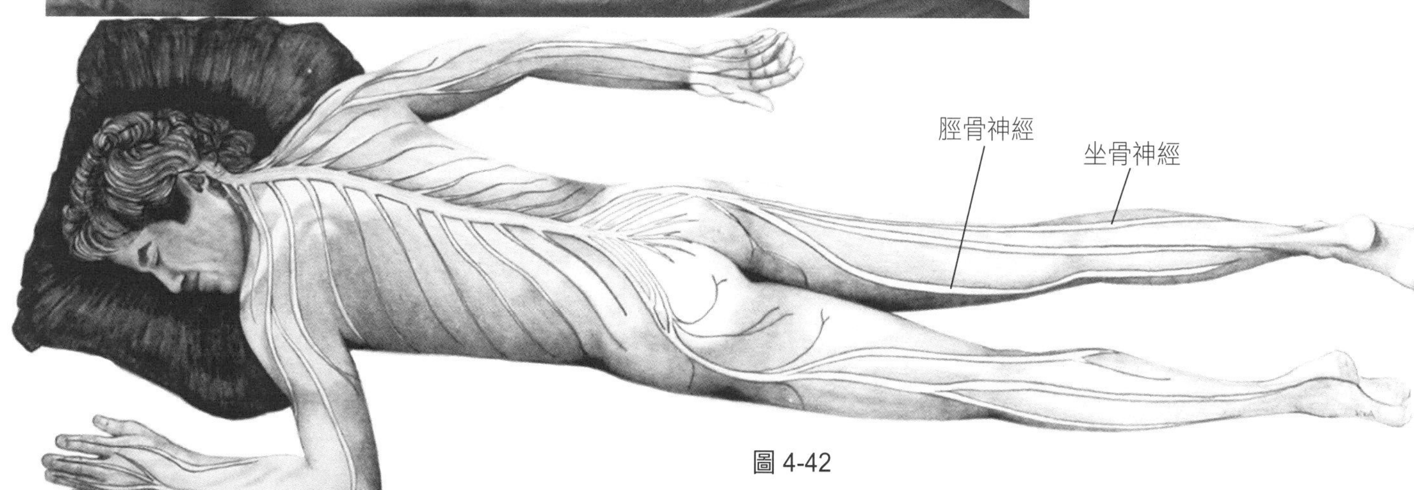

圖 4-42

CHAPTER 5

雙腿背面

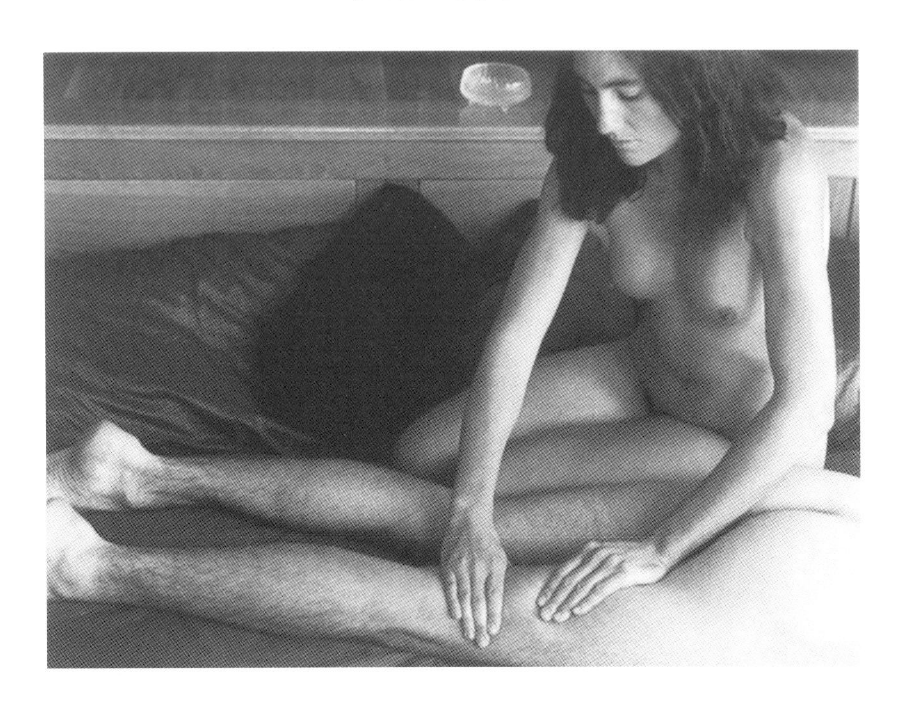

請試著不要把「雙腿」和「背部」視為兩個完全分開的獨立部位，否則，妳極有可能忽略掉連結在兩者之間，非常重要的十字形肌肉和肌腱。這樣的順序安排，先按壓背部然後再到腿部，不是沒有道理的。因為大多數的情況下，雙腿是經由腰部和下背部在控制的。事實上，人體的每個局部運動差不多都與其鄰接的結構有關。腿部運動幾乎都是依賴著大腿和臀部的帶狀肌肉活動，而大腿本身則是依靠從脊椎底端的髂骨延伸而出的臀大肌在操控。臀大肌是支配臀部的肌肉系統中最大的一塊。

因為太急於繼續下一個步驟，按摩師經常會草率地隨意帶過那些「非主要部位」的灰色地帶。很多人常會犯兩種典型的錯誤，所以我們在此有兩點**小提醒**：第一、按摩永遠不該操之過急；第二、人體沒有所謂的「區塊」區分，應該將整體視為一個富有生命，而且完整的有機組織。

正如同「腿」必須依賴下背部的概念一樣，我們的足部也必須依附著小腿才能運作。其中，又以人體最大的肌腱的運作最為明顯，指的是起始於小腿肚底部的肌肉，延伸到足跟的阿基里斯腱（跟腱）這部分。事實上，所有發生在足部的運動，都與這條厚實龐大的肌腱息息相關。現在，就讓我們針對它進行一系列的療程吧！等你完成「雙腿背部」按摩之後，肯定會為你的下一個步驟「足部按摩」，帶來加分的效果。

請你徹底完成一隻腳的按摩後，再開始換另一隻腳。對方的全副精神都會跟隨著你的雙手移動，並且細細品味在過程中所創造出的每個細微感受。如果你在中途打斷了連結，伴侶將會有被遺棄的感覺。在你被其他事物打斷，或是需要改變姿勢的時候，請務必記得讓一隻手留在對方的肌膚上保持接觸。

雙腿背面快速按摩法

「快速按摩法」是從全身循環按摩為開端，以背部按摩為終點的精緻感知活動的第二步驟。利用這特定的技法，讓你伴侶的雙腿可以享受到剛剛背部才體驗過的美妙感覺。在觸摸的溝通中，讓你的雙手來説話，你的伴侶自會默默地聆聽它們。

一次只按摩一隻腿，待完成整個系列按摩後，才換另外一隻。以腰部為起點，然後慢慢交替著雙手，用一種富有韻律的節奏往腳底方向移動。**小提醒：**當其中一隻手在做「下推動作」的時候，請記得讓另外一隻手留在上面。這種作為開場的全面式手法，能輕易地單用一隻手，就照顧到腰身和完整的腿部。等你抵達了腿部底端的區域後，請儘量把兩手靠在一起，以便處理那些較小的局部範圍。無論範圍大小，都請試著以一致的速度來對待它們，這麼一來，你的伴侶將會感覺到一波又一波的感知浪潮，一路從背部出發然後波動到雙腿。這個技法需要重複十次以上。隨著「快速按摩法」，這個帶著你行進到腳踝，再反折回原點的手技，血液的流動將會開始從末端流回心臟。

這個按摩法在宣告「雙腿背部」按摩開場的同時，也為「背部按摩」劃下了句點。

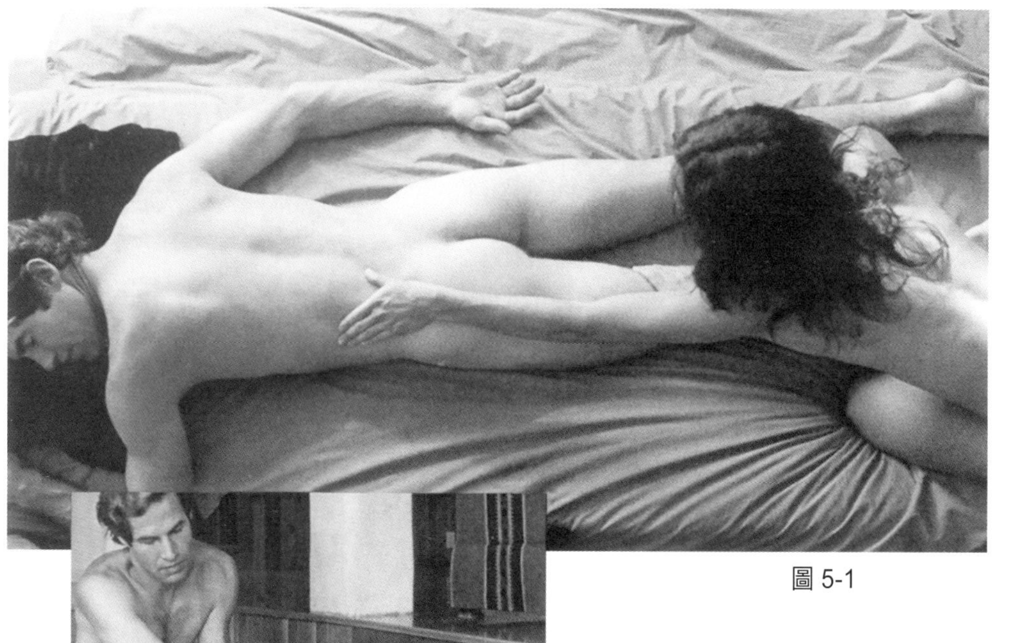

圖 5-1

圖 5-2

放鬆

◆ 當妳的手快速地從伴侶腰身往下滑動時，妳的手應該服貼著伴侶的皮膚，一起隨著神經叢路徑改變手形。然而，在全身按摩的活動中，妳或許偶爾會出現想暫停一下的想法，這當然沒問題，但是別忘了在休息的過程中，依然要保持與對方肌膚的接觸喔！所以，請有計

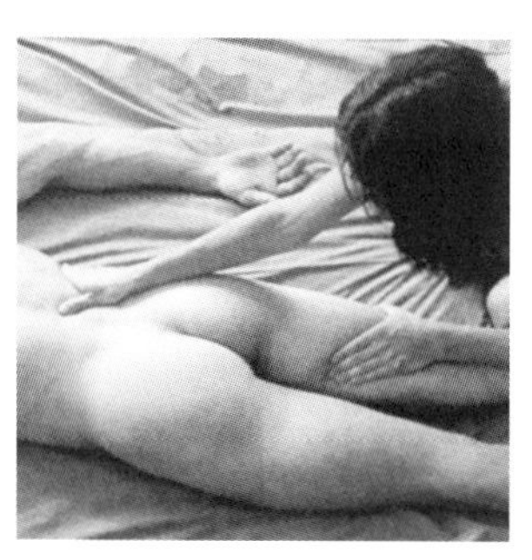

畫地規畫這重要的「喘息時刻」，讓它巧妙地變成按摩的一部分，而不是打斷療程的罪魁禍首。神經叢聚落的脊椎底端是個可供妳雙手休息的絕佳位置，在妳的雙手休息時，請把兩手交疊在一塊兒，並且以手指與手掌的全手表面，輕輕服貼在伴侶的低腰處，並保持靜止不動的狀態。此時，妳的伴侶會把他所有的精神，都聚集在妳位於他低腰處的手上，這會為對方帶來陣陣安心且富有穿透力的溫暖感覺。

全手按摩

這個方法是按摩技法中最基本的真理之一，以健康的角度來說，這是個能帶動血液循環，讓人感覺舒適的手技。如果你沒有時間進行其他療程的話，請花些許時間，為每隻腳進行幾分鐘的全手按摩吧！絕對能讓伴侶心情愉快、精神一振。

在開始之前，先為臀部、雙腳和雙足抹上按摩油。接著，用雙手包裹住一部分的小腿肌肉。當你在按摩右腳時，請確定你的左手在右手之上，而在處理左腳時，兩手的位置則要倒反過來。**小提醒：**即使你的伴侶腿形比較纖細，仍請你儘量以手指到手掌根部的全手部位來施作。而且，在碰到腳踝部位時，手指刷到按摩墊的可能性很高；施作多肉的大腿部位，手指也或許會包覆不住對方的肌膚，但是都不要緊，盡力就好。

跟上個技法一樣，在完成系列按摩之前，請按摩一隻腿就好。從腳踝開始，讓兩手同時一面按壓，一面向上移動。到了頂端後，位在上方的那隻手請滑過整個臀部，而底下的那隻手只要撐在臀部底端，對大腿的背面肌肉進行按壓即可。然後讓雙手並進，用手指輕輕施壓，慢慢回到原位，此時輕柔的施作法能為這技法的第一部分儲備力量，以便順利地把血液推往心臟。雙手碰到腳踝後，再掉頭回到上方，就這樣在兩點之中來回反覆即可。請避免一個常見的錯誤：在來到底部時，以過度急躁的手法來對待細小的腳踝。人類的身體不管是大或小的局部部位，對感知的渴望都是相同的。所以，若要確保新的步驟能融入現在這個技法的話，一定要確保一路施行到最底端之後，才轉回另外一個方向。

每一隻腿上下重複十次；如果你大方一點的話，可以做二十次。

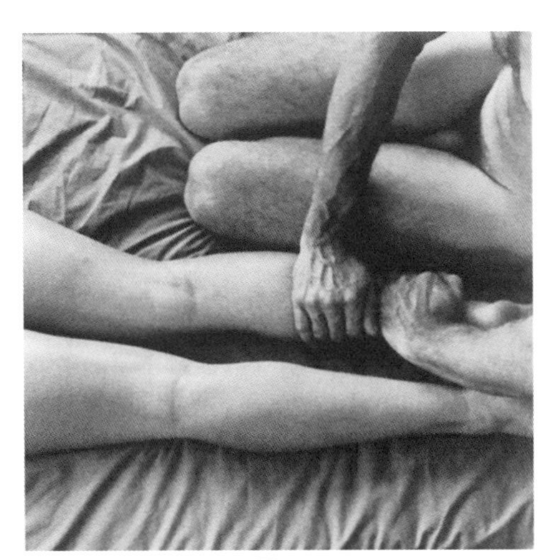
圖 5-3

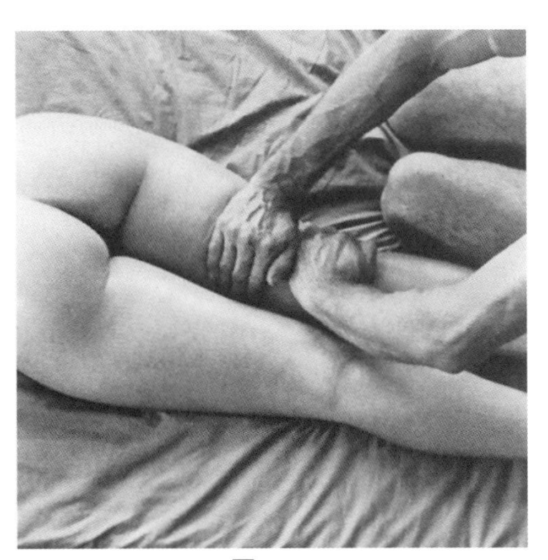
圖 5-4

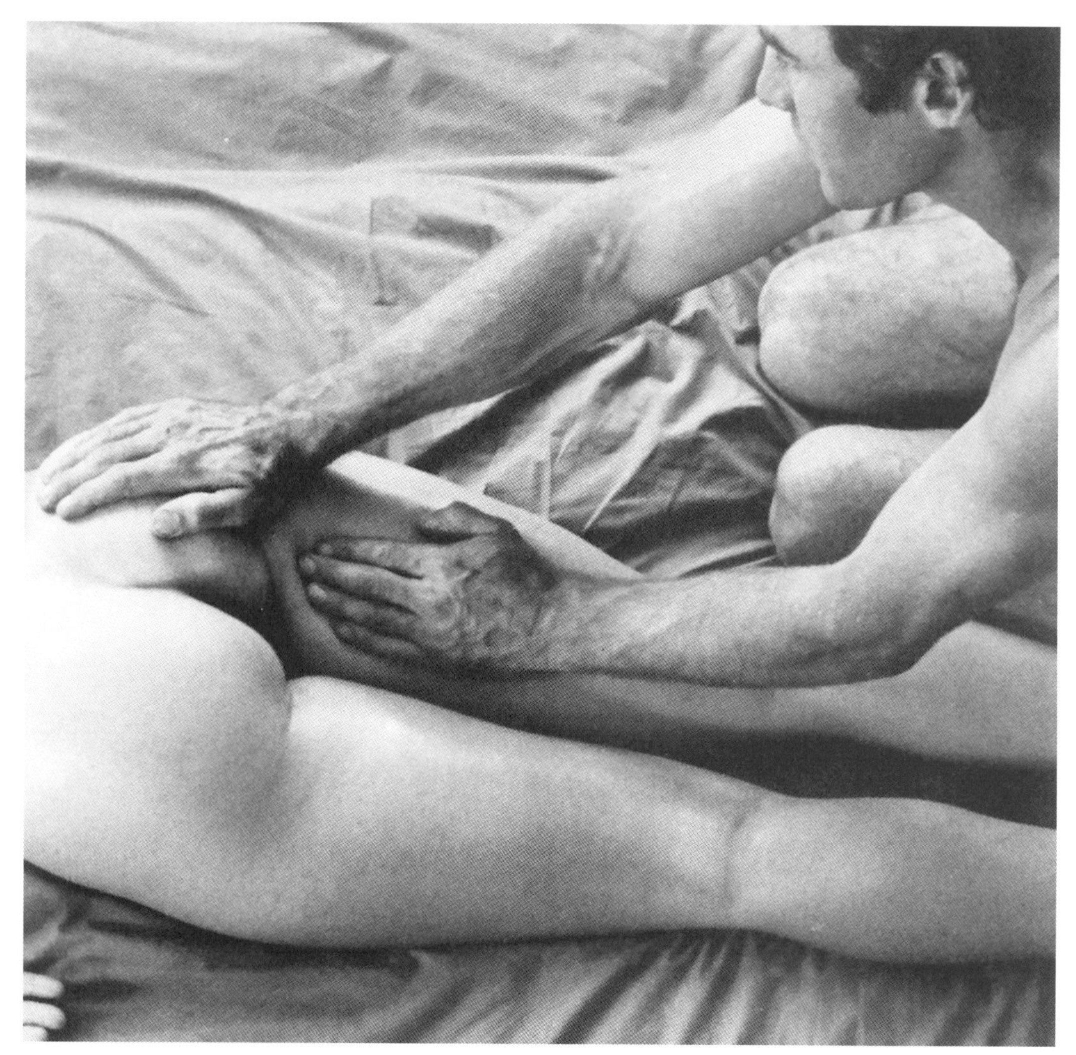

圖 5-5

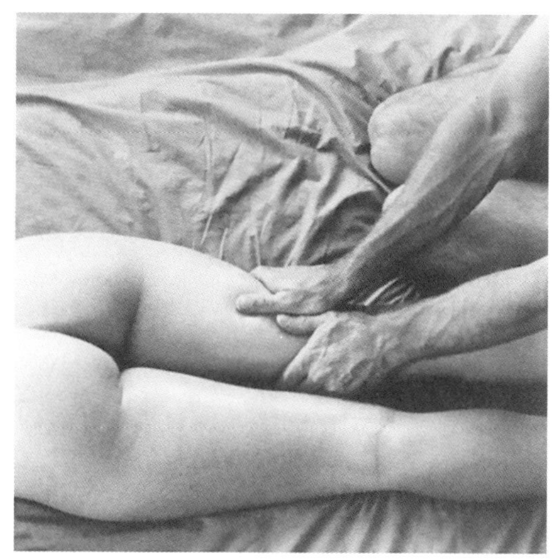

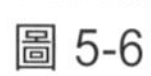

圖 5-6

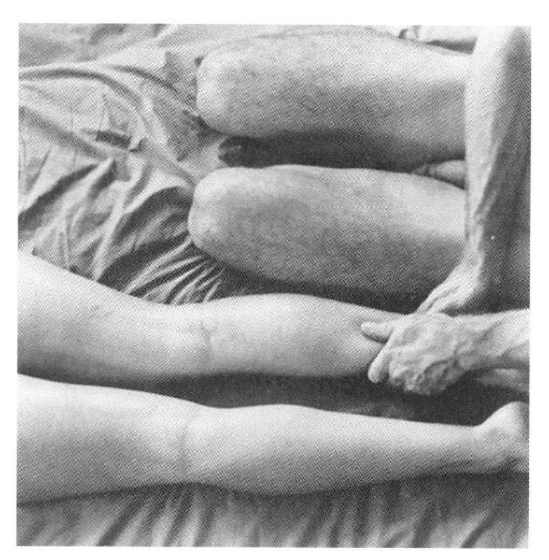

圖 5-7

腿部背面的按摩提示

- 對方或許會需要小枕頭來支撐腳踝
- 為肩膀部位準備幾個尺寸較大的枕頭
- 如果有需要，請把你的雙手分置於對方膝蓋的上下側來移動腿
- 把按摩油放在對方的膝蓋附近
- 當按摩墊的面積不夠大時，請在自己的膝蓋底下墊幾個枕頭
- 碰到大腿內側時，手法要輕柔，因為此處的大血管位置相當靠近皮膚表層
- 當你在塗抹按摩油時，別忘了腳底，因為在做長推循環按摩時，你的雙手也會刷過對方腳底

雙腿背面的按壓

在你完成背部療程一會兒後，雙腿也會開始期待這種能喚起深層感知的活動。揉捏法富有催眠力的節奏與絕佳的適合性，能夠讓身體的每個部分都沉浸在巨大的喜悅之中。如果要說對方對你的按摩有任何要求的話，大概就是希望你能一次又一次地重複這個療程吧！這一類的全手按摩能把溫暖與敏銳的感知，從腿的一端傳至另一端。

腿部背面的揉捏法與背部的技法相同——當你必須對她的「另一邊」進行療程時，你的上身需要橫越過對方的身體（請見 p.50 圖 4-18）。你的雙手以腳踝為起點，往臀部部位滑動。當一手張開時，請記得用另一手的拇指推起一定分量的肌肉，以兩手相反的技法來進行推壓。拇指在「排除體液」的活動裡，扮演了非常重要的角色，在這個過程中，氧氣和血溶性的養分皆會隨著這個手法逐漸進入組織中，而酸性的刺激物則會被排出體外。**小提醒：**碰到肌肉組織較為結實的小腿部分時，別忘了讓指尖派上用場；至於大腿和臀部，則是以兩手的全手面積來施作即可。為雙腿上上下下地來回揉捏三次後，就已完成了大腿的按摩。

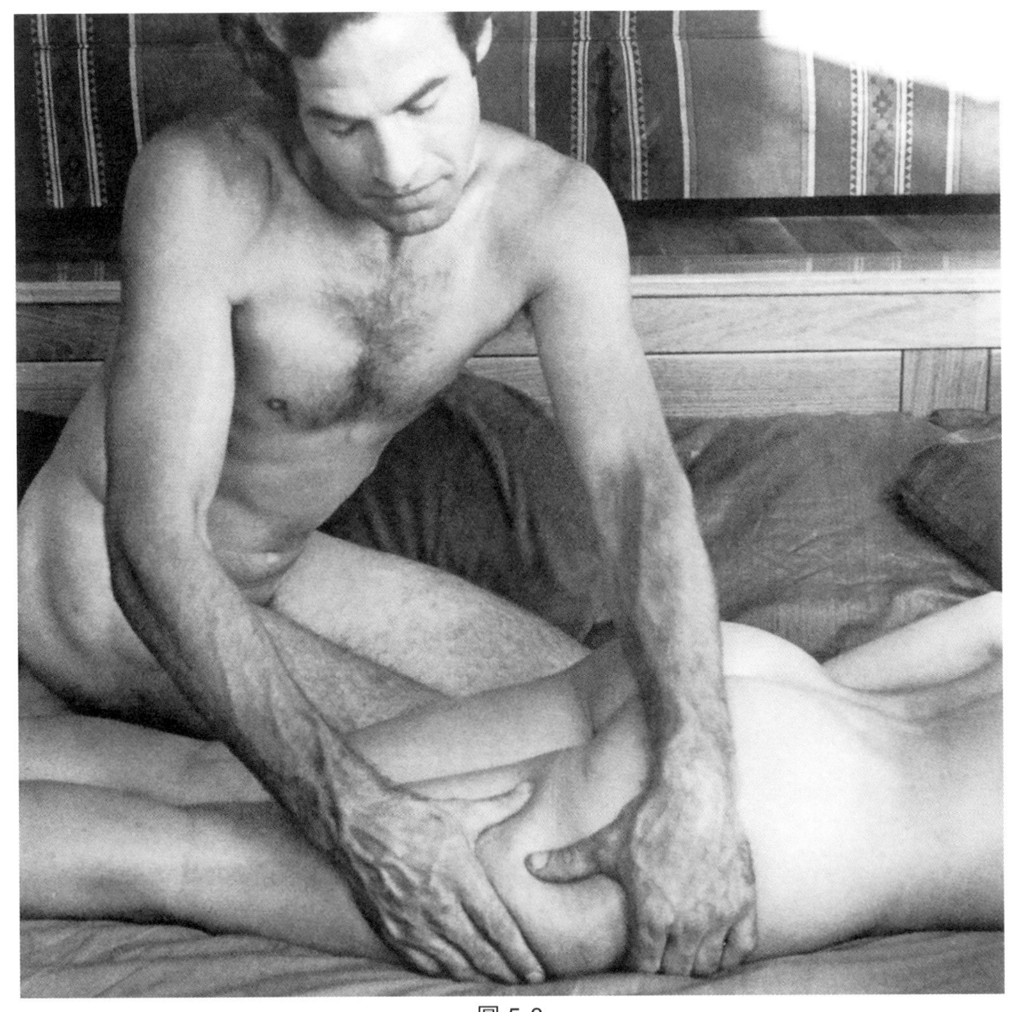

圖 5-8

深層磨擦法

假若妳的伴侶是個腿部肌肉結實發達的男性的話，比起其他人，他特別會在這幾分鐘的「深層摩擦法」中體驗到非凡的樂趣。這是許多運動治療師極其信任，幾乎可以使用在任何部位，並能輕鬆轉換位置的技法且用不用按摩油都可。如果施作正確的話，妳會感覺到伴侶腿部的深層肌肉，在妳手中不斷產生一條又一條的皺摺。

如果妳是右撇子，請用左手作為「支點手」（左撇子請倒反過來）。接著，讓妳的右手握拳，以平坦的指關節接觸對方肌膚後，平穩地向下按壓。記住，「摩擦式按摩」永遠不是個針對肌膚表面施作的技法，它的真正目標是肌膚下的內部組織。所以，請一直往下按，直到妳感覺到固體的肌肉組織之後，才開始慢慢畫圓。上下移動時，請讓妳的雙手作「細密的移動」，別放過對方腿上任何一寸的肌膚。**小提醒：**請小心處理膝蓋的背面，因為此處的大血管都相當靠近肌膚表層。

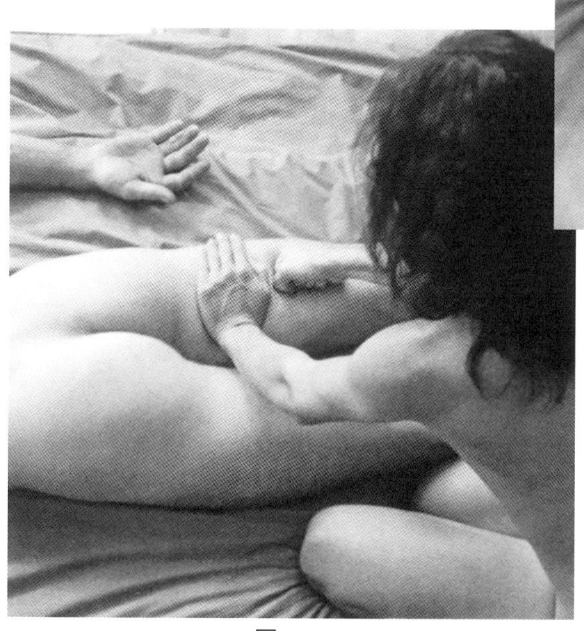

圖 5-9

前臂摩擦法

當妳在按壓較大的區域時，如大腿的背面時，請以手臂來施作「摩擦法」，此技法能讓「深層按壓」均勻地散布到每個角落。先為腿部抹上按摩油，如果對方的毛髮較多，請增加按摩油的用量。

用另外一隻手握緊妳正在施行「摩擦式」按摩的那隻手臂（如圖 5-10 所示），接著一邊慢慢畫圓，一邊用力加壓。喜歡深層摩擦按摩的人，通常都希望能讓雙腿同時享受到這舒暢的感覺。只要在開始按壓之前，先挪動對方的雙腿，把它們併在一塊兒，就能輕鬆地帶給對方這獨特的感覺。當妳用手開始從伴侶的腳踝到臀部，上上下下地反覆移動時，讓妳手臂的力量同時且直接地加壓在對方的雙腿上即可。

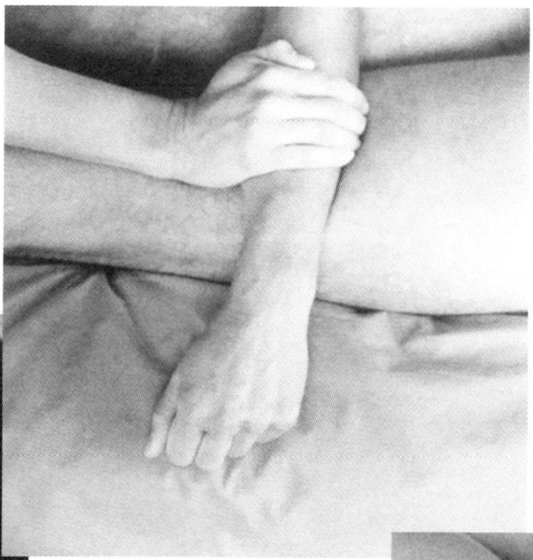

圖 5-10

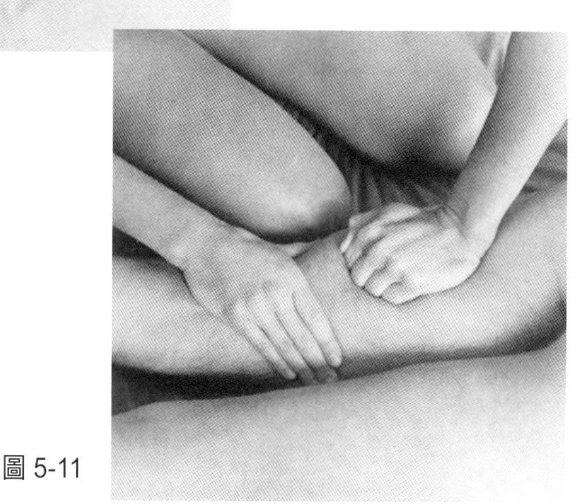

圖 5-11

◆ 位於臀部並與大腿背面腿筋重疊的臀大肌，是人體最大的肌肉群。當我們爬樓梯時，就一定會用到它。由於臀大肌不像腿筋和腓腸肌（雙腿最大的屈肌），並不屬於這一類的垂直肌肉群，因此，它的按摩方式也會有所不同。所以，雖然雙腿是以「上下」的方式施作，但臀部必須以「從左到右」或「畫圓」的方式進行。小提醒：請用你的雙手去感覺肌肉的走勢與線條。

這一組肌肉的輪廓，比其他部位都來得清晰。從脊椎的底端為起點，一路按壓到腿筋的頂端。把手掌的根部抵著對臀部兩邊的多肉區，然後對臀部關節處清楚的「凹地」，用緩慢的速度轉動雙手，進行「摩擦式按摩」。

臀部畫圓法

臀部區是大部分按摩師的最愛，因為你可以盡情地使勁按壓，又不怕傷害到任何重要的器官或血管系統。現在，就讓我們以這簡單的「摩擦法」，為臀部按摩揭開序幕。

兩手以均勻的力道往下按壓，這麼一來，也能讓你的整個手掌，手指到手掌根部面，服貼著對方的肌膚。當你的兩手開始以反方向畫圓時，亦即一手以順時針方向，另一手則以逆時針方向，對方的臀部也會隨著你的手勢緩緩旋轉。一旦你以溫柔的節奏進行一段時間後，可以開始加快速度，兩手快速畫圓，為按摩活動增添一點樂趣。

來到臀部關節時，請派你的指腹上場，以適度的「輕快節奏」按壓此處。「摩擦法」是最快能深抵體內，並產生效果的技法。在臀部實施該技法，等於是在模仿髖關節液產生的情況，這些液體能幫助潤滑這巨大關節的表面。

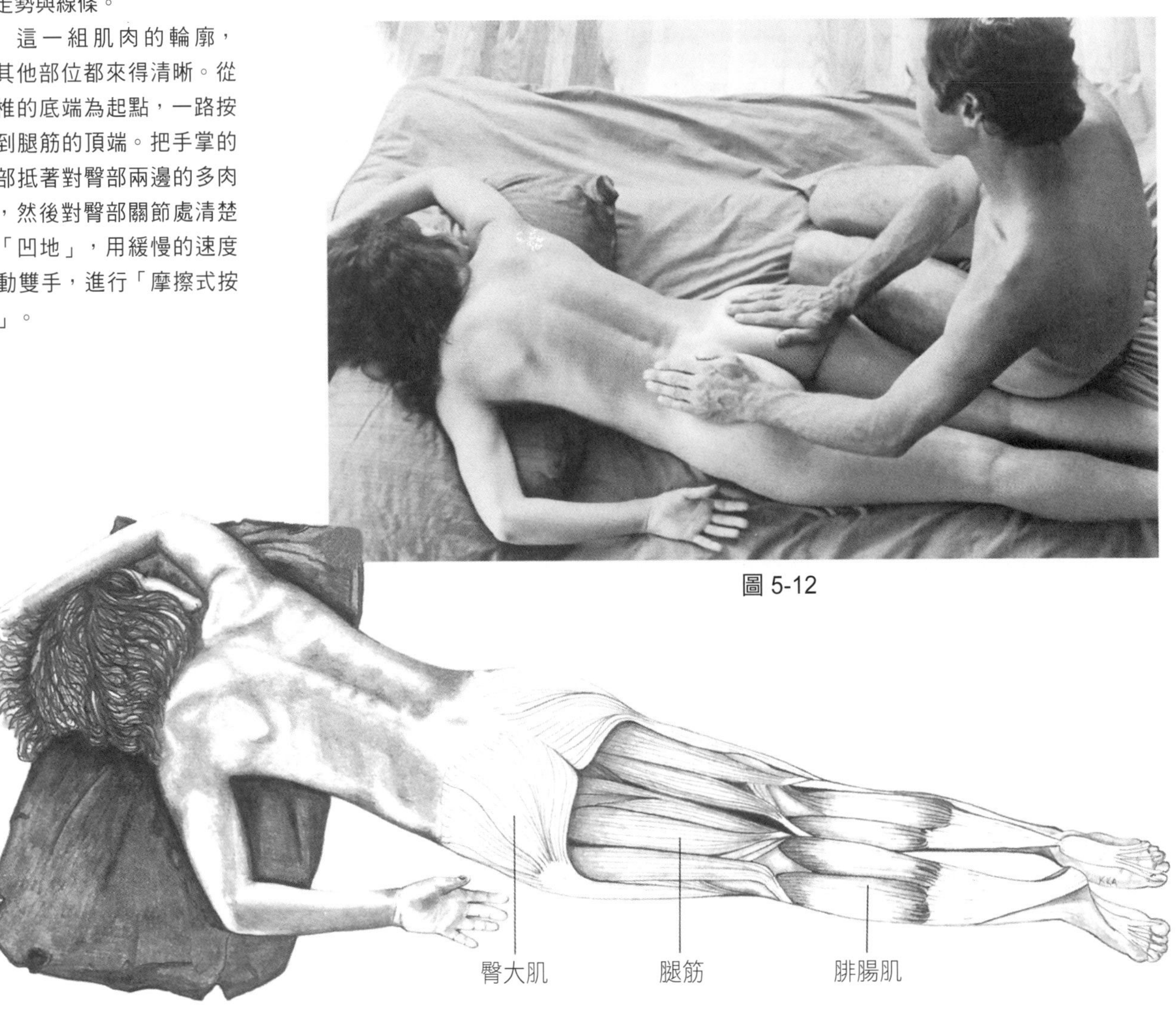

圖 5-12

圖 5-13

臀部揉捏法

在按摩開始不久後，臀部就提供了一個非常好的機會，讓你精進按摩中的「揉捏技巧」。相較於身體的其他部位，在這裡你不必費心去處理範圍過小的部位，或是多骨骼的區域；你可以用雙手的全手手掌來揉捏臀部。

推起一部分的肌肉後，用虎口擠壓它。雙手同時對一定點進行揉捏，一手休息時，換另一隻手負責推擠肌肉。一面推擠，一面畫圓。左右邊的臀部分開施作，慢慢地從大腿的根部往腰部移動。

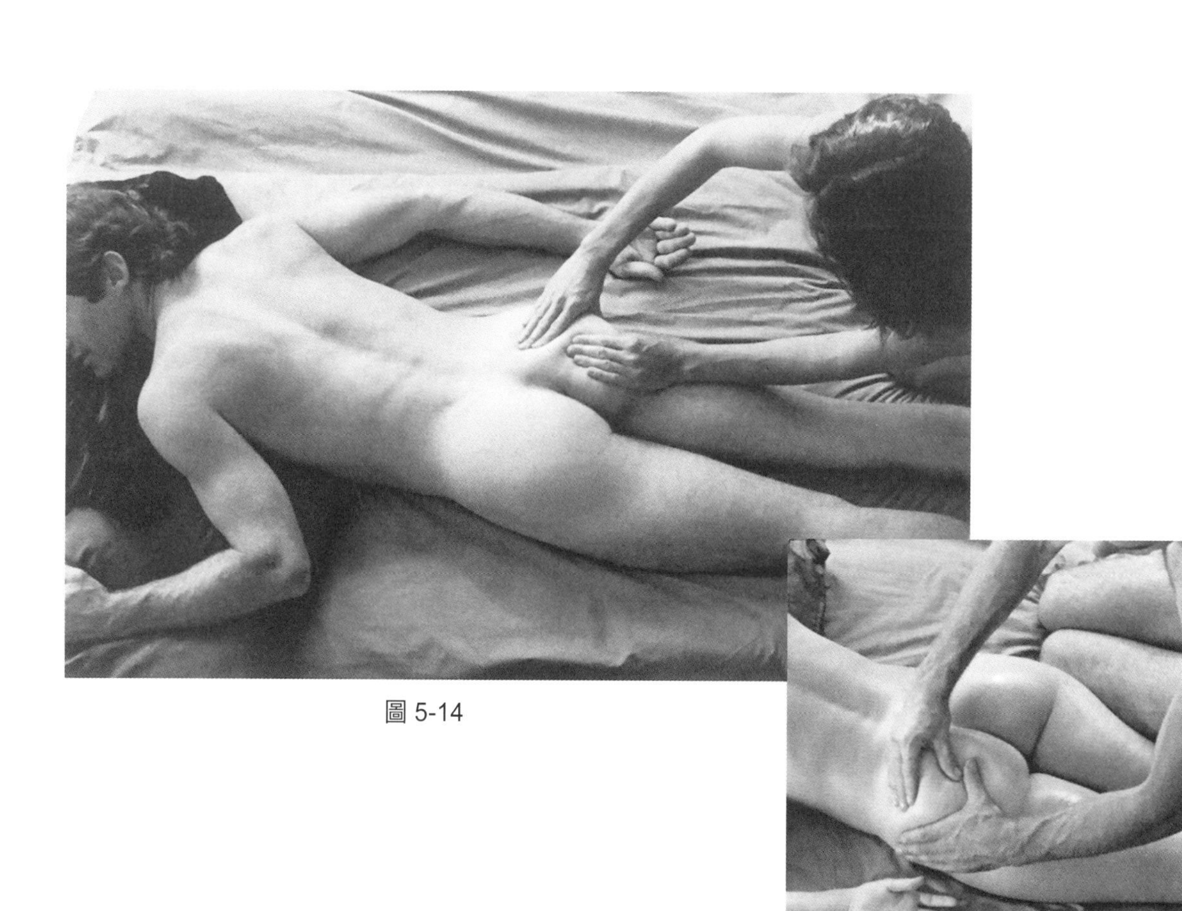

圖 5-14

圖 5-15

指關節輕叩法

就像所有的敲擊法一樣，一定要借助一定的緩衝，才能讓「指關節輕叩法」順利施行。在過程中絕對不是整隻前臂伸的直直地敲打，否則會把原本充滿愉悅的按摩變成懲罰。在你觸碰對方的肌膚前，手腕先上下彎曲甩動，以便達到緩衝之效。對方的雙腿感覺到的，應該是手腕上下運行的巧妙輕叩才對。

以腳踝的背部為起點，慢慢地往臀部方向移動，抵達目標後，再慢慢回來。兩手不要距離太遠——當你移動的時候，以雙手的大拇指能輕觸彼此為佳。

要訣

- 利用手腕來緩衝
- 詢問伴侶，是否需要你調整手勁與速度
- 專注於肌肉組織上
- 在雙腿上緩慢地上下移動
- 找到一個最舒適的韻律後，就不要再更動
- 如按摩墊太硬的話，請視情況增加枕頭
- 記住：節奏一致比速度來的更重要

禁忌

- 兩手距離過大
- 鼓勵對話
- 敲打骨骼結構或體表的血管
- 漫無目的地隨處游移，或省略步驟
- 靠在對方的身上——若有必要，請使用枕頭
- 詳加說明你的按摩技法
- 倉速急躁，特別是在一開始時絕對不要這麼作；因為，之後的減速會讓人感覺到失望

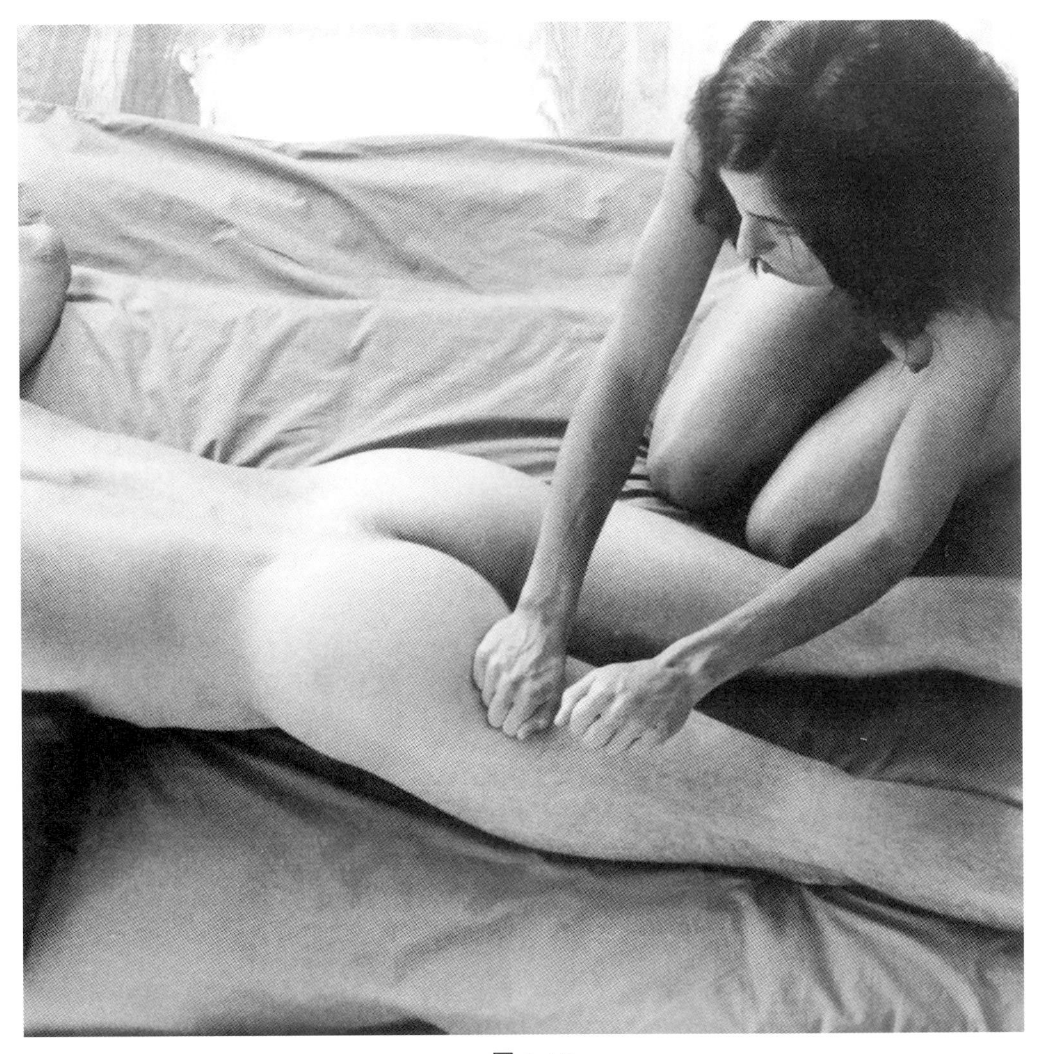

圖 5-16

拍擊法

這個手法能讓你以最輕鬆的方式，按摩對方另一隻腿的腿側。如果你不介意彎身的話，甚至可以在不移動位置的情況下，就對對方的雙腿進行「搥打式按摩」。總之，大部分的按摩師都會選擇以這種方式為另一邊（不在你身側那一邊）進行按摩（如圖 5-17 所示）。這個「全手搥打式按摩」能把深層感知平均地擴散到腿的各個角落。利用它來激發疲憊無生氣的四肢吧！請利用手腕為每次的拍擊作緩衝，每一次拍擊，手掌內都會產生微小的真空狀態。當你聽到砰砰的響聲時，就表示你做對了。上上下下地來回移動後，再往前後挪動一些，為腿側按摩。

捶擊法

只要你能小心地施行這個技法，人們都會愛上「捶擊」的感覺。就和其他的「搥打式按摩」一樣，「捶擊法」會帶動一股震顫的浪潮。所以，請避開多骨頭的結構或表面的血管群，只要對肌肉組織施作就好。而且，請別單單停留在一種技法上，多利用彼此相得益彰的各式「搥打式按摩」。而且，以一分鐘的「捶擊法」和「短推重擊法」為例，你的伴侶將難以分辨出其中的不同，這個手法的原理，與你運用在下背部的「搥背法」是相同的（請見 p.57 圖 4-29）。沿著你剛才在雙腿施行「拍擊法」的上下路徑行進。以輕柔的力道捶擊腳的上部，完成後再移動到另外一隻腿，對其進行捶擊。對這富有穿透力的「捶擊法」來說，即便是以手背作為緩衝，都能感覺到它的衝擊力（如圖 5-18 所示）。不過，不必擔心，因為你的手指提供了雙重的緩衝效果：多餘的力道，都已經被你的手腕和手指吸收了。

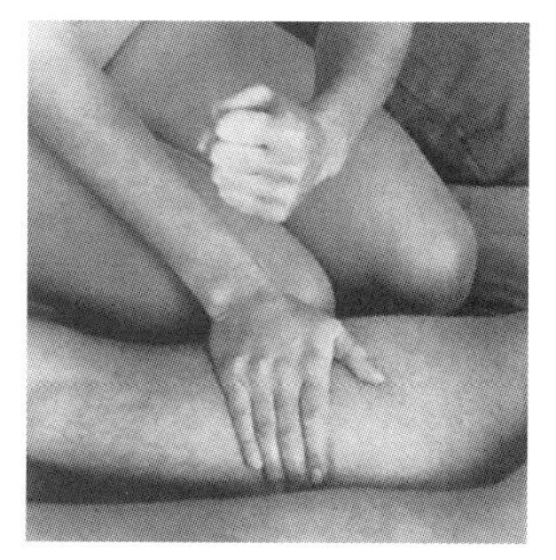

圖 5-19

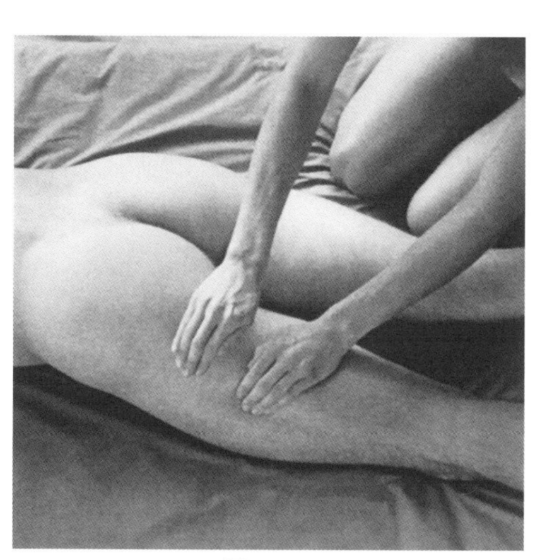

圖 5-17

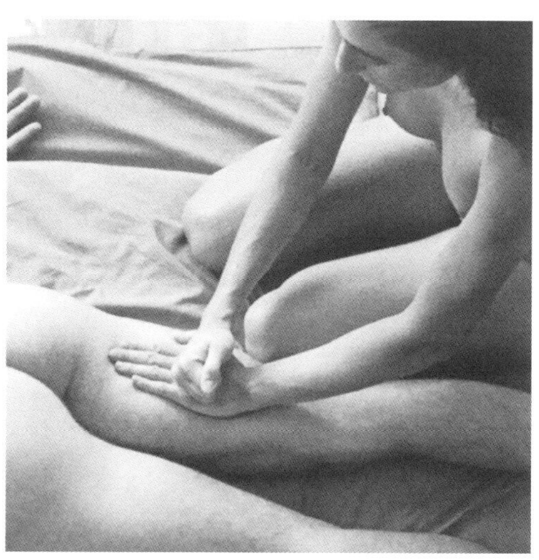

圖 5-18

彎曲雙腿

透過提拉腿部能讓妳用極戲劇性的方式，將這個「系列按摩」從這隻腿轉移到另外一隻腿。妳的伴侶會第一次體會到小腿浮在空中的感覺，因為藏在膝蓋深處的細小韌帶瞬間得到了放鬆。完成上述活動後，再把對方的兩隻小腿一起抬離按摩墊，輕輕地往臀部方向按壓。

首先，一次只要放鬆一隻腿就好。把「支點手」抵在伴侶的膝膕處，接著，以「施力手」抓住伴侶的腳踝，抬起小腿（如圖 5-21、5-22 所示），往臀部方向按壓，直到妳感覺到肌肉與肌腱都變得緊繃為止，之後再慢慢放鬆它。把小腿向前彎曲，能活動到人體最複雜的關節，亦即膝蓋內的微小韌帶。在重複該手法四到五次後，妳可能會察覺到在韌帶與肌腱伸直的情況下，原先產生緊繃的那個地帶已趨於緩和。

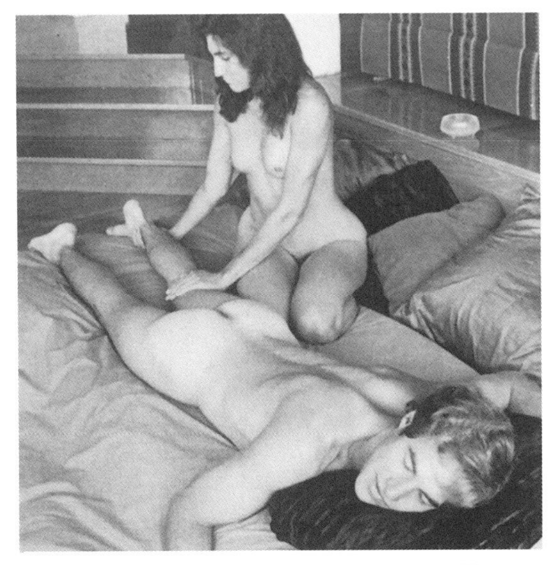

圖 5-20

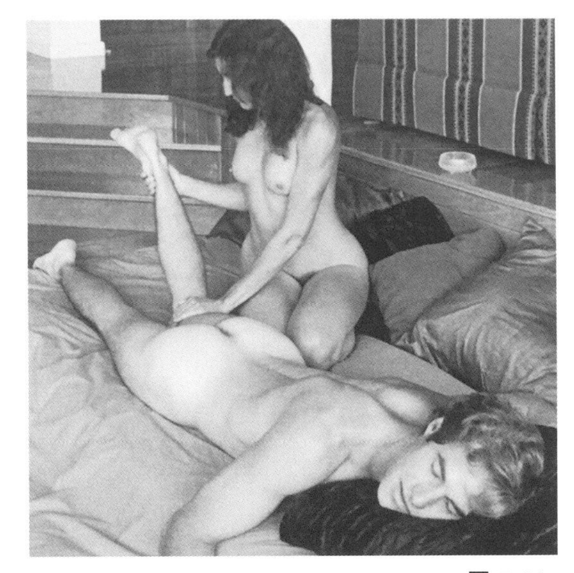

圖 5-21

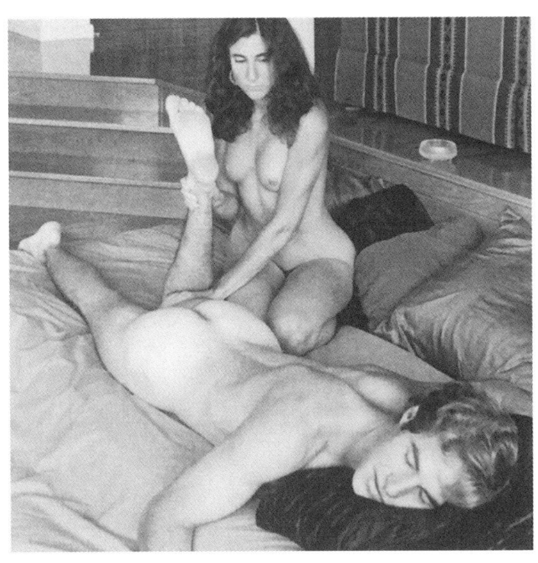

圖 5-22

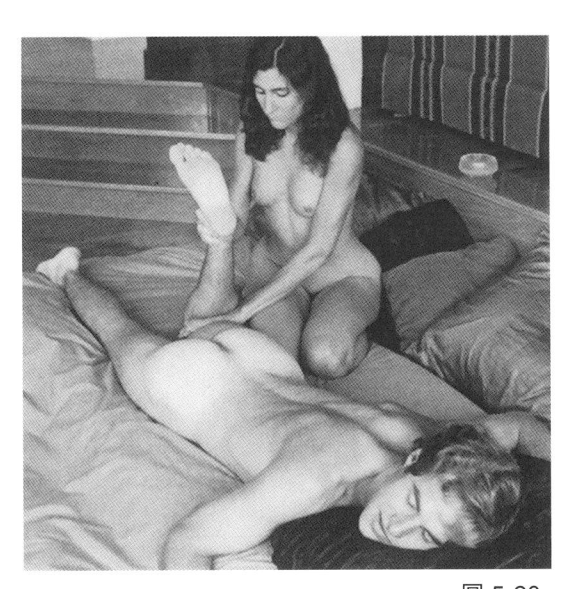

圖 5-23

到這裡時，我們已經完成了整個「單腳」按摩系列了。接下來，我們要同時彎曲伴侶的雙腿。請抓住伴侶左右兩邊的腳踝，慢慢抬起它們，然後用你的手臂施壓，用「支點手」協助你把對方的小腿靠在一塊兒。緩緩向前，一直到你感覺到「緊繃」的出現為止，然後再把雙腿放回按摩墊上。

在「被動式按摩」裡，融合了簡單的抗引力效果，而對方會感覺到就像是自己的雙腿毫不費力地漂浮在空中。一般來說，當你要移動雙腳時，最好同時為主要的關節兩側提供支撐。不過，在這個手法中，我們只抬起了對方的小腿，所以她的膝蓋依舊是接觸著墊子的。利用雙手將對方的兩腿同時放回起始的位置。現在，你已成功地讓對方感受到了你的用心，她的「其中一隻腿」已經體驗過了按摩的樂趣，而且也準備好接受你進一步的驚喜。但是再開始下一步之前，如果你覺得自己的體魄足以勝任的話，可以先試試「腿部旋轉運動」（此為按摩裡少數幾個需要力量的手法），然後再繼續本章的下一個技法。

活動關節

◆ 在整個療程裡，我們將會活動到身體每個部位的關節。所以，請記得詢問對方對力道及速度的感受。現在就問並牢牢記住，後面又碰到時，就無須再問一次。

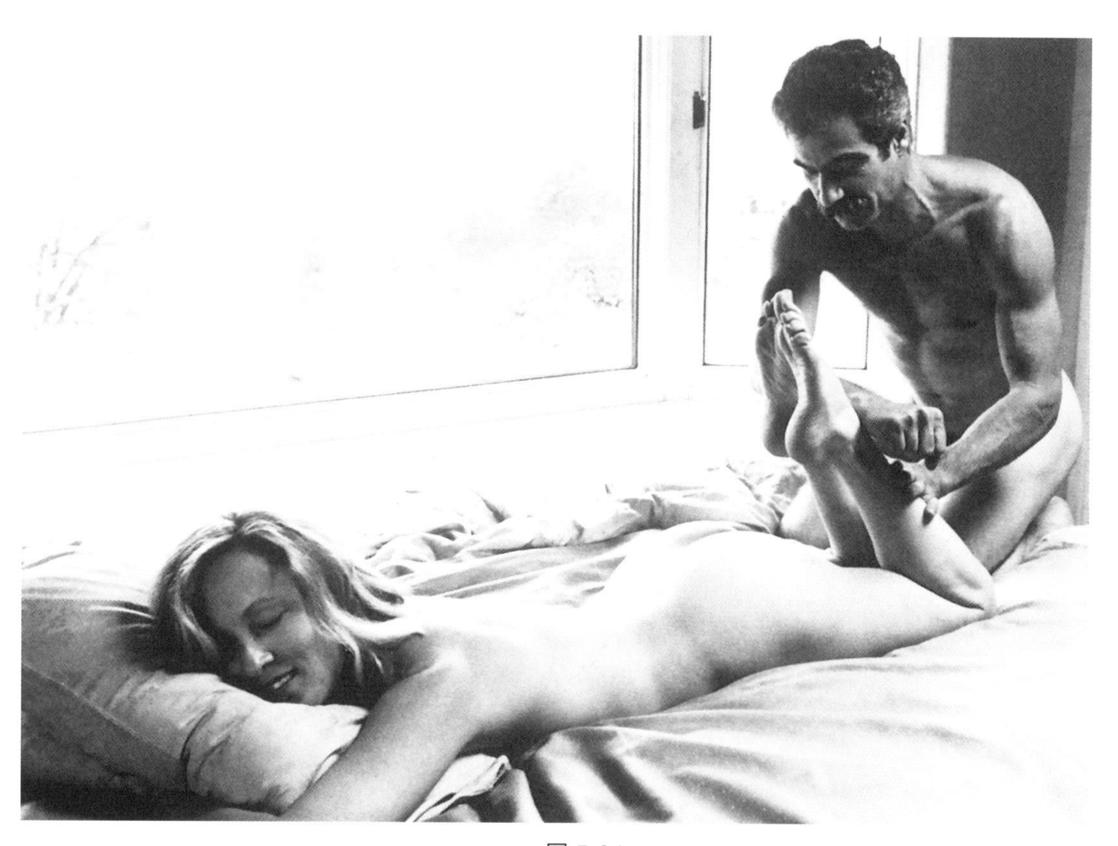

圖 5-24

腿部旋轉法

牢牢撐住伴侶兩邊的膝蓋，抬起雙腿，把它們「鎖在」同一個高度。接下來，你就能以她的髖關節為中心，對她的下半身進行「向後式」的旋轉。除了在按摩活動之外，你在其他的活動中都體驗不到這技法創造出的奇妙感覺，它為你的伴侶開創了全新的感知版圖。讓她細細品味這個感覺吧！

撐住對方膝蓋上下兩端後，把它們直接向上提拉（如圖 5-25 所示）——她的整個下半身，也會隨之被抬起。同樣地，當你開始旋轉對方的時候，會感覺到身體突然變緊繃的那一刻，就讓我們針對它進行療程。把對方的下半身，盡可能地以最大半徑畫圓，順時鐘及逆時鐘方向各轉三圈。完成這個技法後，再把她的雙腿輕輕放回按摩墊上。

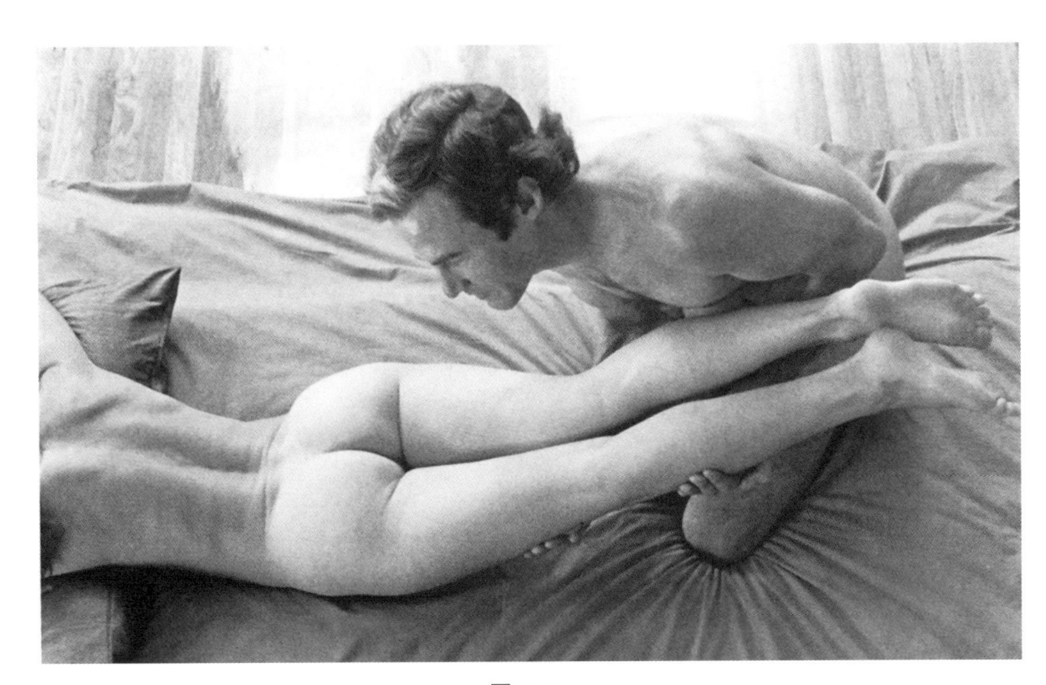

圖 5-25

臀部搖擺法

我們將透過緊握對方腿脛上段的部位來穩定對方的身體，此時，她的腿就是一個天然的支撐點，可以讓你活動位在腿部頂端那結實且厚重的髖關節。

將一隻手的掌心輕輕貼在對方的脊椎底部，以支持她的上半身。這隻手創造出的平穩效果，原理與「磨擦式按摩」時所用的「支點手」相同，這麼一來，當髖關節在移動的同時，上半身才能保持不動。

待你支撐住對方膝蓋的部位後，再緊緊握住她的大腿內側。當臀部開始搖擺時，用你的前臂撐托住她膝蓋以下的其他部分。開始時先把伴侶的雙膝併攏，然後抬起其中一隻腿，輕柔地以畫小圓的方式轉動它。腿部轉動的同時，髖關節也會跟著你的姿態一起運動。事實上，在這個活動中，臀部的肌腱和韌帶會有一定的極限，許多的部位都會出現緊繃的狀態，旋轉會幫助它們放鬆。等每個方向都轉了三圈之後，再把腿輕輕地放回按摩墊上。

提拉的小提示

◆ 這種手法容易出現的問題是，當你在提拉或放低腿部時，短促與不平順的移動會減損這技法本該帶來的優雅官能搖晃感，而且請永遠不要把身體重量靠在你的「支點手」上，只要專注於按摩臀部就好。有時在這個手法裡，你會聽到骨頭轉動的聲音。

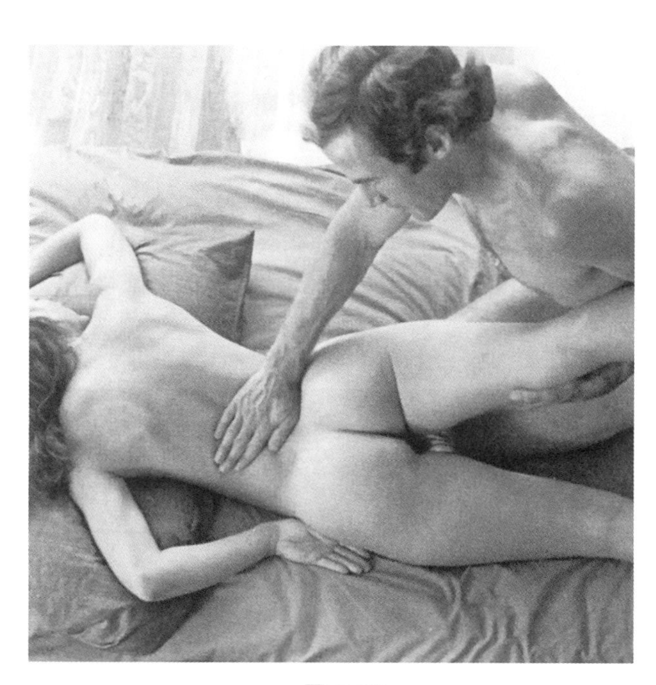

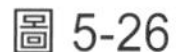
圖 5-26

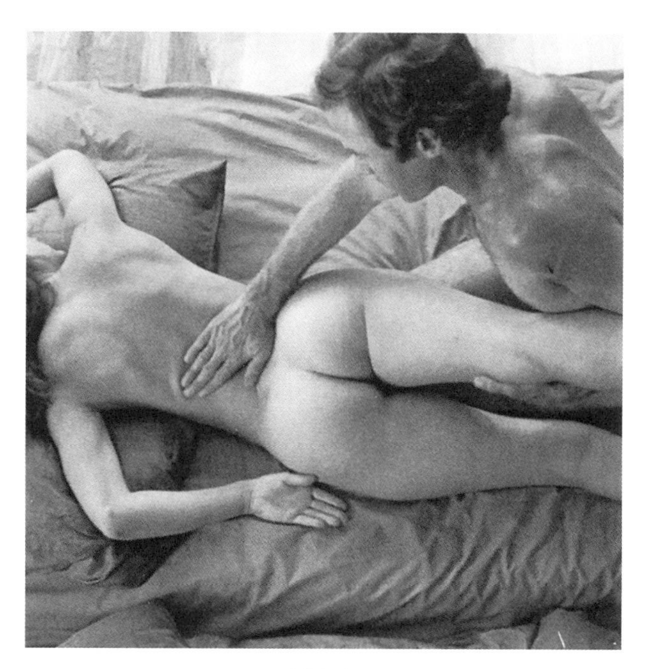

圖 5-27

CHAPTER 6

雙足

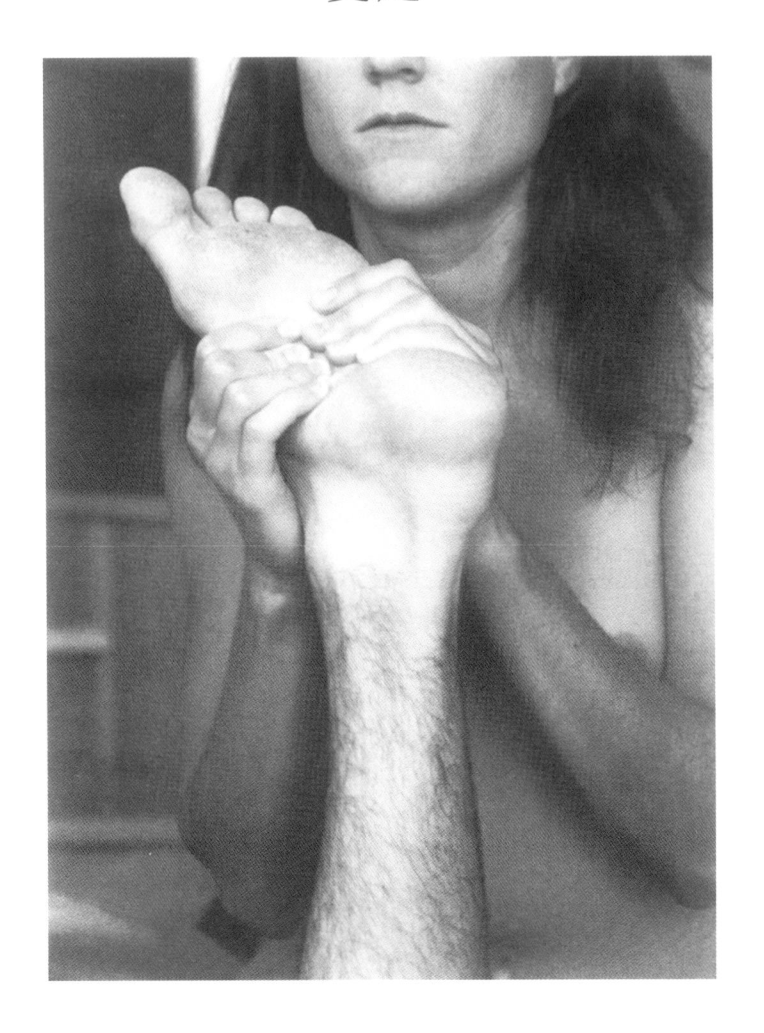

在妳已經完成了背部的來回長推按摩後，範圍不大的足部，能讓妳更詳細地學習到細節的處理法。利用細緻的指頭按摩法來對待這小巧的組織吧！慢慢來，不要急，並且仔細地觀察這小部分在按摩中出現的反應。

如果要說按摩教會我們什麼事情的話，那就是整個身體就像個感知程式。或許人體本就該經常接受按摩。因為，如果不這麼做的話，我們會喪失最基礎的情緒穩定能力，而這個問題不是單單靠運動、藥物或治療就能解決的。

雙足擁有最私密的需要。我們都知道，人體「配備」了一條明確的程式，能「運算並應答」大腦的各式需求，然後做出動作。就拿肌肉來說吧！它上頭並沒有印著「請用我」或「放鬆我」的標語，你也無須費時解開遺傳密碼，就能很清楚地明白：肌肉本就是設計來使用的。不過，解剖學的證據表明，我們的足底也蘊含了一張「不存在的標語」，一張絕對能達到歡愉的處方。有多少神經線的終點就在此處，這個小小末梢地帶蘊藏的神經數量，比背部和雙腿的總和還多。你也看到你的伴侶有多享受背部和雙腿的按摩了，這兩個部位比起雙足，只能說是「感覺遲鈍」的部位。雙足的設計本來就能體驗到比另外兩處更多的感覺。雖然足部只是個小部分，但是絕對不要著急，請慢慢來，每一下的按摩都具有一定的功效。

就讓我們從聚集最多神經線的腳底開始吧！也或許這正是人體中最容易被忽視的區域。成天被束縛和捆綁在皮革裡的腳底，能發揮感知能力的時間微乎其微，現在，你將要改變這一切。

脛骨神經需要額外的按摩

◆「雙腿背部按摩」裡已經對脛骨神經進行了第一次按摩。脛骨神經蜿蜒過腳弓，匯集在神經豐富的腳底，此處的肌膚是人體最厚的，神經分布也是最多的。請為這部位進行額外的加強按摩吧！足底絕對能承受的。而且不管妳是用手指或手掌的根部加壓，妳的伴侶都會愛上這個感覺。

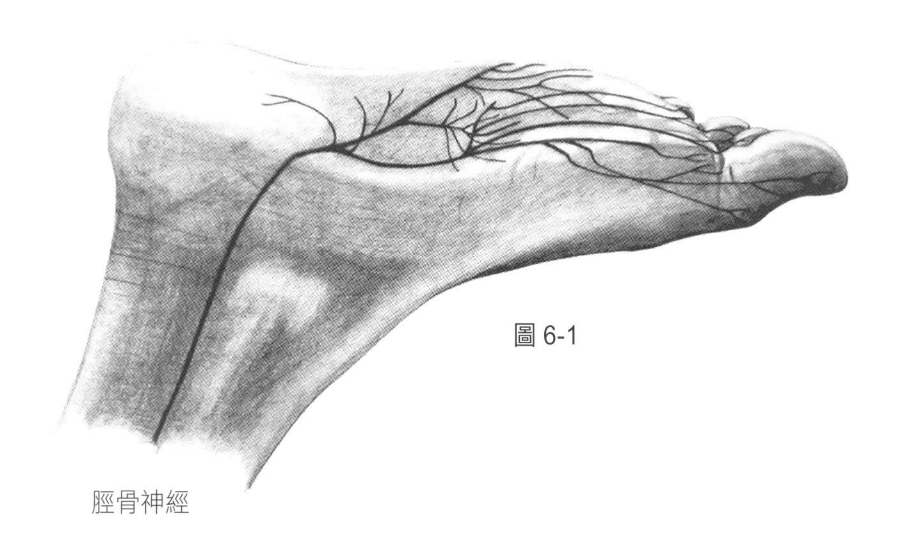

圖 6-1

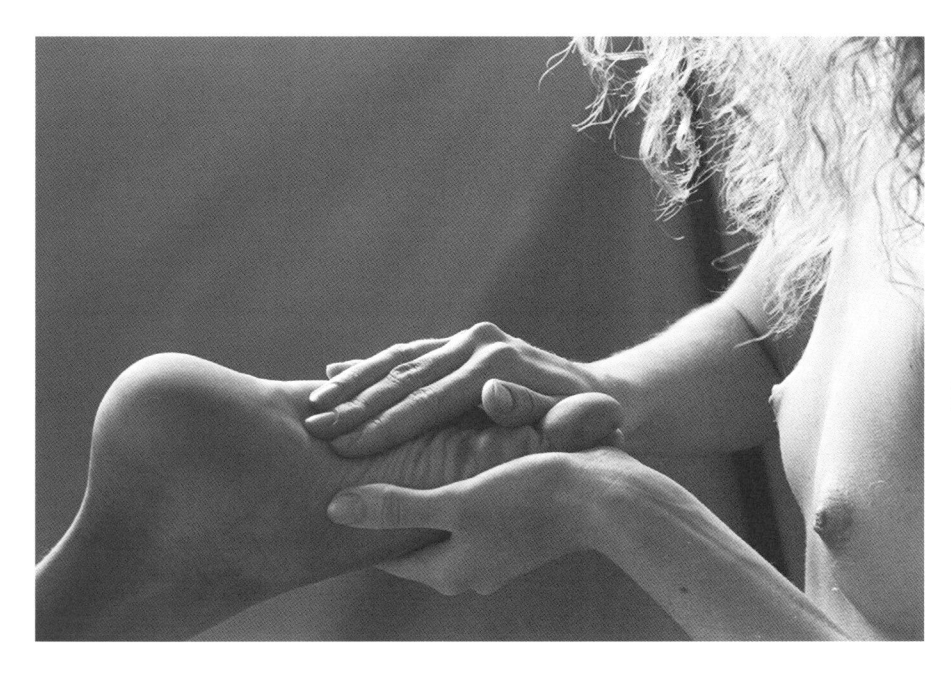

圖 6-2

旋轉腳尖

足部中段是人體關節構造中相當複雜的一個，但是它不太容易被旋轉。在我們開始施作之前，先用手感覺一下它的樣子吧！跪在對方的腳邊，直接抬起他的一隻腳，然後穩穩地握緊腳踝。用另一隻手的手指包覆住腳趾，擺動幾次腳尖後，輕輕地用手帶著腳尖畫一個圓，如此一來，我們才能在這個不規則的弧形中，感覺到來自不同點的阻力。接著順著這個弧形，往順時鐘和逆時鐘的方向各轉動三次。一面轉動，一面把那些「阻力點」往外拉。擺動、畫圓、轉動和外拉，就是這技法的規則。

腳弓的指關節加壓法

通常所謂的「雙腳痠痛」其實指的是腳弓，理由很簡單，因為比起身體的其他部位，腳弓承受了更多的重量。這個手法能反轉壓力，舒緩那一小部分整天承受著巨大壓力的骨頭和肌肉群。它帶來了意想不到的緩和效果，對方會頓時領悟到，原來他的腳弓長年累月的聚積了這麼多的壓力，而且如此迫切地渴望被釋放。如果要說哪個按摩技法會鼓勵對方有所反應的話，就是這個了。當妳停下手上的動作時，請仔細地聆聽，妳或許會聽到那夾雜在快樂呻吟裡的一個字眼：「再多一點」。

跪在對方的身側，接著把對方的腳往後折（如圖 6-4 所示）。請用一隻手握住腳尖，另一手則是用指關節的平坦部位按壓腳弓，在腳底最凹陷處慢慢畫小圓，然後平穩地往下按壓，別擔心，腳弓的設計本來就可承受大量的壓力。

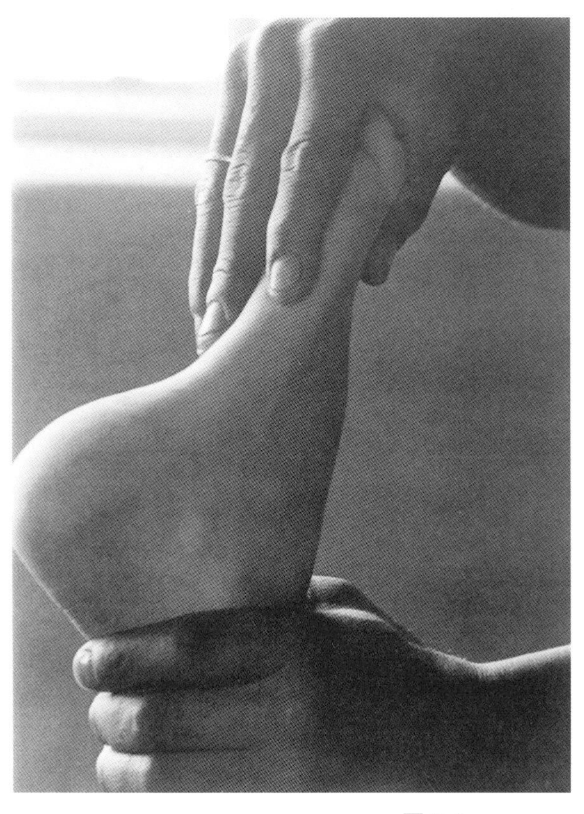

圖 6-3

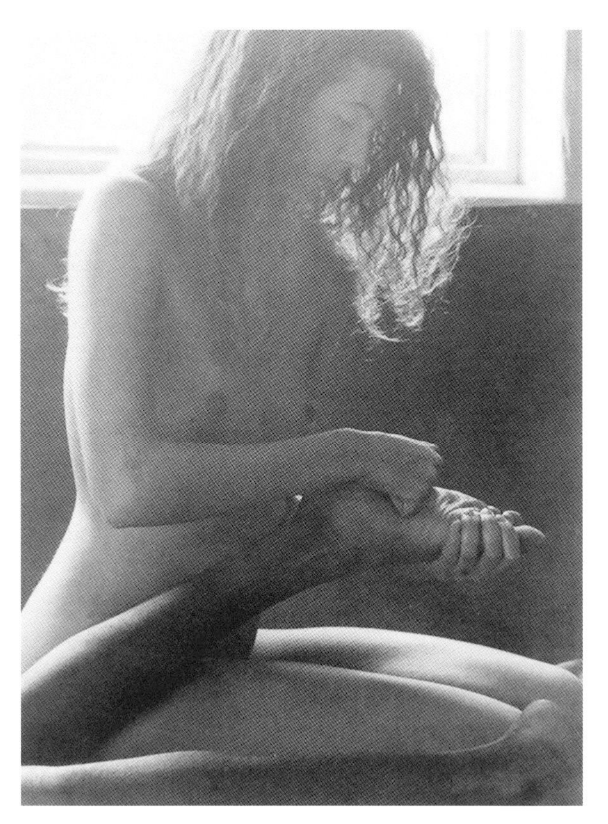

圖 6-4

腳底的拇指揉捏法

繼續以不同的技法，按壓剛才以指關節按壓的腳底部位。

腳背狹窄得無法運用全手來按摩，而且堅硬得無法讓指尖發揮它們的能力。然而，再說一次，人類的身體如此適合施作按摩，總有一些部位能「對付」這些奇特部位。妳的大拇指是全手最堅硬的部分，就很適合用來處理腳弓的凹陷處。「拇指揉捏法」能讓妳單獨對一個局部的小面積進行加壓，如腳底的足弓。握住足部的兩側，才能讓妳的大拇指平順地觸碰整個腳弓、腳跟和跖球（前腳掌靠近拇趾根部的球形部位）的表面。

請對方在進行「拇指揉捏法」時翻身，這麼一來，妳就可以利用同樣的技法按摩腳背。

運用雙手中除了大拇指之外的八隻指頭，握住對方的腳背，然後用雙手的大拇指對腳弓的中心進行按壓。盡可能讓妳的大拇指依偎在一塊兒，兩指位置成上下姿勢一起畫圓，一起移動。來到腳底比較寬闊的部分時，也請讓妳雙手的大拇指的指尖靠在一起。**小提醒：**當妳在畫圓時，別忘了保持一指姆指尖的位置在上，另一個姆指尖位置在下的姿勢。

圖 6-5

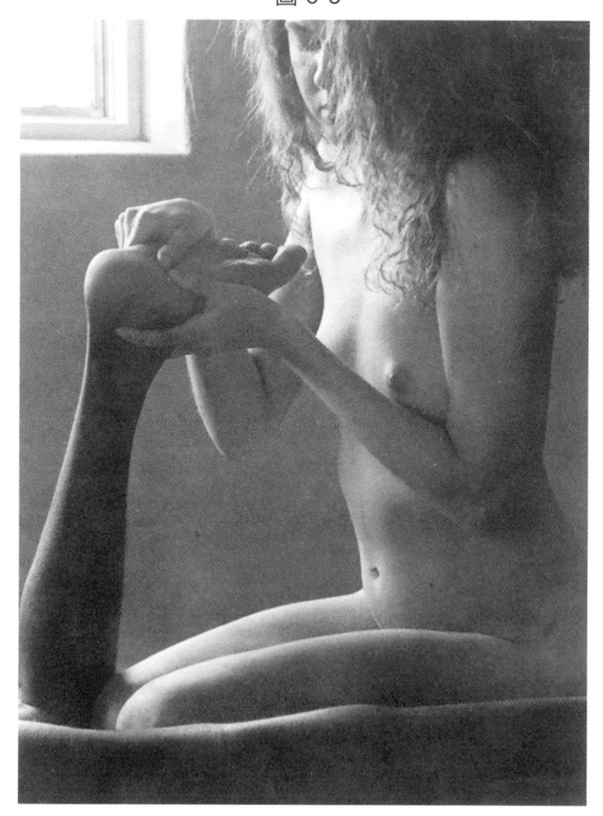

圖 6-6

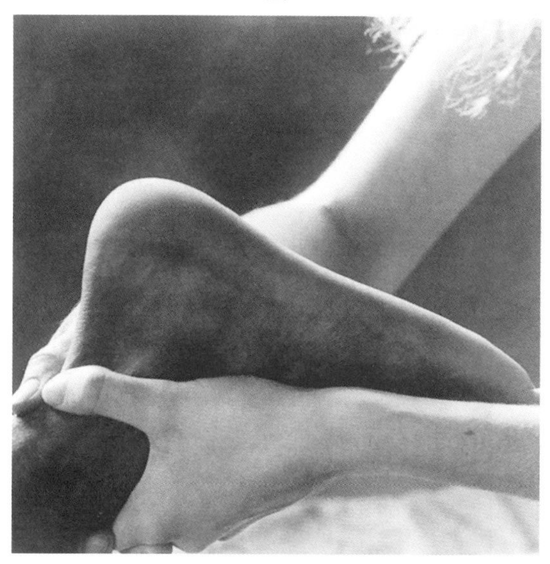

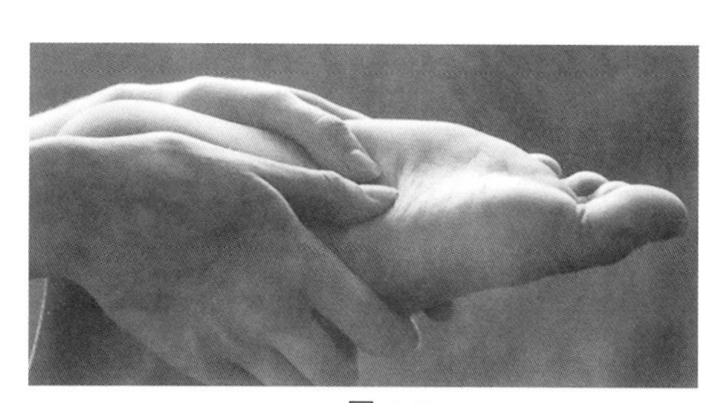

圖 6-7

翻身

◆你的伴侶應當在不用交談，或睜開眼睛的情況下，在開始按摩足部時翻身。此刻可以低聲地告訴對方，是時候該翻身按摩前面了。或者，若能以一個悅耳的聲音，還是音樂暗示會更好。在你的伴侶翻身的同時，也試著確保你的雙手仍停留在對方身上。接下來，你將開始按摩對方身體的正面，從腳背開始一路按摩到頭部，費時約四十分鐘。

循環

若雙腳感到痠痛時，意味著必須「按摩腳弓」；那麼感覺疲倦時，就表示妳該「按摩腳背」了。血液的流動方式是以心臟為源頭，流經周身血管後，直達最遠點的足部，最後匯集於此處，呈現出一種近乎靜止的不流動狀態。所以，只要花幾分鐘的時間讓足部的血液循環穩定後，就能消除疲累，喚醒精神。

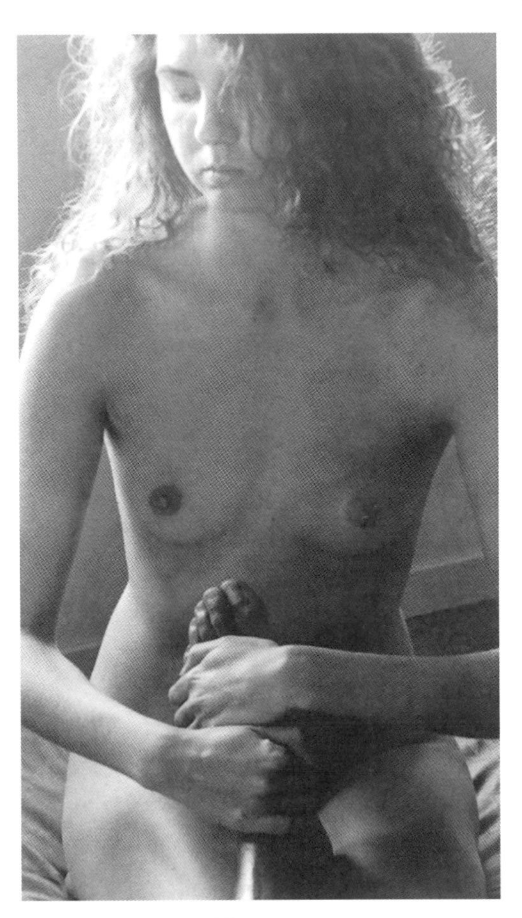

圖 6-8

血液分別經由小腿上的兩條大動脈流至足部，我們可以明顯地看到，上面的那一條延伸過彎曲的腳背中心後，直通足部的大拇趾。另一條則是通過足部的外側底緣後，流向足部小拇趾。之後，血液再經過兩條幾乎平行的靜脈回到心臟。所以我們要做的就是同時刺激這兩個系統，一面把氧氣按入足部組織中，並把引發疲勞的酸性物質排出。

足部的血液循環方式與腿部後方的大循環系統相同，雖然妳的雙手在此處移動的範圍不大，但務必確保自己的右手，是放在一個「能輕易觸碰到伴侶踝關節」的位置，使用跪姿或坐姿皆可。把伴侶的雙腳放在妳自己的腳上後，雙手合為杯狀握住其中一隻腳的腳背。按摩左腳時，讓右手位於左手之上（按摩右腳時，左手上右手下）。雙手的手指頭包覆腳部的兩側。在手勢不變的情況下，兩手向腳背按壓往腳踝移動，兩手滑過腳踝後，再回到起始位置重新開始。

途中若能改變一下按摩的節奏，譬如快速地按摩滑過腳背三十下，就能創造出無限的樂趣。當妳這麼做時，請略去足部外側底緣的按摩，只要專注在腳背上的按摩就好。用細膩的手法，一點一點地把足部的血液往心臟方向推去。到最終幾個回合時，記得加快手上的速度，為整個足部循環按摩活動劃下一個完美而感性的驚嘆號。

摩擦式按摩

腳底提供了幾個天然的支撐點，能讓按摩進行得更容易。請先以一隻手握住腳跟，讓腳部保持穩定的狀態後，再用另外一隻手的指腹對其他區塊進行「摩擦式按摩」（如圖 6-9 所示）。在腳踝四周一面輕柔地按壓，一面以順時鐘畫小圓，完成一輪按壓之後，再以逆時針方向施作一次。來到腳跟時，請記得施加多一點的壓力，因為腳跟的組織相當厚實，能接受較深層的按壓。

足部．平靜

◆ 除非你自己親身體驗過，不然你無法想像，一次好的足部按摩能對心情產生多麼深切的影響。等雙足完全放鬆後，壓力就無法再傷害人體了。

不管你準備對伴侶身體的哪個部位進行療程，都請務必把足部按摩包含在內。如果伴侶是個容易緊張的人更該如此。在按摩過後，大部分的人會忘了在按摩要開始之初，曾經有過的緊張和痠痛。

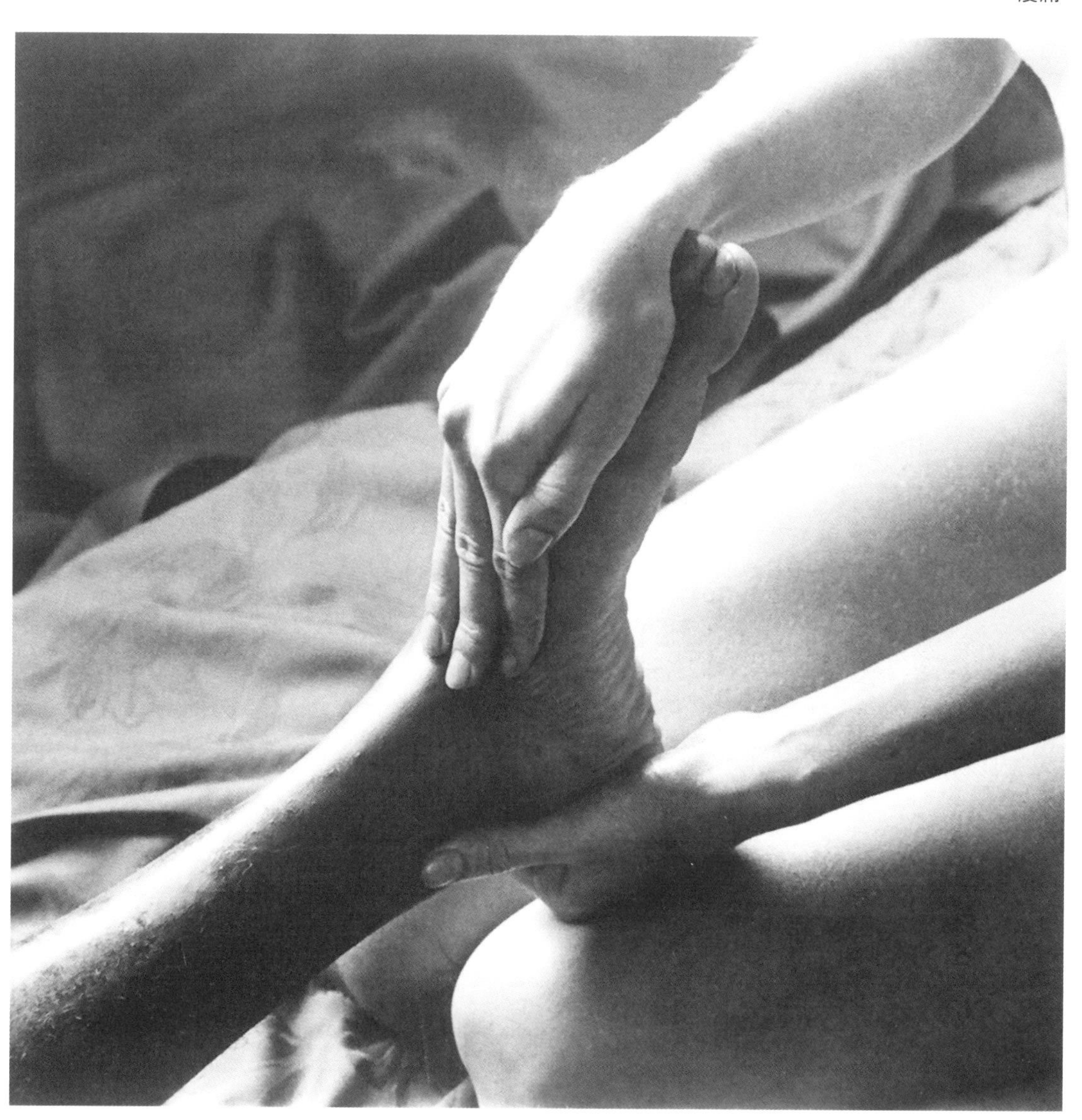

圖 6-9

腳趾頭

那種認為人體只有「大範圍的部分」需要按摩的想法，是過於古老而且錯誤的觀念。如果妳跳過了腳趾，它們肯定會「不爽」的。

事實上，腳趾應該接受單獨的按摩才對。「腳趾按摩」可以為接下來的「手指按摩」提供一個有趣的序曲。因為妳對這兩個部位進行的手法，是無法在身體的其他區域進行的。最好讓按摩專注在腳趾感知最為敏感的兩側。在妳開始之前，可以先把兩個小枕頭塞在腳踝的下方。不要著急，讓每個動作重複三次，第一次先讓腳趾習慣妳的觸摸，後面兩次，它們就會享受它。

以螺旋式的移動法，一面用手指把腳趾頭扭轉小半圈，一面滑下每隻腳趾的兩側，然後再直接向上提拉，握著腳趾頭的頂端往左右兩個方向旋轉。最後，彎下妳的手指，包住腳趾頭的尾端後（如圖 6-11 所示），輕柔地把它往前後彎曲，釋放它們的緊繃與壓力。

「腳趾按摩」傳達了一個非常重要的訊息給妳的伴侶：妳真心地在乎腳趾頭，也願意為它們作個別與獨立的按摩。

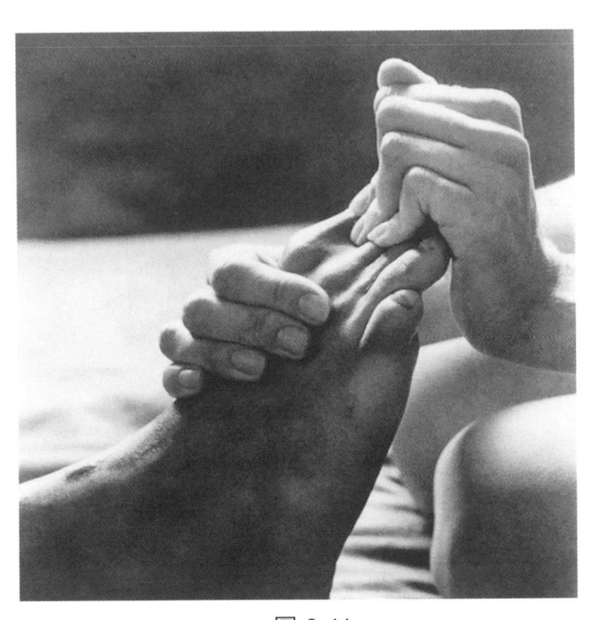

圖 6-11

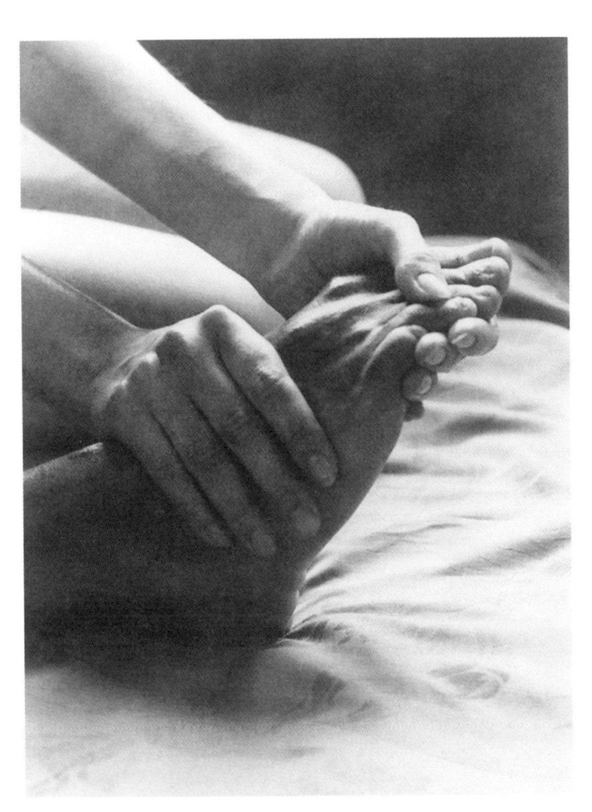

圖 6-10

腳踝的摩擦式按摩

既然妳已為足部進行了「循環按摩」與「揉捏式按摩」，那麼妳已完成了第一階段的「排除體液程序」，我們已對腳踝內淋巴結進行了排除手法。記住，淋巴系統無法依靠心臟來進行體液循環工作。按摩能使原本需耗時數週以上才能排出的毒素，在短短的時間內迅速排出體外。

握緊對方的腳跟，然後把腳抬高，直到位於小腿背部的阿基里斯腱（跟腱），稍微變得有些緊繃為止。接著用妳的四隻手指頭包住腳弓（如圖 6-12 所示），慢慢地抬高足弓，讓它高於腳跟，使之回到原本的放鬆狀態。當妳以這個天然的支點（腳踝）施行抬高動作時，腳部的感覺會是輕鬆而且靈活的。一手抬高腳部的同時，請以另一手對腳踝施以「摩擦式按摩」。

最後，請用指尖刷過對方的雙腳，到腳趾時可以稍稍放開一下下，然後再往回握住他的腿與小腿肚。在這裡停留一下，保持接觸，直到妳伴侶的感知已經從他的腳轉移到腿為止。

按摩的歷史

◆「在歐洲，按摩是個隨處可見的活動，城鎮或鄉村裡，有許多非常有智慧的男人（或女人）了解這門手藝，很多村民與鄉民都非常感謝這些人奇蹟般地治癒了他們的疾病。」

～艾密莉．A．G．可林醫學博士，《按摩與醫療體操》

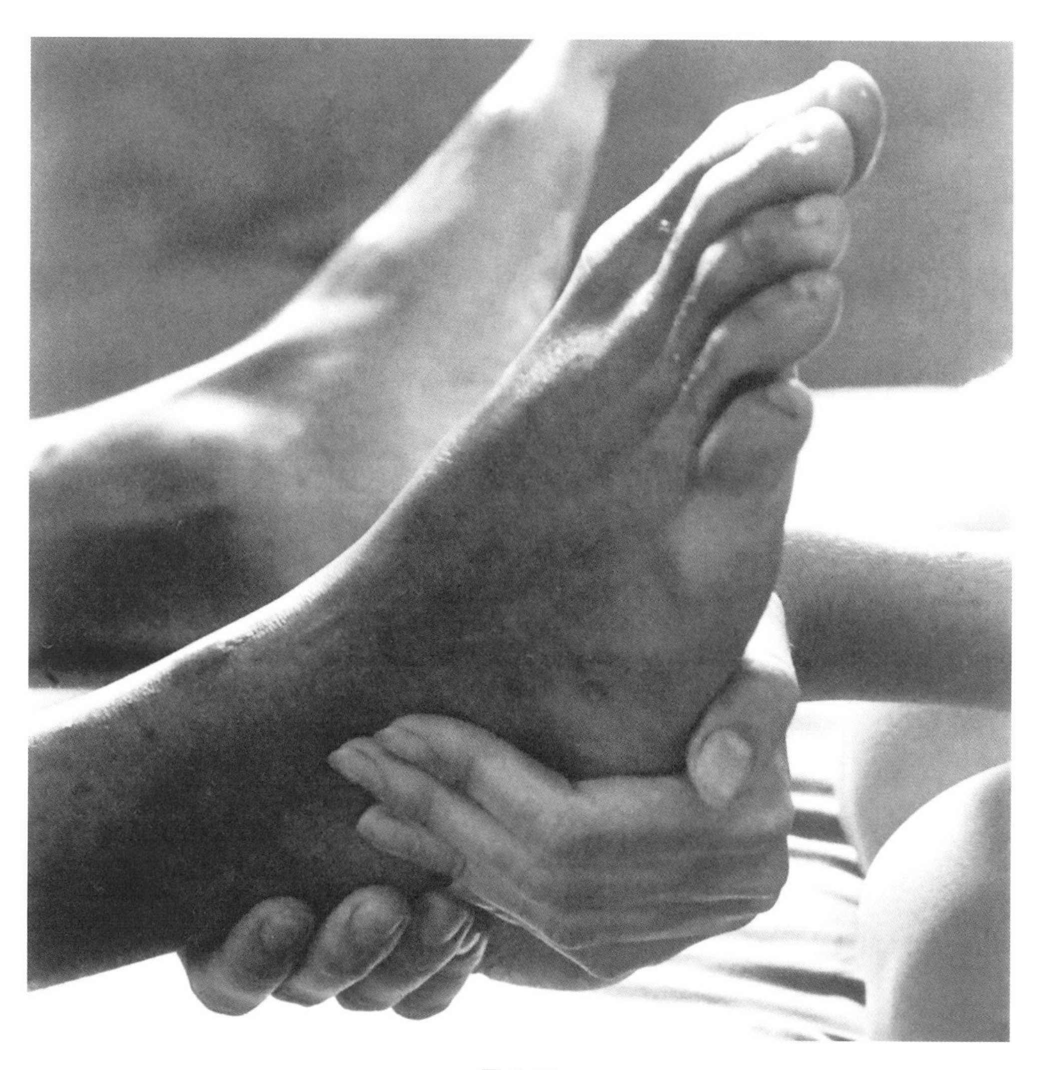

圖 6-12

CHAPTER 7

雙腿正面

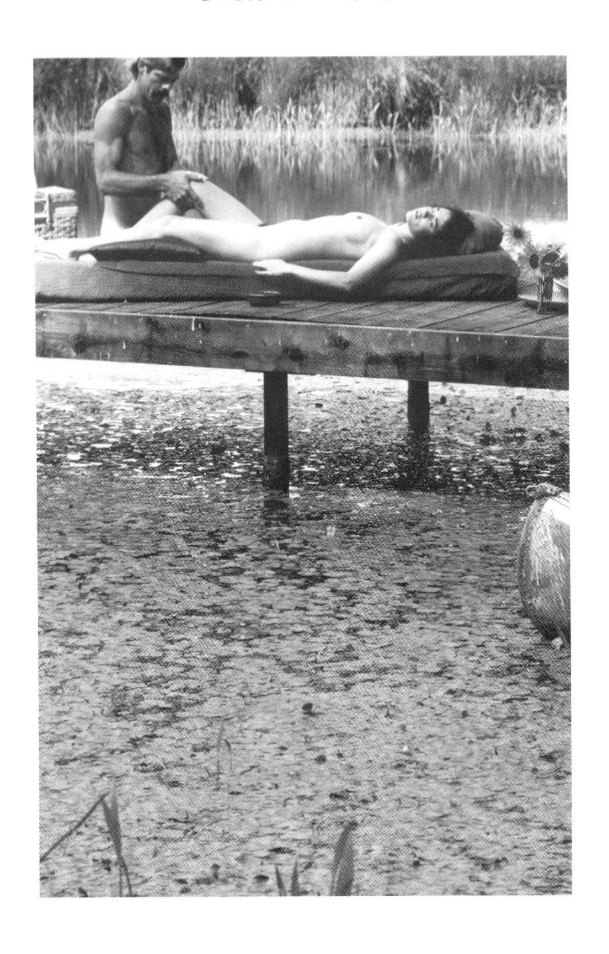

如果你的伴侶是個容易疲勞、壓力大或需要久坐的人，那麼血液很容易就淤塞在小腿，這麼一來，會產生更多的壓力和疲勞。人身體的感覺與實際狀況是一致的；現在就為雙腿施行按摩，讓沮喪的心情和疲勞感一掃而空吧！這一部分的全身按摩將為剛才從腿部背面開始，但未完的療程劃下句點。利用該手法，從腿腳部到臀部，創造一個令人印象深刻的排除體液成效。當超氧化的血液流進雙腿時，將一併清除了酸性廢物與毒素，你的伴侶會在短短幾分鐘內就感覺到它的變化。雙腿變得輕盈且活躍了起來，全新的活力與熱情注入了整個身體。你一定要親身體驗過它的功效後，才會相信「雙腿的排除體液按摩」真的會有效喚醒原本無生氣的身體，並且緩和它的緊張，而且滿足感很快就會出現了。你的伴侶對你願意花時間施作「全身按摩」的報答，就在不遠處。

你可以為對方的雙腿正面施作兩種特殊的手法：第一、幫內部組織充氧，你的妙手會把陽光撒入原本陰霾的心情裡；第二、你可以融合各式「摩擦式按摩」和「指尖揉捏法」來處理膝蓋部位，它也是人體中結構最複雜的關節。一會兒就來介紹它。

循環

以腳踝為起點，從腳底往心臟的方向推移。現在你有了一個很好的機會，能影響人體中最基本的機制之一：血液循環。在不刺激或加速心臟跳動的前提下，能夠直接將血液按入雙腿的大靜脈中。透過這個手法，你可以改變對方身體循環的基本速度。再提醒一次，這個技法所安排的全新感知體驗：一種「無須依靠循環系統，就能讓血液送回腿部的功效」，是無法在按摩之外的活動中體驗到的。

雙手握住腳踝後，將手指繞在對方的腿上（如下頁圖 7-1、7-2 所示）。**小提醒：**手指要完全服貼對方的肌膚，不要有空隙喔！當你開始往心臟方向推移時，用食指和拇指中間的虎口施加壓力，推起一疊肌肉。請張開你的拇指，以便推起更多的大腿肌肉。

抵達大腿頂端後再迴轉——你下面的那隻手請留在原位，上面的那隻手則是滑過臀部後再拉回大腿（圖 7-3），此時將兩手稍微轉個方向，使雙手的手指成平行的姿態。接著以輕柔的手勁向下滑過對方的肌膚，回到低處（圖 7-4）。

往心臟方向推壓時，請使用「實在的加壓力道」按摩，但往下滑時，請利用「與肌膚保持接觸」的輕柔力道就好。來到腳踝後，再次把「手形」調整回到剛開始的樣子。此時不要急著「迴轉」往上，先盡可能用你的全手面積包覆住腳踝後再繼續。

按摩的歷史

◆ 微血管內的細小瓣膜，能讓血液在不倒流的情況下，順利地抵達心臟。但是，當腿部循環系統滯伏的時候，血液就會淤積在腿部，明顯

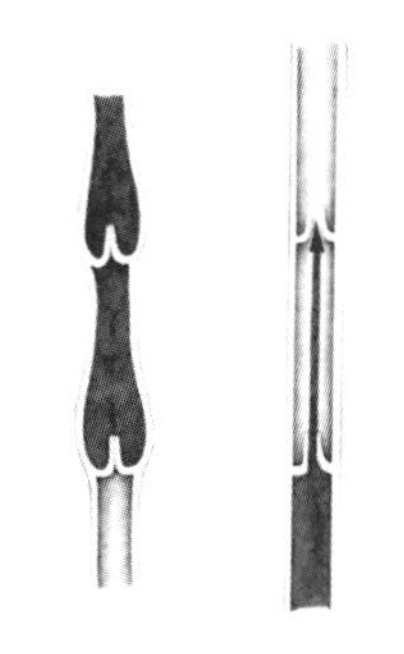

地擴張了血管壁。

循環按摩能在不增加心臟跳動速度的情況下，強迫瓣膜開啟，增加微血管的流速，一種除了按摩之外，沒有其他手法能達到的成效。

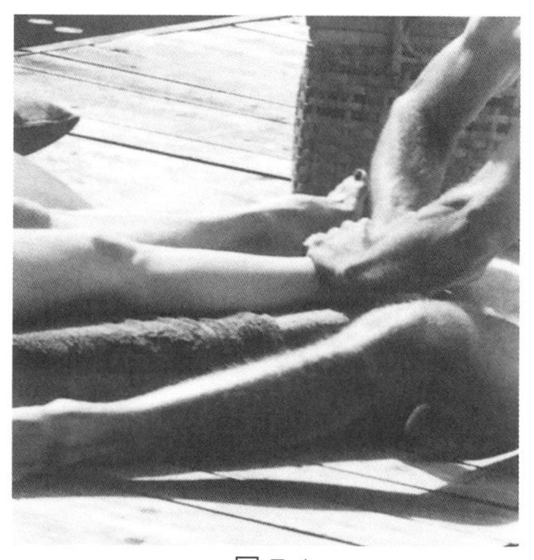

圖 7-1

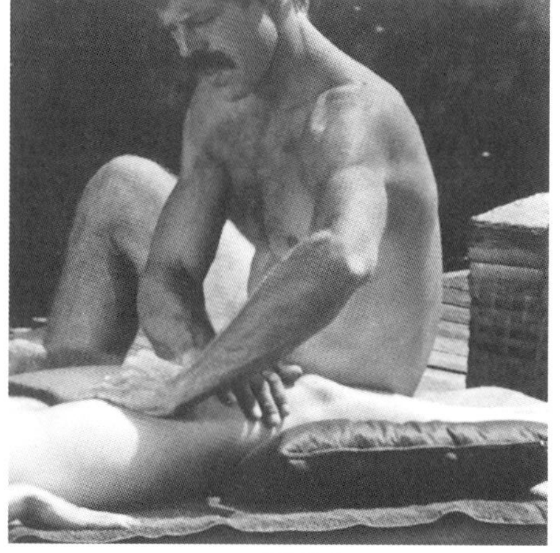

圖 7-2

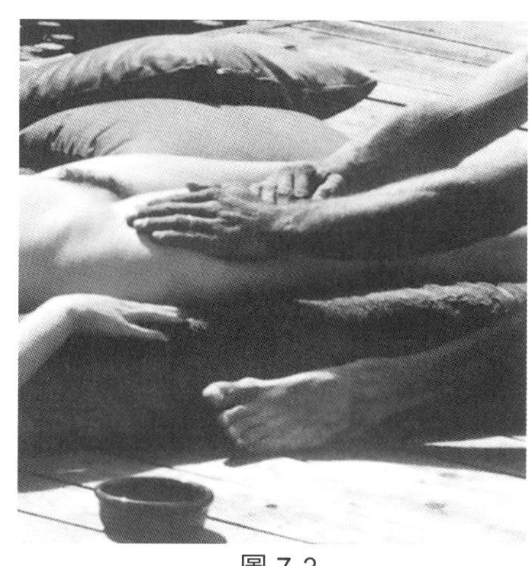

圖 7-3

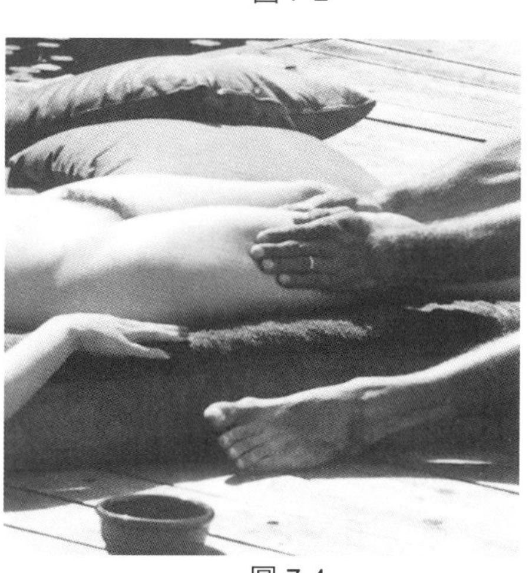

圖 7-4

小腿滾壓術

開始之前，先為自己的前手臂抹上按摩油。然後抬起伴侶的腿（如圖 7-5 所示），放鬆她的小腿肌肉，以另一手握住腳踝，穩穩地將它固定在地面上。先從小腿開始，握緊你的拳頭，以手臂的內側對放鬆的肌肉進行滾壓，在小腿上「上下」滑動，以手臂畫圓的技法，從腳踝上面一直按壓到膝蓋的前面。

大腿滾壓術

讓對方的膝蓋保持屈起的狀態，準備接受下一步的前臂按摩。雖然大腿的肌肉比較結實，但是我們剛才用在小腿的滾壓技法，也同樣適用於大腿。用相同的滾壓法按壓大腿，你能夠把同樣的愉悅感，一路從腿的底部傳送到頂端。再提醒一次，當你在施作的同時，別忘了用另外一隻手固定好腳踝。你的手臂將從膝蓋慢慢推移到臀部，在厚實的大腿肌肉上慢慢地移動與畫圓。

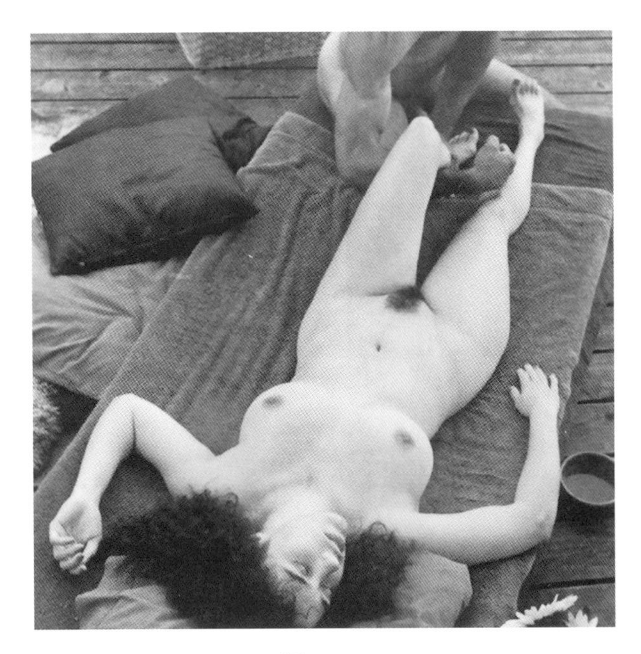

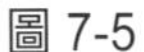
圖 7-5

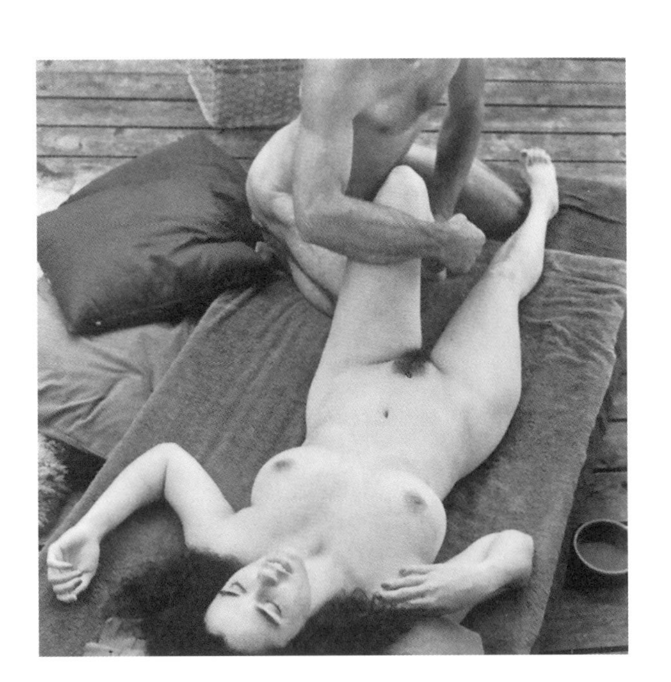

圖 7-6

小腿的揉捏術

當小腿在屈起的情況下，我們能對小腿進行之前在「雙腿背部按摩法」中，無法施作的揉捏術。別擔心你的伴侶會感到困惑，因為我們將從「正面」來揉捏小腿的「背部」，這個技法對你的全身按摩療程絕對具有加分的效果。

這獨特的「大拇指揉捏法」將會對小腿兩側的大肌肉進行按摩，也就是你剛剛才用前臂滾壓過的部分。待我們來到膝蓋區域後，「大拇指揉捏法」會再一次派上用場，以便對連結大腿和小腿的微小韌帶進行按摩。

運用雙手中除了大拇指之外的八隻指頭，包覆住小腿的肌肉，並且運用雙手的拇指按壓小腿側邊的肌肉（如圖 7-7 所示）。與大部分「揉捏技法」不同的是，兩手大姆指在此是各自在小腿兩邊匀稱地畫圖按揉。所以，當你在揉捏的時候，姆指按揉的同時，其他手指也同時施力按揉。

強化感知

- 不管哪個部位，都請在按摩前，為它抹上按摩油
- 如果你的伴侶腿毛較多，請增加按摩油的用量
- 為膝蓋多花一點時間，此為人體最複雜的關節
- 按摩小腿兩側時，遵循由上到下的順序，往按摩墊方向移動
- 以輕柔的力道對待大腿內側，因為位於此處的股動脈相當靠近體表
- 不管你準備要抬高或放低對方的腿部，都請握緊她的小腿腿脛處

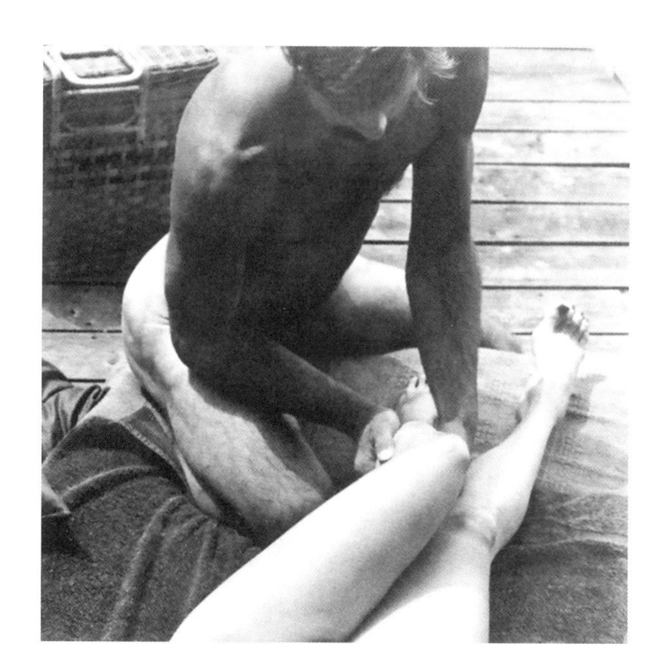

圖 7-7

強化感知

◆如果你抬高腳趾的話，就只有腳趾會跟著動作。但是假若你抬高腳踝的話，整個下半身都會一起提拉到空中。即使雙腿的體積要比雙腳大，但是雙腿內所含的骨骼區域和關節卻少了許多。即使在放鬆狀態，強大的腿部肌肉都能支撐住整段下肢，讓它們完全地伸展。在你提拉的時候，大肌肉群及骨骼都能幫助整體的穩定。

雙腿正面的旋轉法

當你以腳踝為支點抬起對方的腿時，多虧了具有「鎖住作用」的膝關節，才能一併提拉起整個下半身。任何一個能輕易抬起的部位，都迫切地需要「旋轉活動」的按摩法。

雙腿天生就很適合這個按摩技法，你可以在小腿肚的下方與腳踝的後方，找到另一個天然的支點，剛好能讓你的手抵在那兒。把一隻手撐在這裡，另一隻手則是抱住小腿底緣的肌肉。一次抬起兩條腿，最高點到你的肩膀處，低則低到你的腰間，慢慢地旋轉它們。

兩條腿共六個重要的關節，都會在過程中維持挺直的狀態。當你的手支撐著腳踝的時候，人體最大的關節——膝關節會自動「鎖住」。抬高並旋轉位於腳踝以上的雙腿，就能運動到臀部的關節（請見下圖 7-9）。

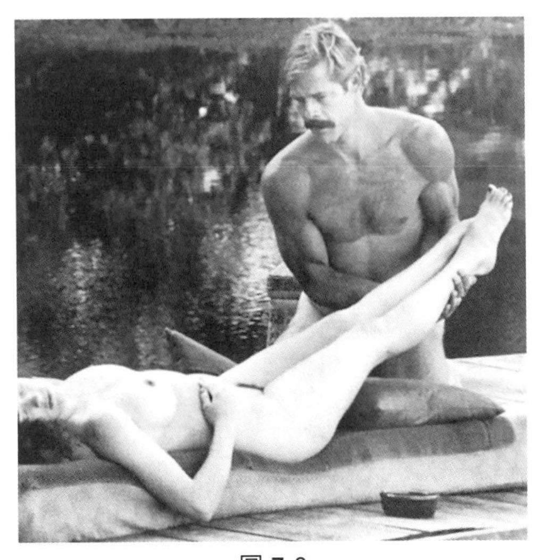

圖 7-8

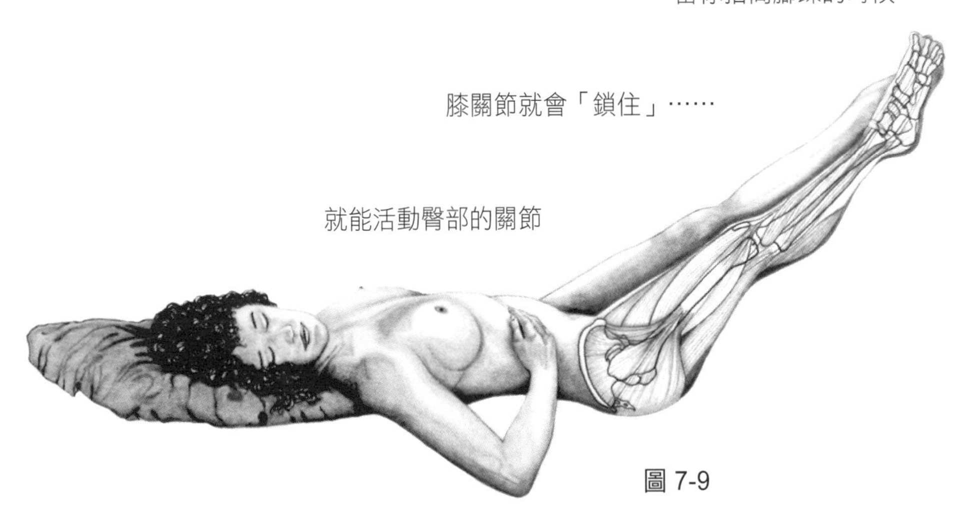

圖 7-9

膝蓋彎曲法

在輕輕伸展伴侶位在大腿正面由四大塊肌肉組成的四頭肌時，請用你的手屈起對方的大腿，以便對膝蓋進行按摩。

把腳踝當作支撐點，抬起對方的其中一隻腿後，用你的前臂慢慢地對「膝蓋前側」施壓（如圖 7-10 所示）。當你感覺到阻力也就是緊繃點時，請放鬆力道，把對方的腿平穩地放回按摩墊上。請把整套程序重複三次，好似她在游泳似地，以不疾不徐的速度屈起對方的腿。請避免任何過於急躁突然的動作。

當你對膝蓋向下按壓到一個程度——肌肉和肌腱被稍稍拉緊後，你就會感覺到那個緊繃點被舒緩了一些。

一次只對一條腿進行抬起與按壓的療程，完成這個程序後，再讓兩腿一起動作。用手撐住腳踝的後方，一併抬起兩條腿（如圖 7-11 所示），對兩腿的前膝進行按壓。同樣地，之後再把雙腿回復到平躺的起始位置。這個手法也是重複三次。

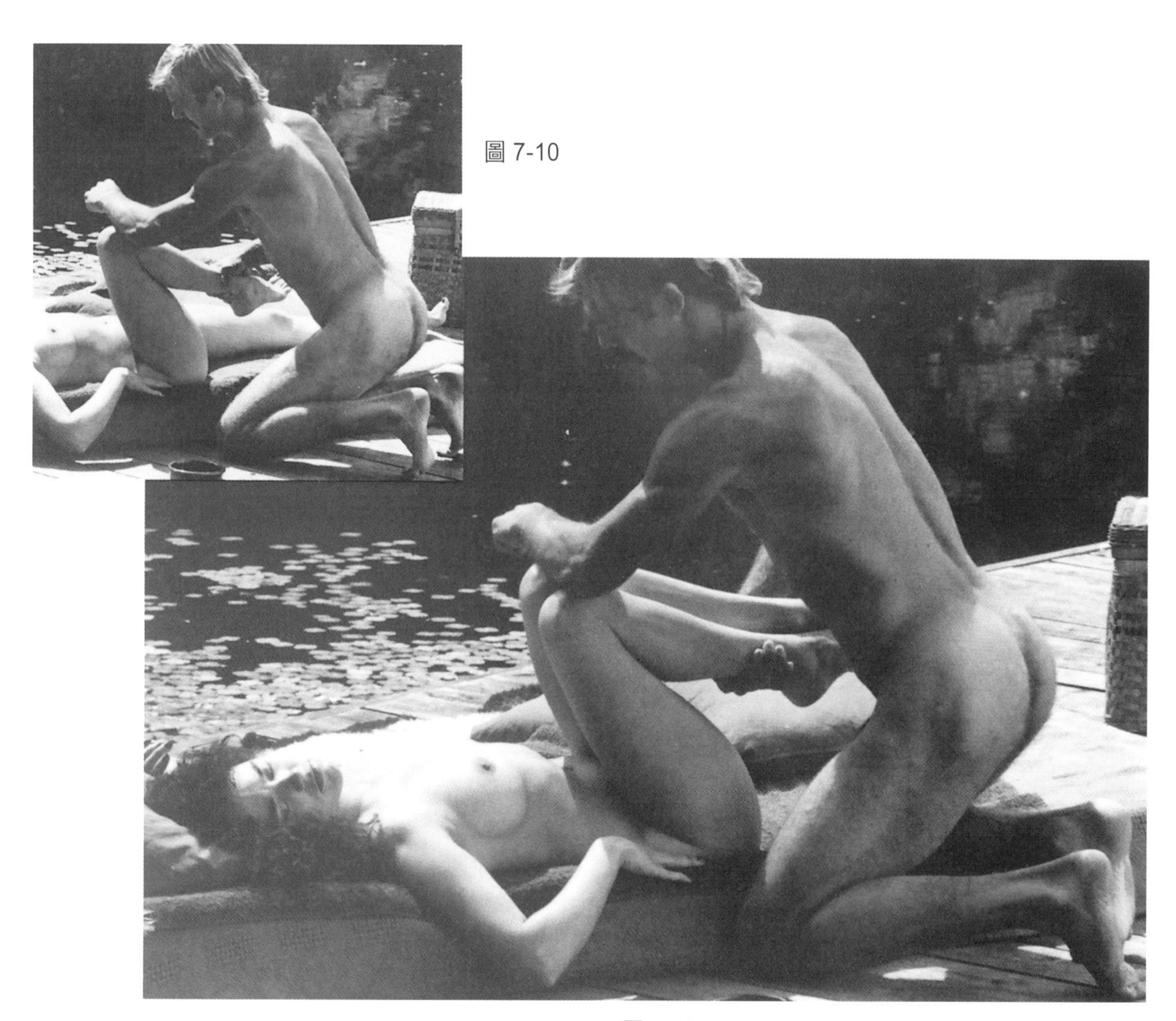

圖 7-10

圖 7-11

不可或缺的部位——膝蓋

◆ 請別把膝蓋骨當作是障礙物。雖然大腿這個富有肌肉、輪廓分明的廣闊地帶就位在它前方，但是膝蓋骨具有非同小可的重要分量。若你像大多數的按摩師一樣略過它的存在的話，只有扣分的作用而已。

膝蓋的指尖揉捏法

用手屈起伴侶的膝蓋，讓它與腿部形成一個類似磨菇頭的形狀，膝蓋骨就好像漂浮在結實強大的腿上。用拇指指尖順著骨頭的輪廓，輕輕按壓它的四周。

用手指包住腿的底部（背面），拇指向前伸展（如圖 7-12 所示），以相反的方向畫圓。兩隻大拇指在略低於膝蓋骨之處開始分別動作，各自往膝蓋的兩邊行進。當你在揉捏的時候，一邊以拇指的側邊感覺膝蓋骨的質地與結構，一邊慢慢往前推，徹底地照顧到膝蓋的兩側。

你的兩隻拇指將會在膝蓋骨的上方再度相遇，也就是四頭肌的底端。在雙手再度「分流」（各自往膝蓋的兩邊行進）之前，請別忘了給這塊區域額外的關照。接著再順著原路下滑，一邊按壓一邊移動。你的兩隻拇指又會再一次於膝蓋骨底端相會，回到起始的位置。重複三次這套手法。

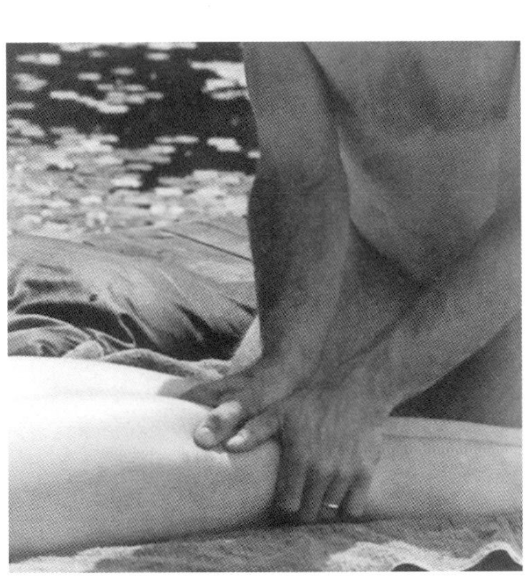

圖 7-12

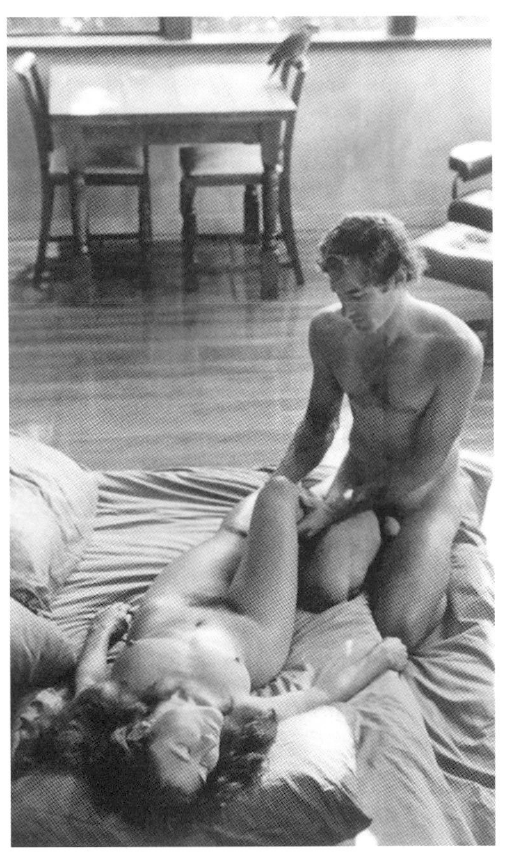

圖 7-13

人體最大的骨頭結構，不斷地對膝蓋骨施加「上與下」的壓力

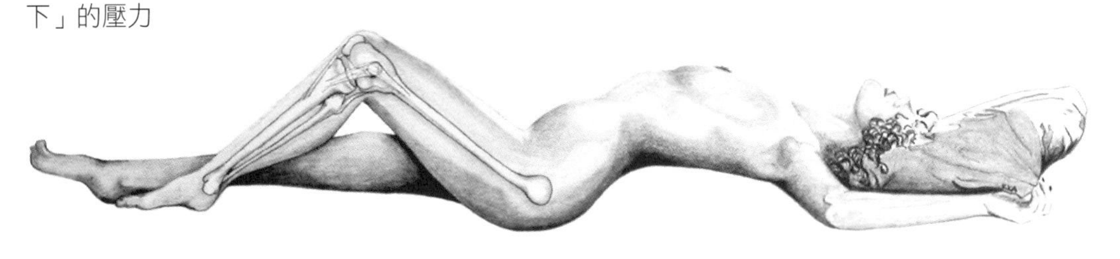

圖 7-14

◆ 我們可以把大部分的「前腿按摩」視為「膝蓋按摩」的前奏。膝蓋是人體最複雜也是最脆弱的關節，不像臀部或手臂的關節，獨一無二的膝關節獨自支撐了半邊的軀幹。人體最大的骨頭被膝蓋「鏈」在此處，膝蓋骨正不斷地承受來自上與下的壓力。這個關節是為了讓腳步能前後移動，並且能作一定限度內的側面轉動。若施加的壓力太大，位在內部的類橡膠結構將會被破壞。即使在理想的條件下，腿上的最大肌肉群，仍在拖拉著膝蓋內的微小韌帶與肌腱。所以越是舒緩腿部的肌肉，你能放鬆膝蓋的機會就越大。

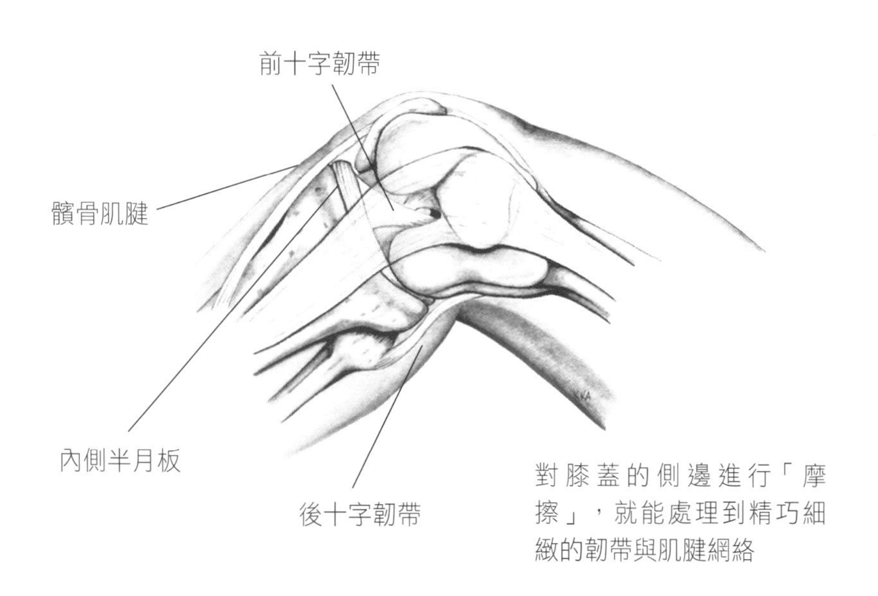

對膝蓋的側邊進行「摩擦」，就能處理到精巧細緻的韌帶與肌腱網絡

圖 7-15

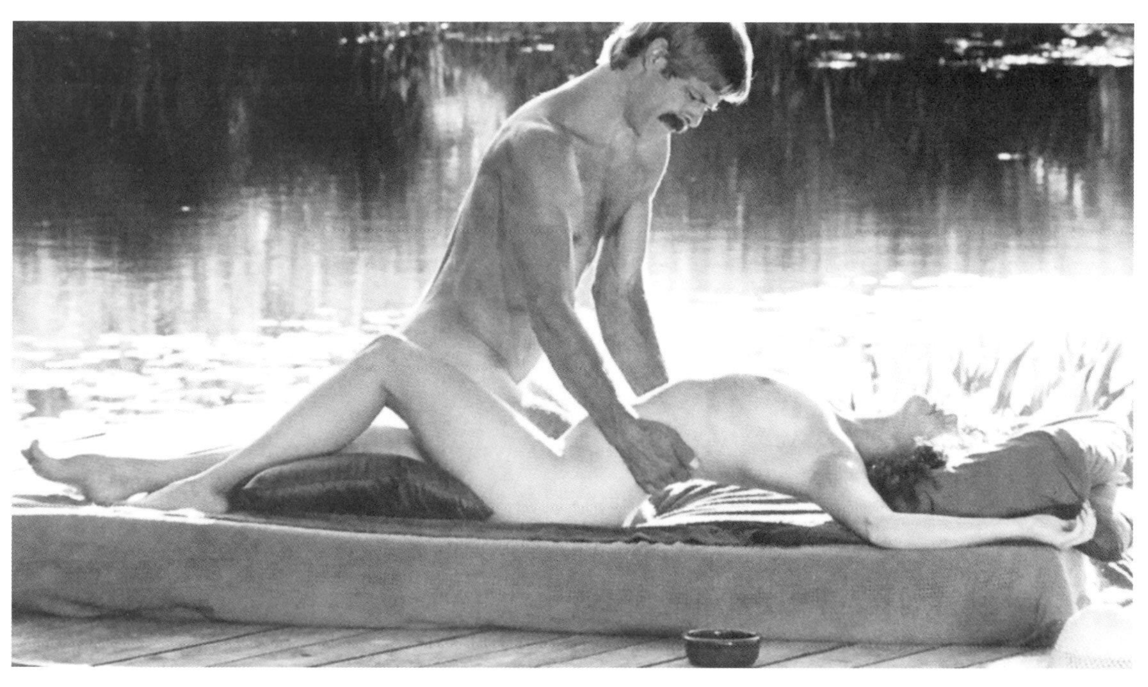

圖 7-16

膝蓋的快速按摩法

當你在上下摩擦膝蓋的側邊時，這簡單的摩擦手法能把溫暖的感覺傳入膝蓋深處。

抬起對方的雙腳，把她的膝蓋立在你面前（如圖 7-17 所示）。讓你雙手的指頭併攏，對膝蓋兩側進行加壓。從膝蓋骨下方為起點，然後兩手一同往上移動，直到雙手的拇指來到膝蓋頂端平行為止。就以這個手技為膝蓋進行「快速的全手摩擦式按摩」。

膝蓋上部的指關節按壓法

人體構造中大部分「大、小結構交織橫斷」的部位——如肋骨與頭顱下方等，按摩手技都無法深入這些地方。然而，當你抬起伴侶雙腳時，你的雙手卻能觸碰到四頭肌與膝蓋交接的那一點。這個手法能針對位在膝蓋上端的肌肉結節進行按摩，直到你感覺到壓力明顯放鬆為止。如有必要的話，請為自己找出一個最適當的按摩節奏，並以這個速度持續按壓幾分鐘。把一隻手抵在對方的腿後，用另外一隻手進行摩擦按摩。讓手握拳，用指關節平坦的部分，對膝蓋上方肌肉結節畫圓（如圖 7-18 所示）。先以順時針畫圓三次後，再換另一個方向。

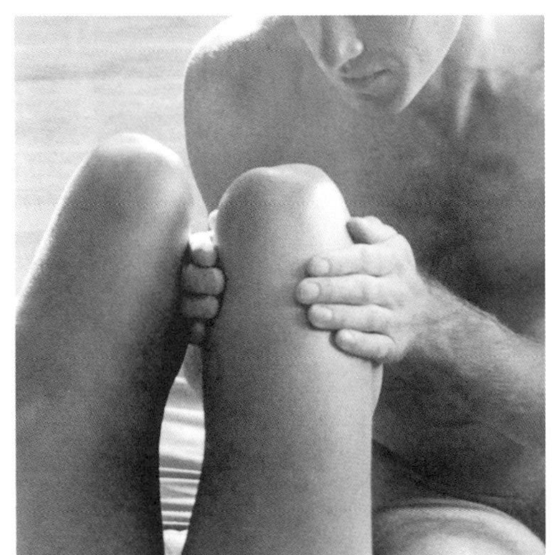

圖 7-17

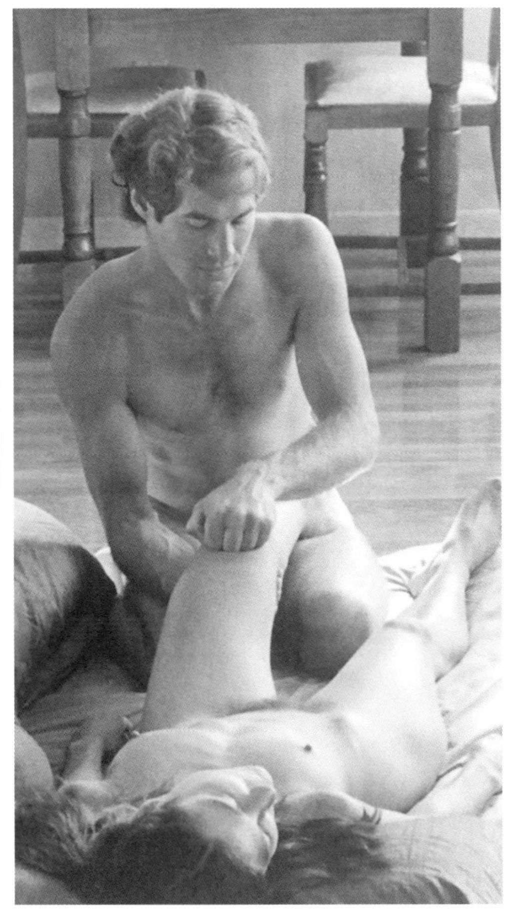

圖 7-18

膝蓋轉動法

與你進行指尖按摩法時的位置相同，用四指繞住膝蓋的底端後直接施力，雙手拇指則是抵在膝蓋骨兩側的底緣邊，但這一次稍有不同，我們改用拇指來畫「大」圓。以膝蓋的兩側為起點，沿著膝蓋的兩側移動直到頂端，直到拇指互相交叉為止（如圖 7-20 所示）。接著，以交叉的拇指各自下拉回到起始的位置，就像是為膝蓋骨畫了一個大圓似的。每個畫圓的方向進行三次，過程中請同時以輕柔的勁道按壓膝蓋骨。雖然你能以不同的方向進行畫圓，但是通常以「雙手拇指先往下畫圓」的順序，所能達成的效果最好。

使用輕柔且平均的力道按壓伴侶膝蓋的周圍。永遠不要用拇指的指尖「戳」膝蓋骨。該手法進行到尾聲時，我們已漸漸釋放了膝蓋的壓力。保持兩人體表的接觸，畫圓時，請感覺一下膝蓋骨的輪廓。

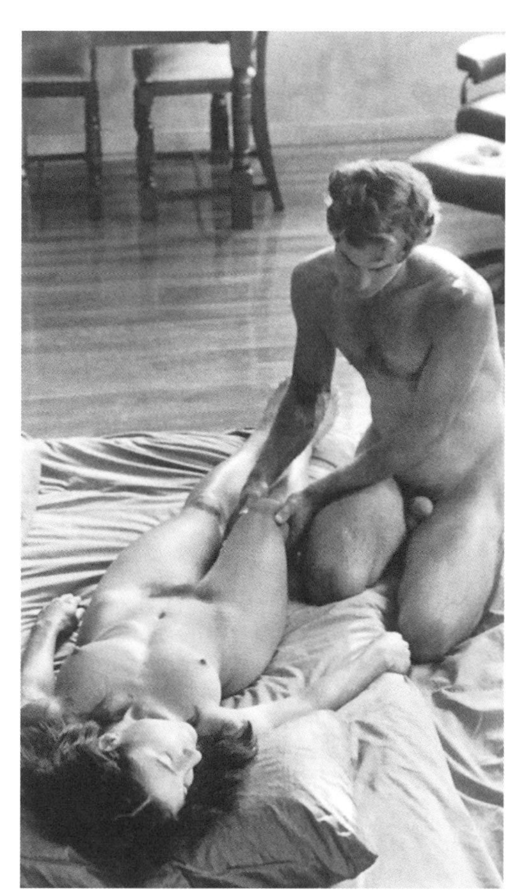

圖 7-19

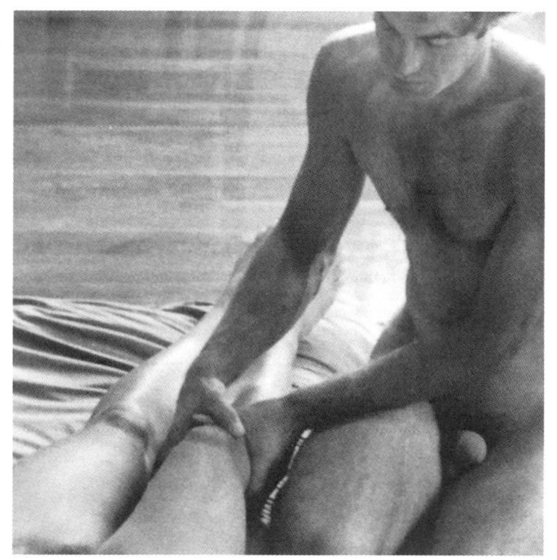

圖 7-20

腿部彎曲法

按摩以不可預料的方式讓人們緊密地連結在一塊兒。現在你將獲得一個難能的機會，能從腿部正面來測試位在雙腿背面裡主要神經的狀況。一旦你以適當的方式提起對方的腳後，請握住對方腳踝前的部位並穩住它，然後對大腿和小腿背部的緊繃肌肉進行「上下式」的按摩。疼痛的神經會立即使這隻彎曲的腿感到不舒服。然而在普通的情況下，當你的手滑過她的腿時，對方的感覺就像是在墊著腳尖行走，但是她其實是躺在床上的，而且並不會意識到這是坐骨神經作用的結果。由於她的整條腿都「漂浮」在空中，所以她的腳趾自然的捲曲，而腿部後方的肌肉也會自然地被拉長。請等待她那受到這全新的感官體悟，而緩慢浮現的滿足笑容吧！

用你的前臂繞住對方的膝蓋，手掌抓牢她的大腿，然後向內側轉動（如圖 7-21 所示）。讓前臂為她的膝蓋附近的肌肉提供支撐。待你把整隻腿抬起又拉直後，用另一隻手把腳尖往下壓到適度的緊繃臨界點。

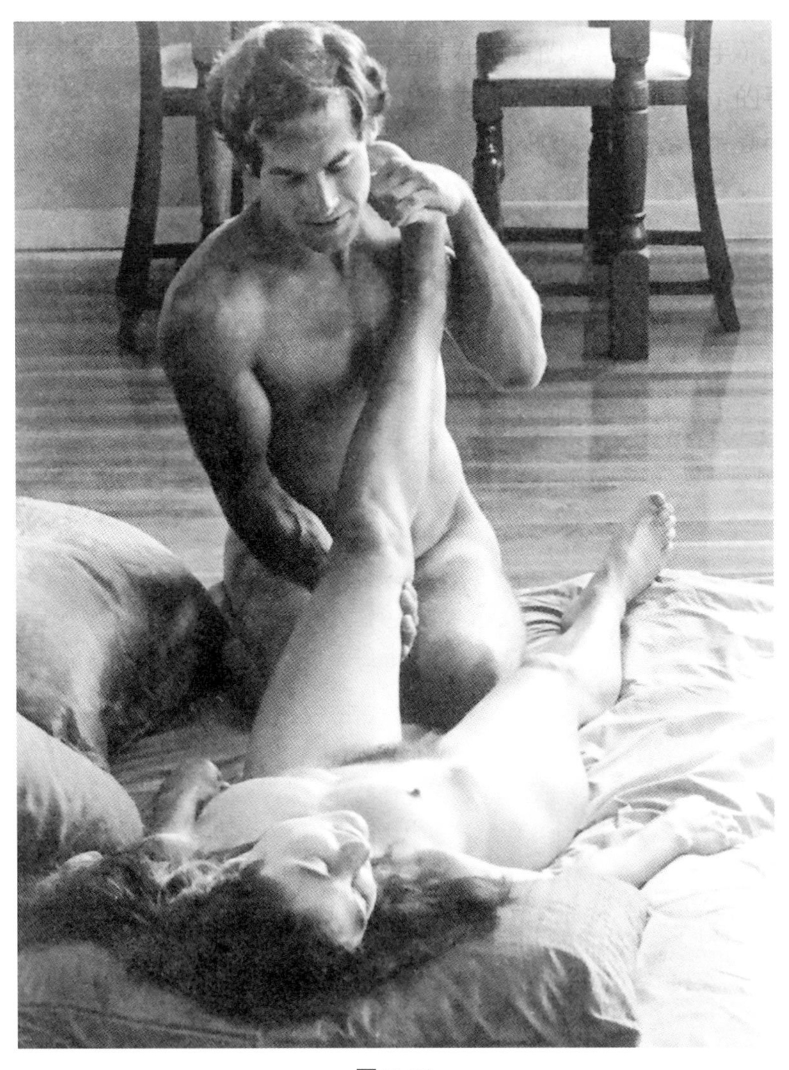

圖 7-21

腿部兩側揉捏法

大腿這類寬廣又多肉的區域是人體中最適合「揉捏式按摩」的部位之一，腿部兩側的揉捏法與背部和腿部背面的技法相同，從對方「離你較遠的側面」為開端（如圖 7-23 所示），從臀部開始，以強勁的全手按摩施壓。每一次用虎口推起肌肉後，再對該部位畫圓揉捏，然後一邊往膝蓋方向移動，一邊進行揉捏式的深層按摩。為了能讓你的手順利地滑到小腿的側面，在按摩到膝蓋底緣後，請把原先的全手按摩，改為以指尖為主的指尖式揉捏法，一邊推起一小部分的肌肉，一邊用手指揉捏。在全手按摩中，請記得維持手指頭之間的節奏。一直揉捏到腳踝之後，再「迴轉」向上，往臀部方向推移。

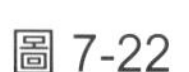
圖 7-22

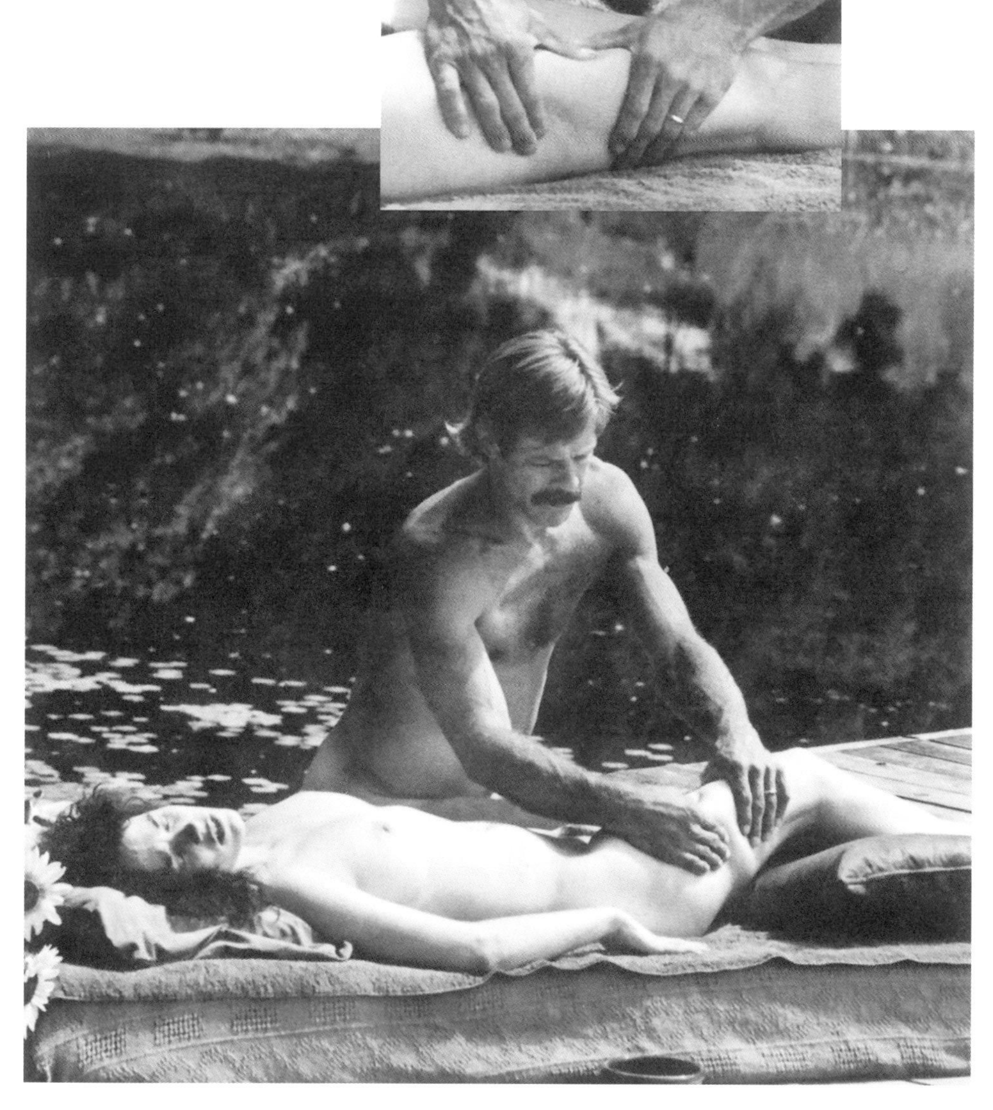
圖 7-23

臀部摩擦法

人體中最大的關節就是臀部的髖關節，它埋藏在那些由強大的肌肉和肌腱交織成的網絡底下。可惜它並不像手腕、膝蓋和手肘的關節那樣容易被觸碰到。絕大多數的按摩手法碰上臀部關節時，都會出現「打滑」或「無法施力」的情況。這裡介紹的「全手摩擦式按摩」，能讓你輕易地就對臀部的中心加壓。

在開始按摩臀部之前，請先放鬆在髖關節四周的肌肉。以臀部的底緣為起點，用「全手摩擦法」對腿部兩側的平坦肌肉進行按摩。用一定的力道往下按壓，讓手指畫圓，慢慢地往上移動，直到你感覺到大腿骨頂端的結節為止，髖關節就位在它的上面。你可能無法找到精確的髖關節位置，但是只要你用「深層摩擦式」手法對臀部進行全面按摩後，臀部的功能會變得更好。只要對這部位進行任何一種「摩擦式按摩」，就能刺激關節液的產生——關節部位最重要的潤滑劑。

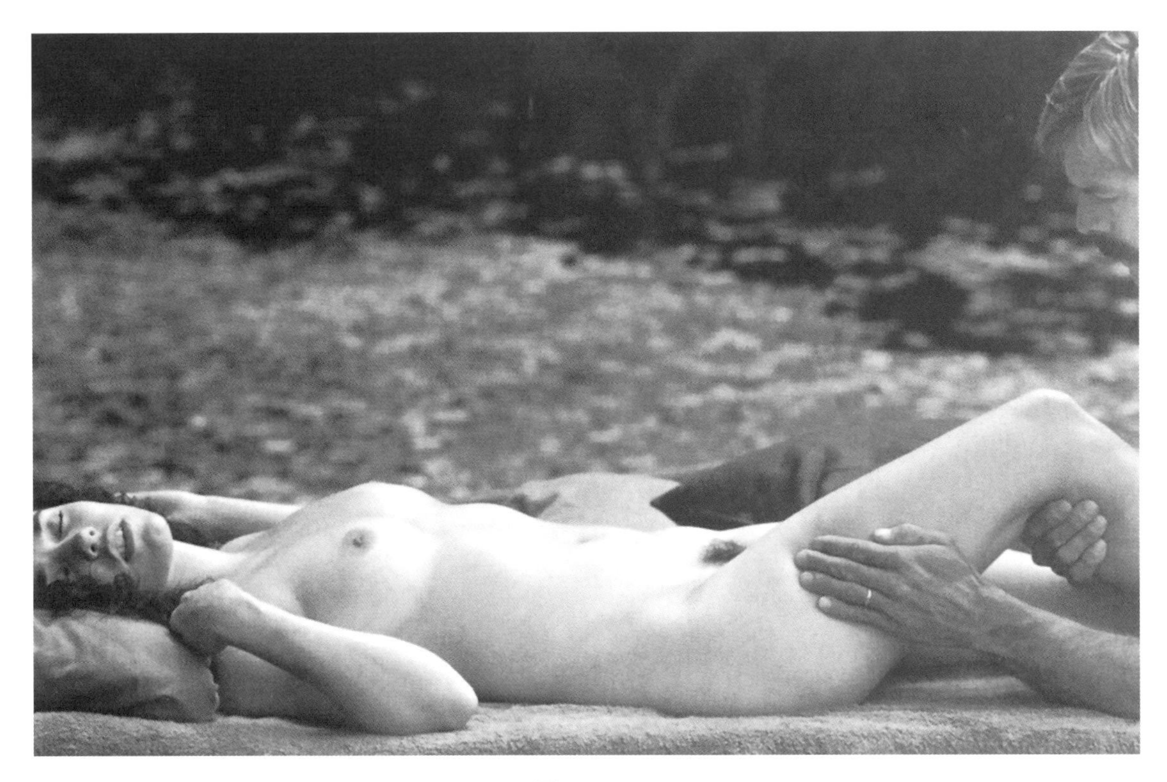

圖 7-24

拍擊法

最快讓對方心情馬上閃亮起來的方法，莫過於擁有一雙「充滿氧氣的腿」了。要知道，若雙腿內聚積了太多血液的話，不管你吞下多少藥丸，都無法揮去沮喪的心情和低落的情緒。如果這簡單的事實能被大眾認可的話，全國精神病學會法案將不再受到眾人的矚目。用按摩技法喚醒她的雙腿，讓它們重生吧！之後，整個身體也會一併籠罩在這全新的氣象裡。

對大腿外側的厚實肌肉上施行「拍擊法」最能看見效果，只要簡單地往上方移動就行了；但是請避開膝蓋上方及大腿內側，因為此處靠近體表之處，「坐落」了一條相當罕見的動脈，禁不起敲擊的衝擊力。雖然你只對腿部的單側進行「拍擊」按摩，但它帶來的振動會貫穿並刺激那些你無法觸碰到的組織。

所以在進行這個技法的時候，請伸出雙手去觸碰伴侶另一邊的腿部（離你較遠的那一側）吧！把手微微彎成杯狀，以快速的循環拍擊為原則，一次一隻手拍在對方的肌膚上，並且讓手腕為每一次的拍擊作緩衝。利用能使肌膚微微灼熱的中等力道施作該技法。在按摩的時候，儘量讓兩手的距離靠近到拇指能互相摩擦的程度。如果你伴侶的腿屬於多肉型的話，也可以對膝蓋的外側和小腿進行拍擊法。這個手法很適合與我們用在背部的「槌打式按摩」混搭在一塊兒。假若你的伴侶是個熱愛「搥打式」按摩的人，我們可以把這個技法運用在這兒作變化。

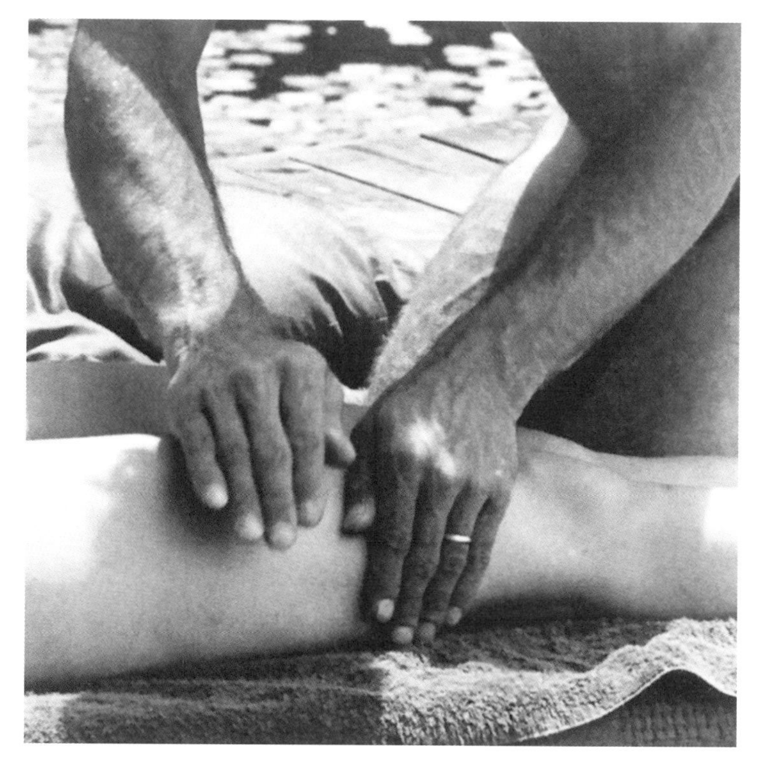

圖 7-25

強化感知

◆ 在「腿部正面」裡介紹的最後兩個技法上多花點額外的時間；請重複十次這些技法，而不再是原本的三次。如果你打算為腳踝進行延伸拍擊的話，可以考慮在膝蓋底下多墊幾個小枕頭，好提高關節的側面，以利按摩的進行。「拍擊法」與「全手按摩法」兩者除了能結束「排除體液」療程外，也能為伴侶的下半身全套按摩劃下句點。

先用「拍擊法」完成對方一腿的按摩後，直接握住對方另外一條小腿再開始按摩。在「換腿」的過程中，請一邊越過她的身體，一邊保持與她小腿間輕柔且穩定的接觸。換邊時請不要急，移動時請小心，不要壓在對方的腿上。等你「拍擊」完另外一隻腿後，請為她施作下一段介紹的「全身按摩法」。

◆ 淋巴系統能把酸性廢物和毒素排出人體組織外，但是在缺少心臟輔助的情況下，必須依賴局部的肌肉收縮，才能使四肢的中央淋巴結排出體液。不幸的是，這些造成壓力的化學物質——乳酸、碳酸物、氮和鹽的濃縮物凍結了肌肉，強行阻礙了細小的淋巴管道，最終影響到血管系統本身。這也證明了為什麼容易緊張的人，通常膚色都比較蒼白。「體液排除按摩法」能通過「把化學刺激物排出肌肉外，並讓整個身體充滿氧氣」的過程，打破這個壓力的惡性循環，淨化效果比其他方法都來得有效。待你完成整套的全身按摩後，這個無與倫比的效果將會持續好幾天。

全身循環按摩

以完美成串的「有形擊鼓法」為腿部按摩做結尾，腿部的感知會從這一端延伸到另一端逐步「漸強」。隨著施作一組「雙手按摩技法」，你伴侶的全身將會籠罩在一股純粹的感官享受裡。如果你需要一個手法，來讓一個原先猶豫不決的人愛上按摩的話，就選它吧！

在這個療程中，你雙手的姿態會像是我們之前在完結背部按摩時，最後一個手法的鏡射翻版。開始之前，請先為對方的雙腳和胸部（直到脖子）抹上按摩油。接著你的掌心向下，手指繞住腳踝的前端。一如以往，請確保你的全手——從指尖到手掌根部都貼在對方的肌膚上。你的雙手將會同時在對方的身體上「上下」移動。

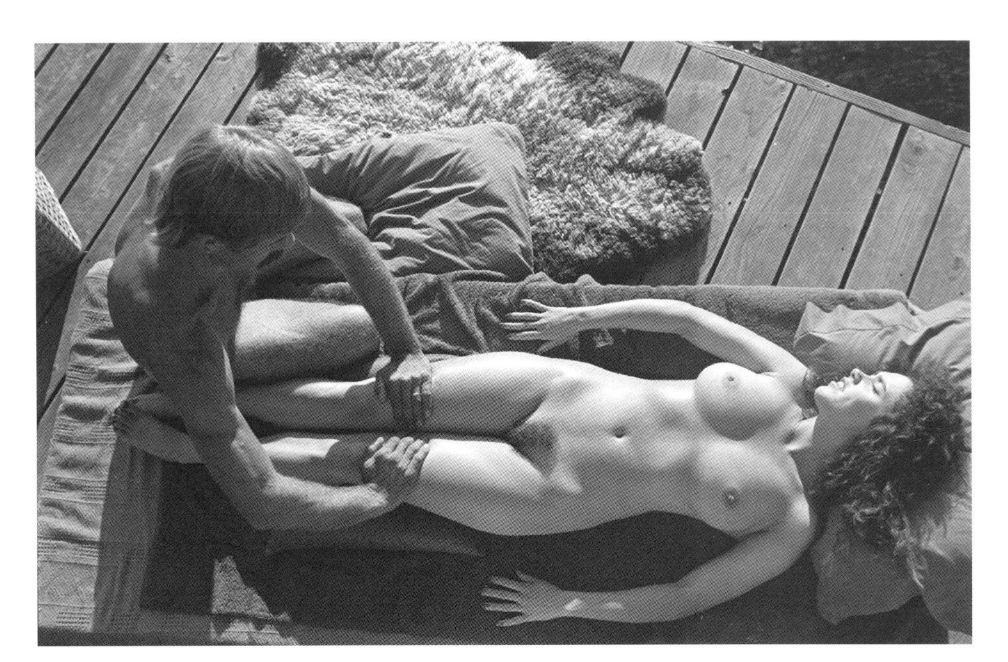

圖 7-26

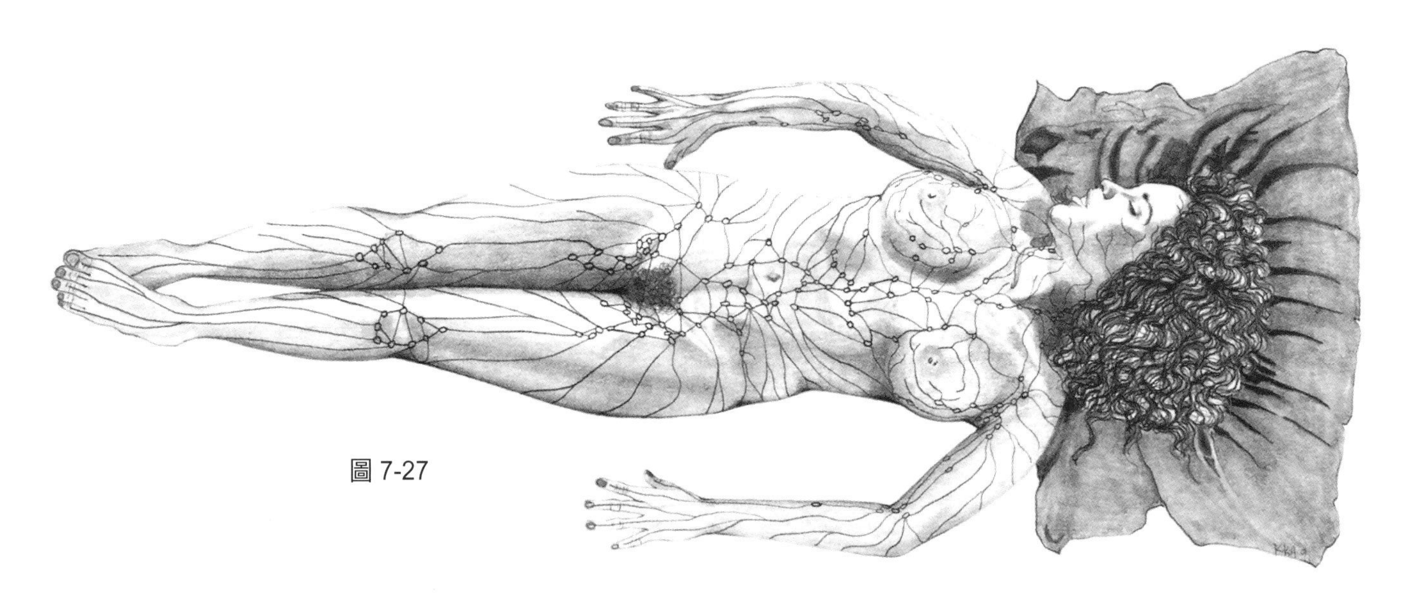

圖 7-27

兩手一起在雙腿上向前推壓，一路經過膝蓋的頂端直抵臀部，這時請先重新調整你的位置，再繼續向上。在經過胸部區域時，別忘了把雙手稍微向外轉到指尖能擦過彼此的程度。來到胸部頂端後，往外轉的角度更大，但別碰到喉嚨，讓兩手各自按壓，轉過雙肩頂端，然後經過腋下，回到胸部兩側的頂端，接著從這個點開始，雙手一路往下，順著身體兩側直抵腳踝。在推拉的過程中，別忘了讓手指保持併攏狀態。

小提醒：當你來到伴侶的腰部時，別忘了以最快的速度重新調整好自己的位置。回到起始位置後，再把雙手轉回一開始的姿態，然後再重頭來一次。下滑的時候不要著急，因為你的伴侶一定會察覺到你急躁的手勢。重複三次這個過程——如果你想展現你的慷慨，就請重複十次吧！

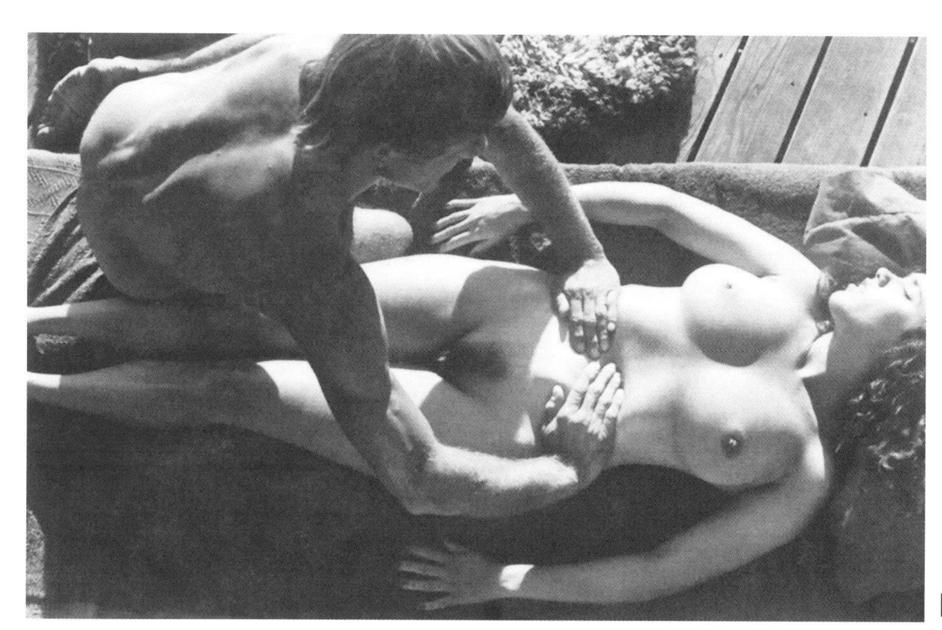

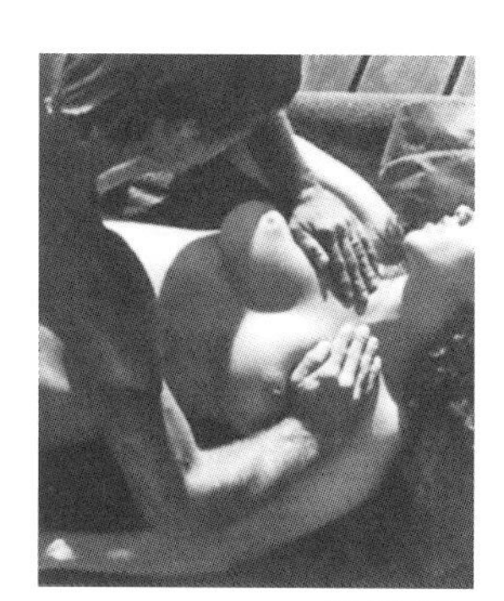

圖 7-29

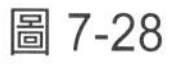

圖 7-28

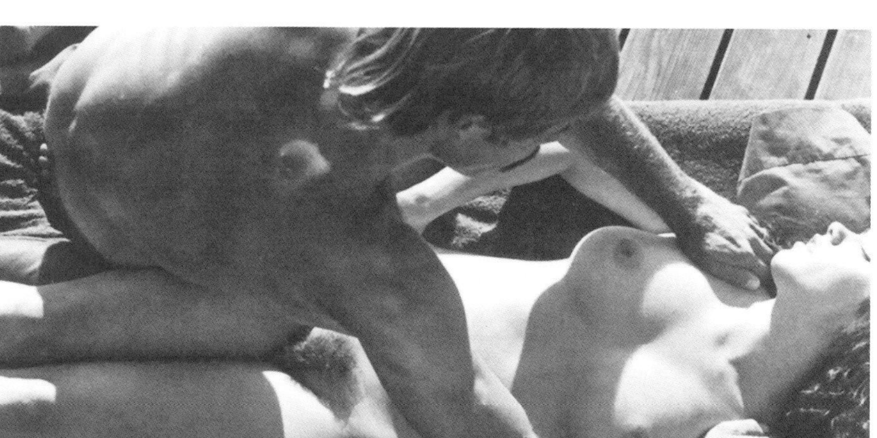

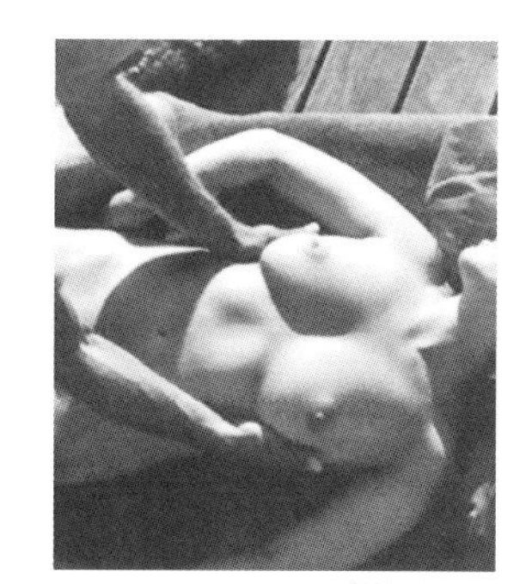

圖 7-31

圖 7-30

CHAPTER 8

胸部

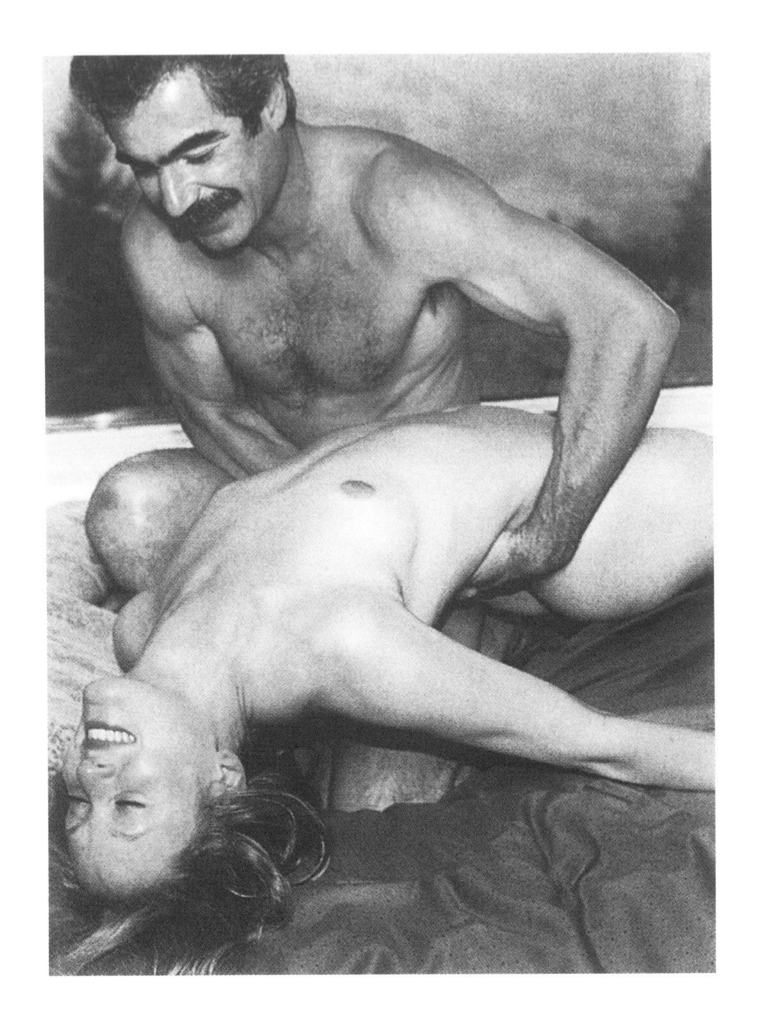

透過對身體進行具有穿透性的揉捏與摩擦按摩法，雙腿給了你一個凡人無法抗拒的機會。但是你能對腰部以上的部位繼續這麼做嗎？假如你是個臂膀很有力的人，那麼你就能為伴侶那表面多骨骼結構的胸部，提供任何一種形式的深層按摩。雖然大多數人的做法都是為胸部進行幾個回合的按壓後，就急著往雙臂前進，但是「胸部」不只是條坐落在雙腿與雙臂間的便捷橋樑而已；按摩它就有如一個訊號，讓你以和緩的速度開始接近對方身體。

在大多數的情況裡，過了腰部之後，我們將不會在剩下的療程中使用「深層按壓法」。從現在開始，不管你碰到多柔軟的多肉區域，如胸腔底下或脖子附近的部位，都請以輕鬆的手法來對待它。因為如果你在這些地方使用富有穿透力的手法——譬如那些用在雙腿和背部，這些覆蓋了大量肌肉區的按摩法，都有可能會傷害到內部的結構。

從按摩的實質功效裡衍生出的部分額外效用就是，能釋放人體最大的器官——肌膚。背部和胸部都提供了大量且寬廣的肌膚面積，能讓我們以單一手法就全面照顧到它們。長久以來在人與人的接觸中，這些部位一直隱藏在紡織品或其他防護措施底下，而事實上，人們的胸部或許從童年時期起，就極度需要或渴望被人觸碰。按摩為肌膚在感官世界的中心舞台上，找著了一席之地。這個影響會先逐步延伸到皮下的微小組織，再遍布整個胸部。在按摩時別忘了觀察一下伴侶的臉龐。你可能會看到她因深度放鬆及滿足的愉悅感而漾起的笑容。這個，只有按摩療程才做得到。

胸部也是你重要器官的窗口與淋巴系統的中央樞紐，人體最重要的淨化結構。因為這些神經線自脊椎為開端後一路延伸出去，環繞整個人體的關係，以致從腰部開始到肩膀的整個區段，都非常的敏感。接下來要介紹的按摩手法，將會讓你的伴侶近乎永生難忘，因為你終於滿足了她長久以來一直被遺忘的一個需求。

胸部

◆ 胸部按摩提供了你和伴侶面對面的機會。但是請別說話，讓你的雙手去低語就好了。

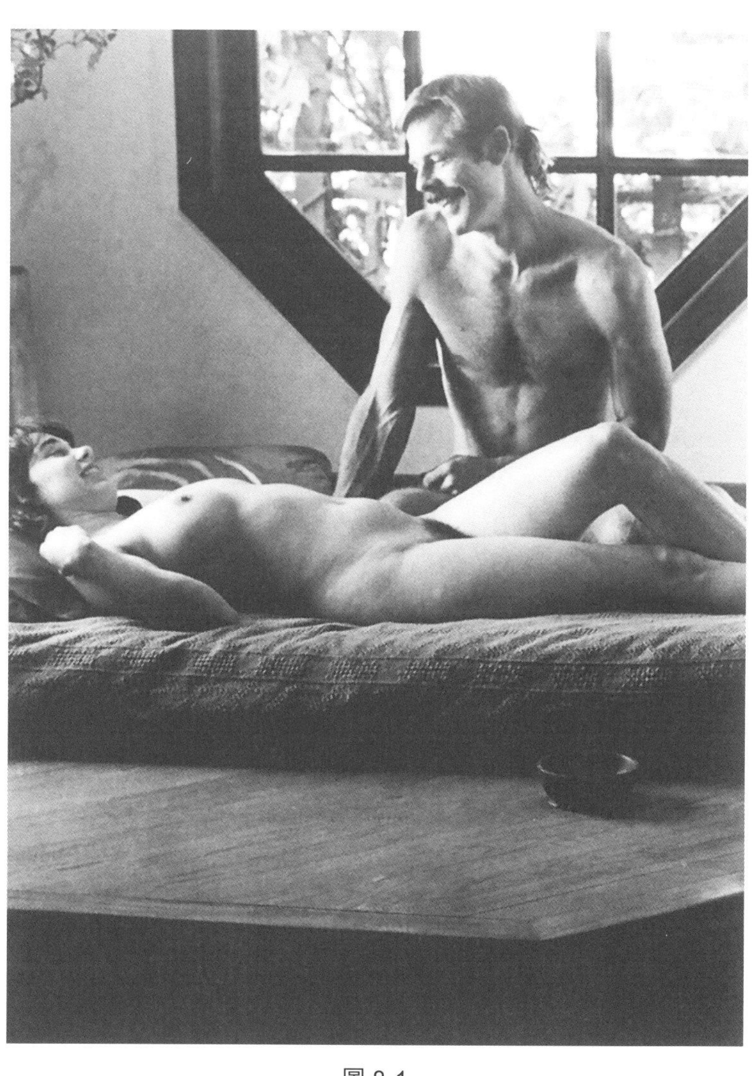

圖 8-1

全手按摩法

現在就讓我們從這完美的全手按摩法開始吧！請把你的雙手併攏，讓雙手拇指貼在對方肚子的中央（如圖 8-2 所示），以中等力道下壓，兩手朝相反方向，一手往前，一手往後滑動，在過程中請讓你的手指沿著對方的身體輪廓一起改變曲線。反覆這個手法，前者往後，後者往前，盡可能地讓雙手觸摸到腹部兩側最邊緣的地方。**小提醒：**不管運行到哪裡，都別忘了讓手指隨著對方身體起伏，一同改變彎曲的幅度。在來回滑動的同時，一面慢慢地往上腹部移動，跨過胸部直達肩膀頂端。

在肩膀重複三次這個技法。來到女性的乳房區位時，別忘了添加按摩油，並放輕你的力道，但是請別略過它。對乳房四周進行按摩手法，並不會打斷整個療程或「對你的伴侶不敬」。全手按摩能喚醒人體的上半身感知，並且讓對方從脖子到臀部的部位都很舒服。

圖 8-2

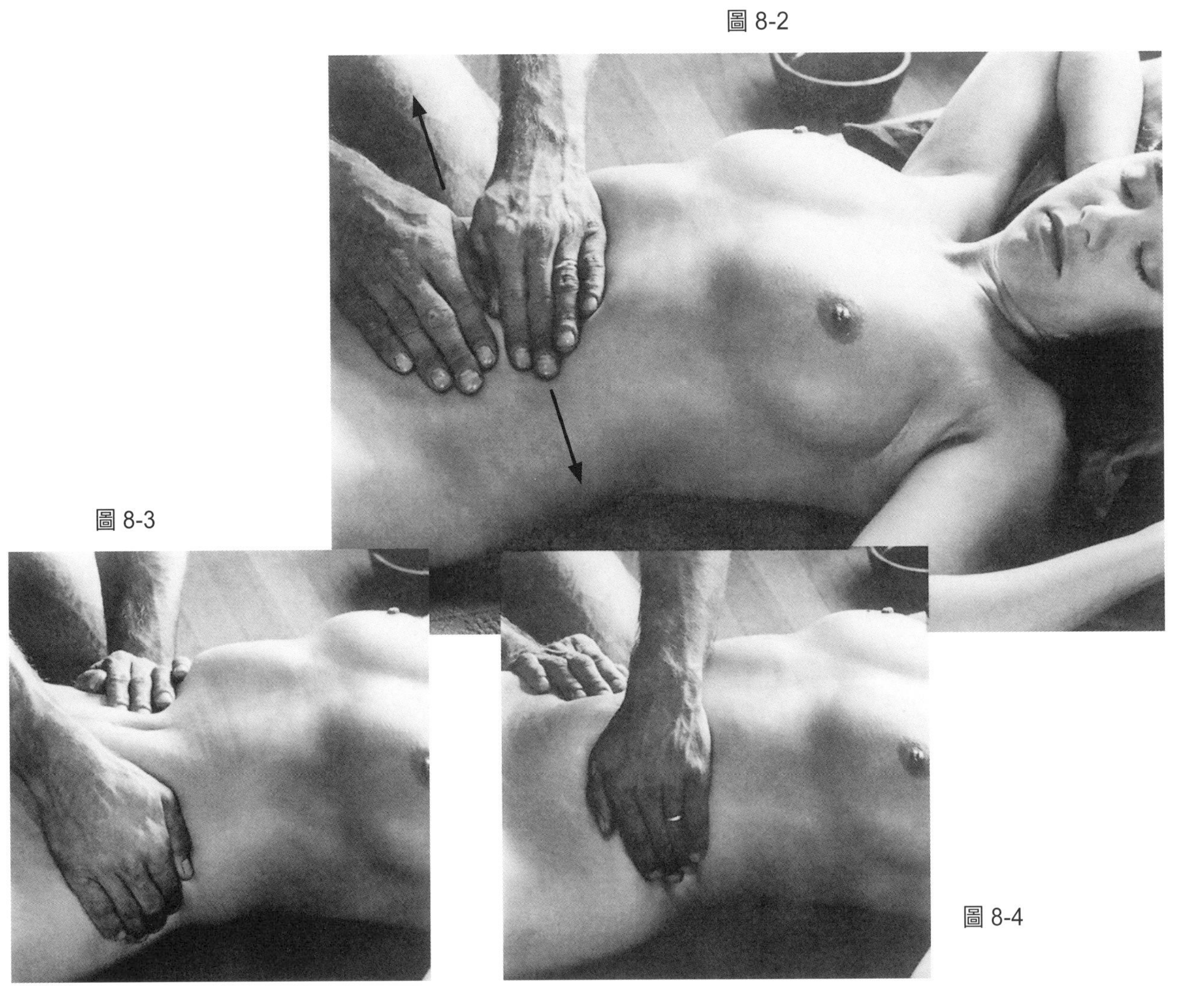

圖 8-3

圖 8-4

消化道按摩法

為了舒緩腹部的緊張肌肉，在施作這個手法時，請記得把一個枕頭墊在對方的膝蓋下，以便抬高它。你的指尖將會從胸腔左下方的起始點開始，隨著人體中最大消化道路線前進，畫著半弧形。這時你的位置應該在伴侶的右側才對；因為如果你想試著從左側對她進行按摩的話，整個過程會變得有些不順。

從腹部的左上側為開端，最後停在腹部的右上側，用右手的指尖畫出一個四分之三的弧形。這個技法並不需要花太多的力氣，只要運用能稍微讓肌膚下凹的力道即可。當你的右手來到 U 形的底端後，左手再沿著相同的路徑重複一次這個手法。等左手也完成畫 U 按摩後，再換右手。以適當的速度緩緩按壓，盡可能地讓雙手靠近，一隻緊跟著另一隻。兩手都完成動作才算一次，請重複十次這個技法，一邊作一邊下壓指尖（如圖 8-5~7 所示）。

這個手法除了能幫助消化系統外，也撫慰了腹部的不隨意肌。只要下壓你的雙手，就能幫她把消化壁上，那些未消化完成的食物殘骸統統「搖下來」，同時刺激微血管內的血液循環。這個微妙的內部變化，或許無法在按摩過程中立即顯現出來，但是你的伴侶在不久之後必定會感覺到它帶來的影響。

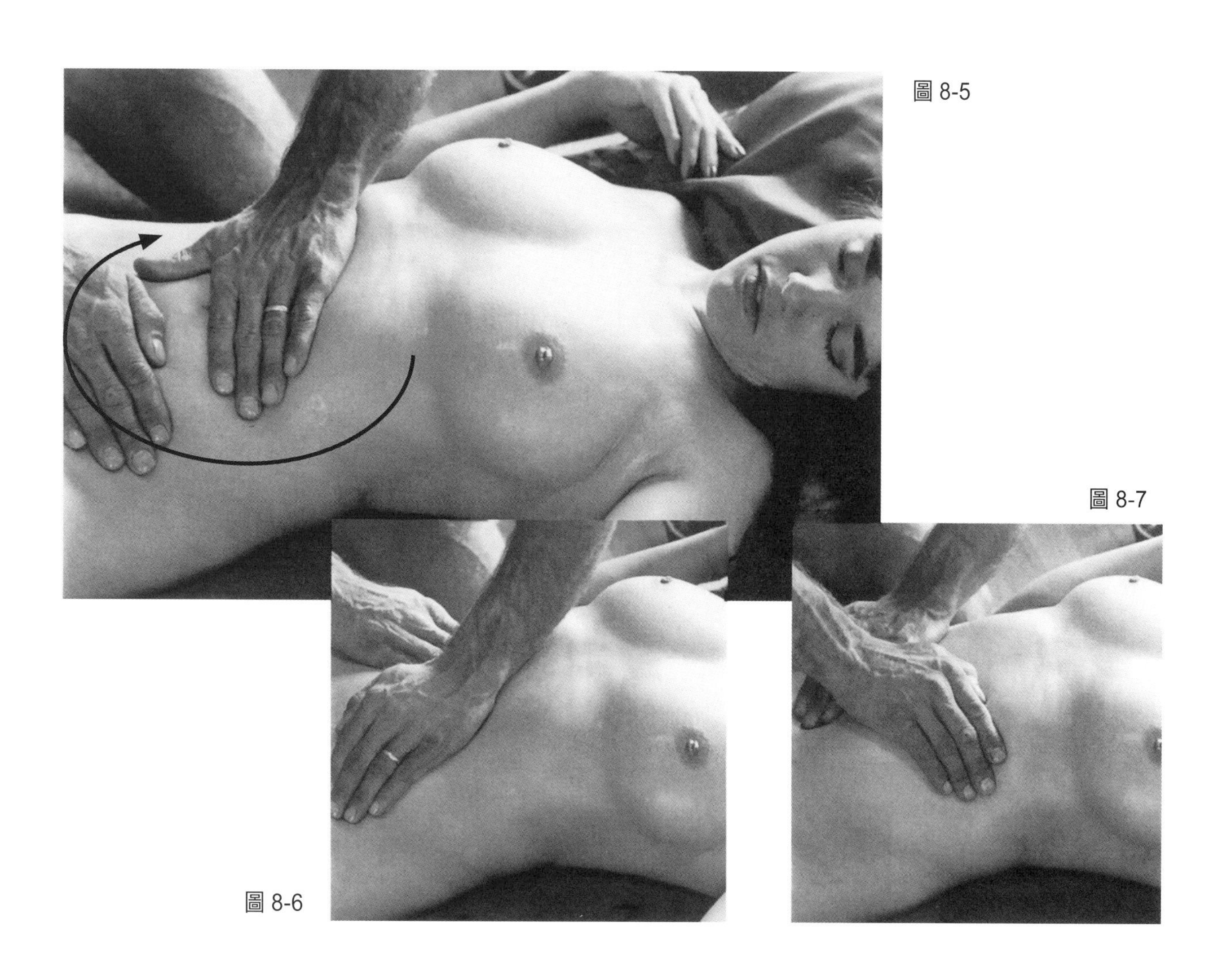

圖 8-5

圖 8-6

圖 8-7

提腰運動

與其說是「被動式按摩」，不如說它是按摩活動中最美的一段舞蹈，「提腰運動」會讓你們倆都很舒服。當你在彎曲下背部的同時，這個姿勢會讓對方身體自然地向後傾倒，呈現放鬆的狀態。不管是面對她的臉或腳，兩個方向都可以施行提腰運動（如圖 8-8、8-9 同時示範了兩種不同的方位）。如果是面對她的頭部，請抱緊她的下背部；若是面對雙腳，則要撐住她的胸腔底端。

請把手貼在對方背部的凹陷弧度位置，手指緊緊扶在脊椎的邊緣上。用全手的力量來提拉，盡可能讓所有壓力平均散布在整個下背部。如果必要，在開始施作之前，你可以先採取單膝跪姿，以便在提拉運動中獲得更多的槓桿作用（也就是說，你的另外一隻腿必須在過程中平坦地放在地上，才能穩固地支撐自己。）接著垂直地向上提拉，讓她的下背部一路離開按摩墊，一直到你感覺到阻力的出現為止——通常大約十五到三十公分高。讓她在這個最高的位置停留一會兒，然後再慢慢放低她的背部，如果動作太急躁，會嚇到你的伴侶。等她的身體回到完全平坦的狀態後，再以同樣從容的速度重複提拉的過程。

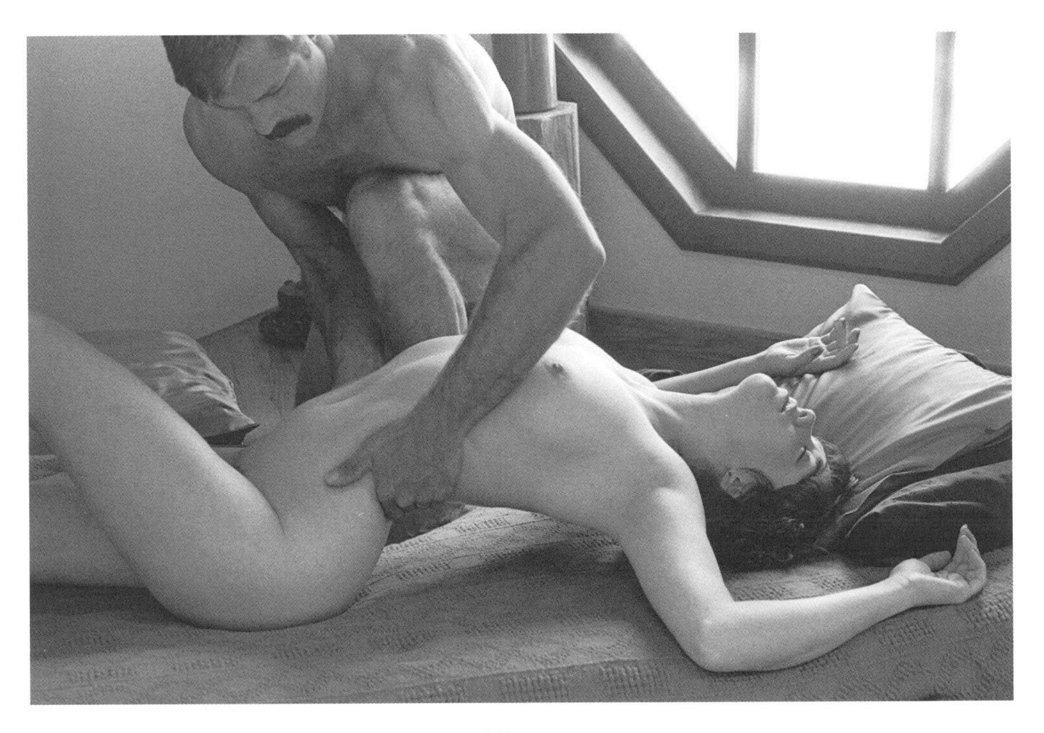

圖 8-8

在「提拉」時到了困難？

◆ 請依據你跟伴侶之間的體型來決定是否施作，因為提腰運動跟大部分的按摩手法不同，它需要一定的體力和肌力才能完成該活動。施作時請小心，不要拉傷了自己的背部。如果在抬起膝蓋後，你仍舊很難施行這個手法的話，請跳過這個步驟，直接進行下一個技法。

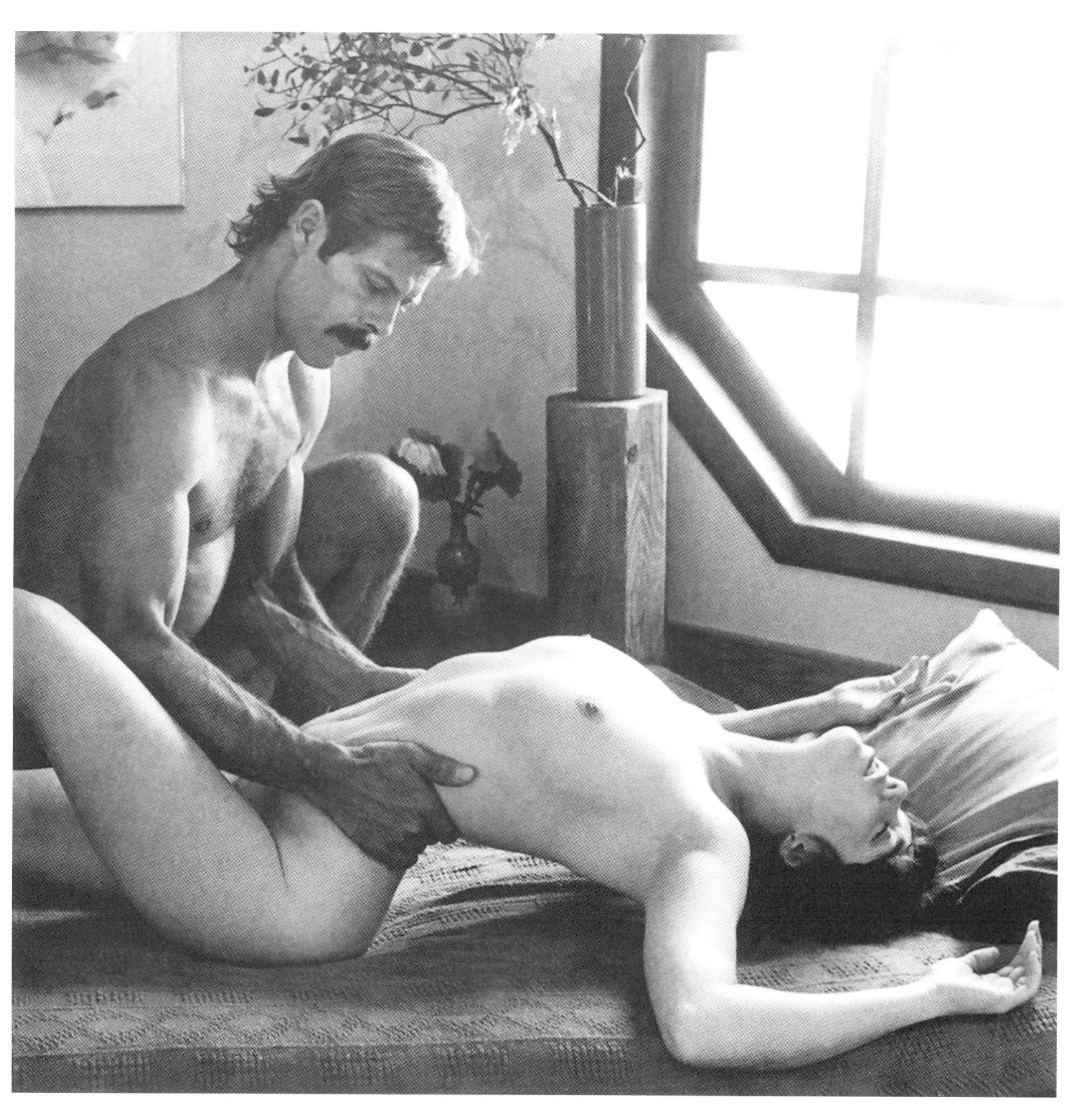

圖 8-9

◆ 你在背部按摩中第一個按壓的部位就是呈水平走向，從身體背部一路繞至正面的腹外斜肌（請見 p.109 圖 8-10）。超重的腹部會使這部分的肌肉過度鋪展，進而拉扯到脊椎。在放鬆和調理腹部肌肉的同時，也能增強之前施作過的背部按摩成效。在揉捏身體側面時，請確保你有照顧到那些靠近按摩墊的區域，沒有漏掉任何一絲細節。然而呈垂直走向的腹直肌，它是下背部是否能彎曲的關鍵點，它的起點與終點也都在這個區域裡。所以經過良好調整的腹部肌肉，能讓你的伴侶遠離下背部疼痛一類的疾病。

身體側面揉捏法

從臀部開始直到腋下，請來回地為她身體側面進行至少三次以上的揉捏法。利用全手面積，從身體這一端移動到另一端。靠近臀部時，每次揉捏都請記得一併用雙手虎口夾起一疊皮膚（如圖 8-10 所示），但是假使你感覺到肌膚傳來一陣阻力的話，請不要勉強硬推。過了肋骨之後，請用平坦的指尖畫圓揉捏就好，無須在揉捏過程中推起肌肉。以上兩種方式都能放鬆並調整位在身體兩側的肌肉群。

請放慢你的揉捏手法，讓對方細細品味：你雙手在她身上畫圓的韻律感。

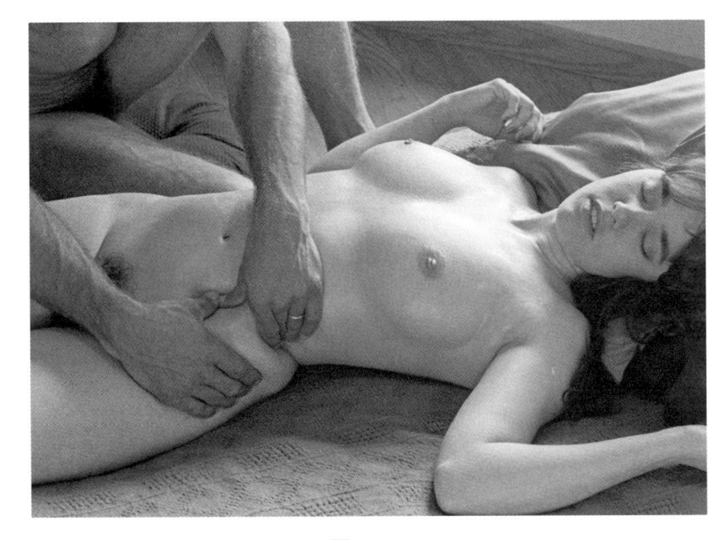

圖 8-10

全手摩擦式按摩法

幾分鐘經過控制的「全手摩擦式按摩」，同樣會對從背部一路圍繞到腹部的腹外斜肌產生良好的效果——**小提醒：**過度的按壓會傷害到腎臟。結合了「全手揉捏法」後，這整套手技將會徹底放鬆身體的兩側。以「摩擦式按摩」對付肌肉的結節，再以揉捏法作為輔助，直到你抹去了最後一絲緊張的痕跡為止。

待你的上半身橫跨過伴侶的身體後，請儘量張開「支點手」的虎口，然後把另一隻手的四隻手指頭按入這個缺口（如圖 8-11 所示），接著以全手來施作畫圓按摩。一邊按壓，一邊往胸部上方移動。**小提醒：**碰到肋骨時，請放輕力道。

增強感知

- 盡可能使用你的全手面積來施作
- 對周遭組織進行摩擦式按摩
- 讓你的上半身橫跨過對方身體，以便對另一邊的側面進行揉捏
- 在施作「上半身提拉」運動之前，請先為上背部抹上按摩油
- 以平順的速度進行提拉；避免任何急躁突然的動作

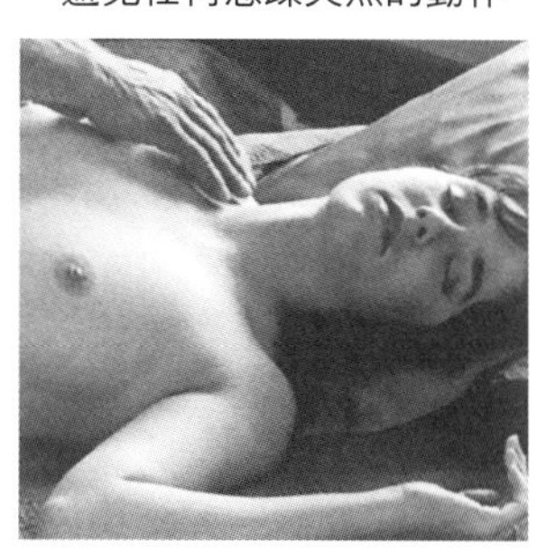

- 施作提拉活動時，請考慮使用「三腳定位姿勢」——採單膝跪姿，讓另外一隻腿平放在按摩墊上；別忘了保護好你的背部
- 使用較輕柔的力道來按壓腹部區域
- 先用指尖輕輕擦過胸部之後，才用前臂進行按摩（請見上圖）

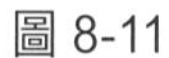

圖 8-11

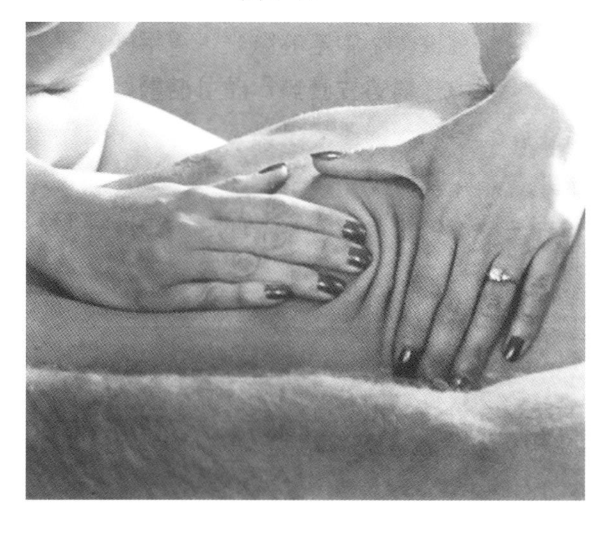

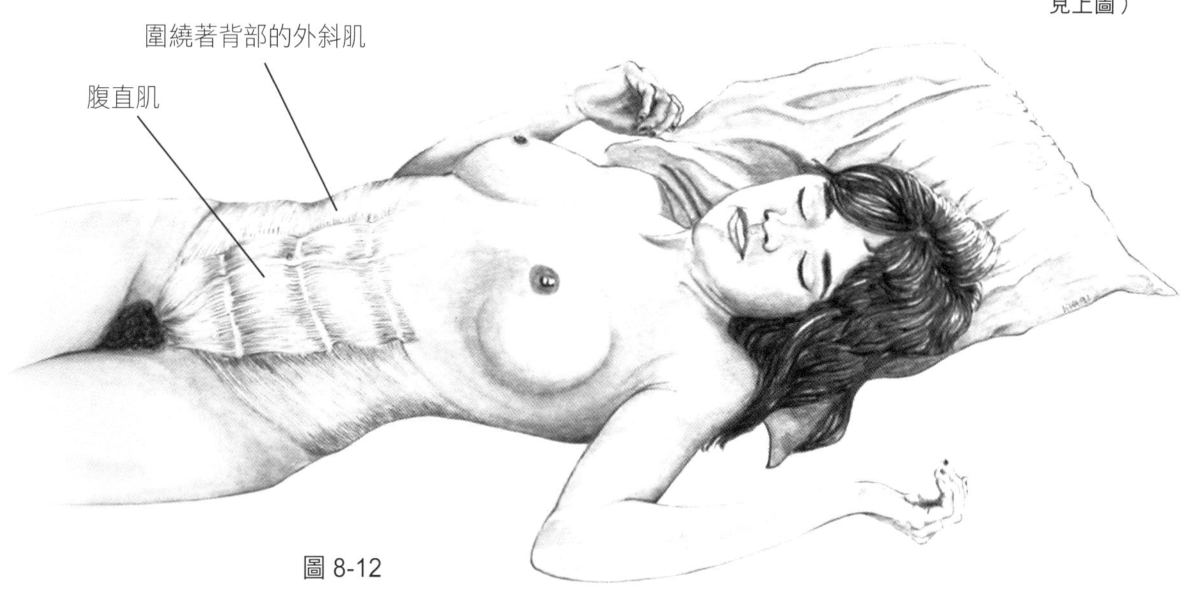

圖 8-12

胸部與肩膀的「摩擦式按摩法」

胸部的「摩擦法」具有兩種不同的版本：一是「指腹版」，指尖能深入肩關節的肌肉層。二是變化後的「輕柔全手按摩版」，能刺激位在肩膀下方的成串淋巴結，幫助淋巴液流動。

在肩膀上按摩時：若肩關節沒有得到良好的支撐的話，施作「摩擦式」按摩時，伴侶肩膀將會不斷地滑離你的手。所以請用一隻手抵在伴侶肩膀的下側（如圖 8-14 所示），從底緣抓牢肩膀，當作是這個技法的支撐點。與按摩活動中其他大部分的純粹機械輔助原理一樣，額外的支持能讓對方的感覺更好。想一想，你的伴侶上一回接受肩膀的愛撫是什麼時候的事？輕輕抬高她的肩膀，讓它觸碰到你準備施作「摩擦式」按摩的那隻手。當你的手在對肩部肌肉進行均衡畫圓按摩時，別忘了把指腹壓入關節喔！

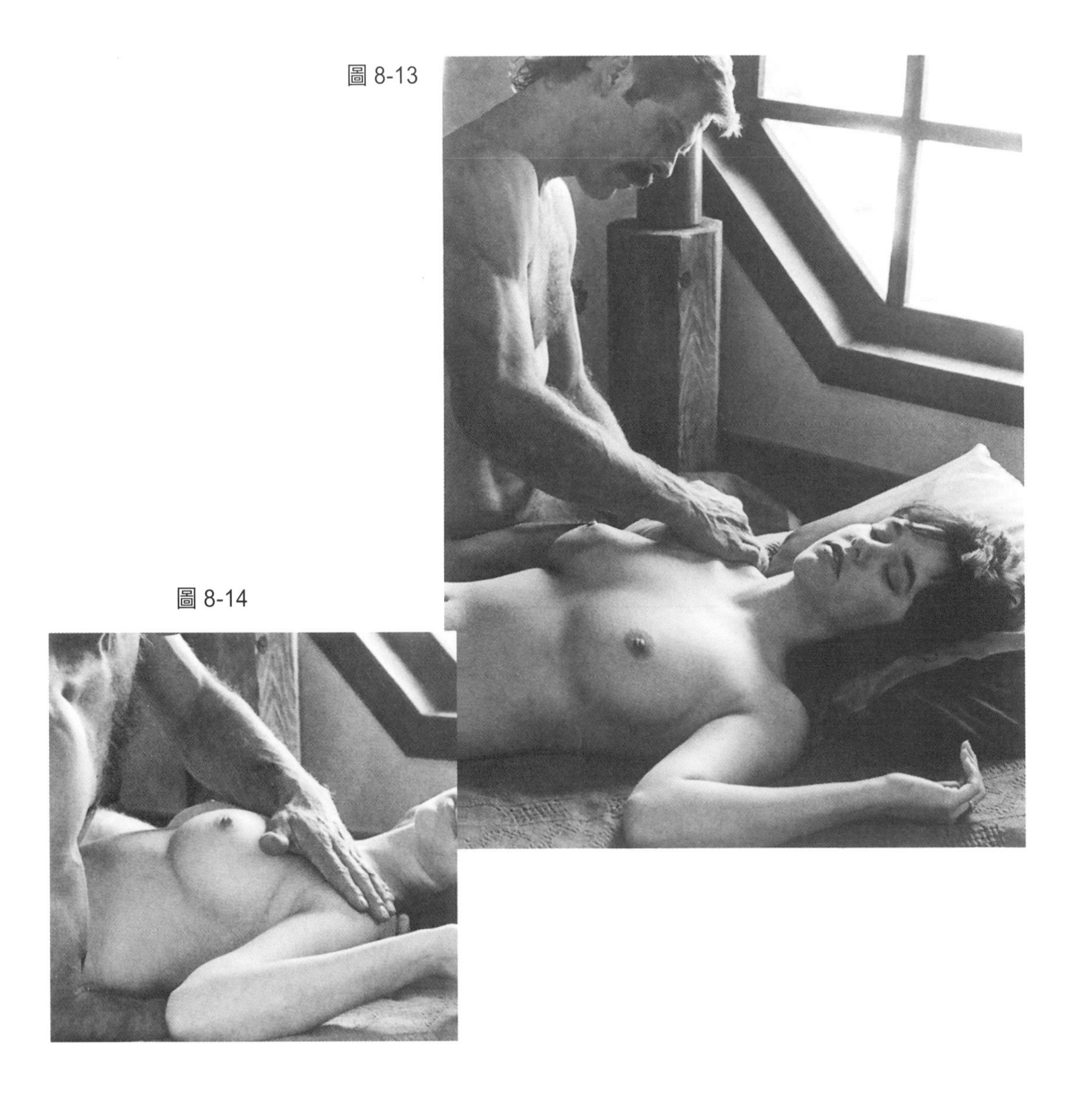

圖 8-13

圖 8-14

在胸部上按摩時：讓你的掌心隨著伴侶胸部輪廓改變彎曲弧度，並以全手面積直接向下按壓，慢慢畫圓。**小提醒：**別忘了在指腹部分稍稍增加一點力道。來到腋窩的上方時，請多花一點時間，因為此處聚集了非常多從胸部匯流出的淋巴結（如圖 8-16 所示）。

胸部的「摩擦式按摩」非常容易進行，只要對肩膀上端，脖子後方的厚實肌肉進行按摩即可，但是請避開脖子的正面和側面。

在準備按摩肩膀區那不規則肌肉與骨骼前，請先停一下，用指腹在關節輕輕按壓探索，找出主要的骨骼輪廓。然後在等會兒進行「摩擦式按摩」的時候，一定要記得避開這些骨骼群，但是那些明顯的肌肉組織呢？則一定要全數按壓到才行。在不直接觸碰骨頭的情況下，一面用畫圓式按壓法，一面往上移動到肌肉與骨骼相接的那一點。假如你的伴侶屬於「上臂肌肉發達」的人，請以強勁的力道按壓肩膀關節下方。

◆ 女性胸部佈滿了盤根錯節的淋巴系統，它也是全身上下最複雜的部分之一，此處的淋巴液全靠集中在腋窩附近的淋巴結排出。針對此處進行的額外「指尖式摩擦按摩法」，能幫助淋巴系統的淨化。手勁不要太大，也不必「戳入」該部位，因為淋巴結就位在體表之下。利用全手手掌和手指以輕柔的力道施作。

在實施該技法的過程中，你或許會想抬高對方的手臂，讓她的手高過她的頭頂。這時要特別記住，絕對不要直接拉起對方的手腕以抬高手臂，這有違按摩的禮儀。當你要移動手臂時，請把你的雙手放在手肘的上下方，先為它提供支撐，再移動它。

不管是提拉或移動她的身體局部，都請牢牢地穩住它們，不要冒失地隨便擺動。對每一個細微動作謹慎，都會讓對方感到愉悅自在。

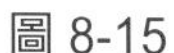
圖 8-15

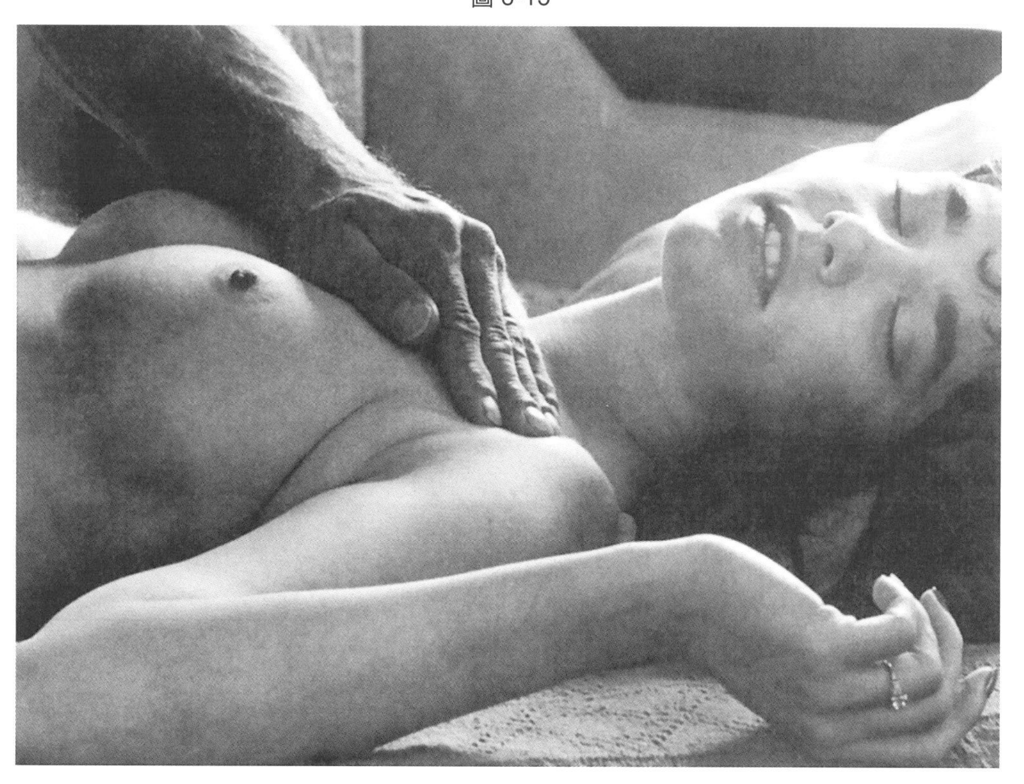

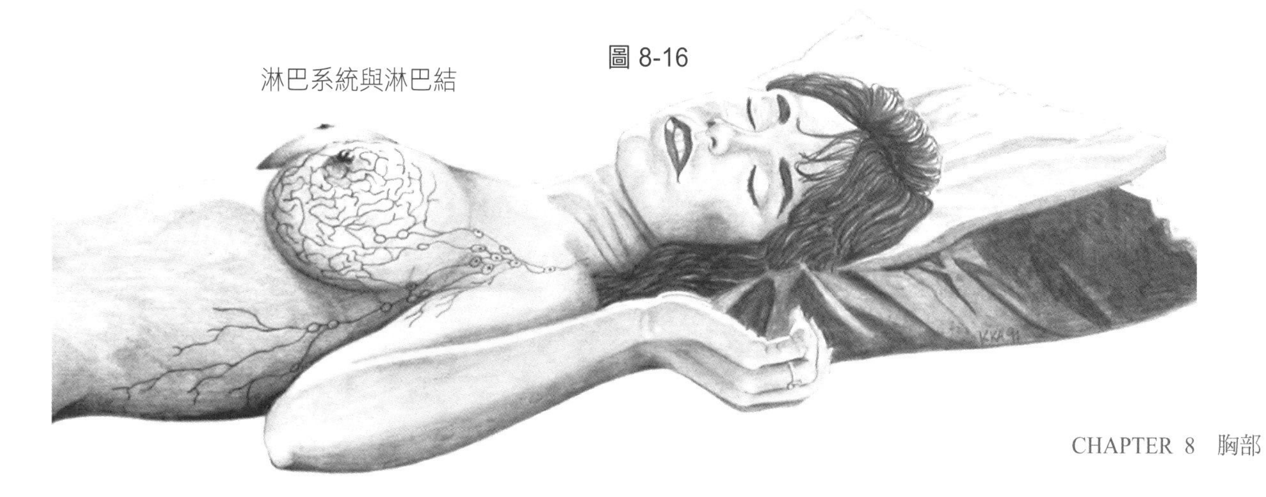

圖 8-16

胸部震動法

這是最能讓人感到滿足感的胸部運動之一，主要是針對身體兩側進行按摩。坐在伴侶肩膀的上方位置，把你的雙手直接滑入對方上背部的底緣，用雙手力道撐起肋骨，然後上下抖動你的雙手大約三十秒。她的胸部會隨著你的手勢一起震動。把這個按摩當作是「肺部敲擊按摩」之前的暖身活動。

圖 8-17

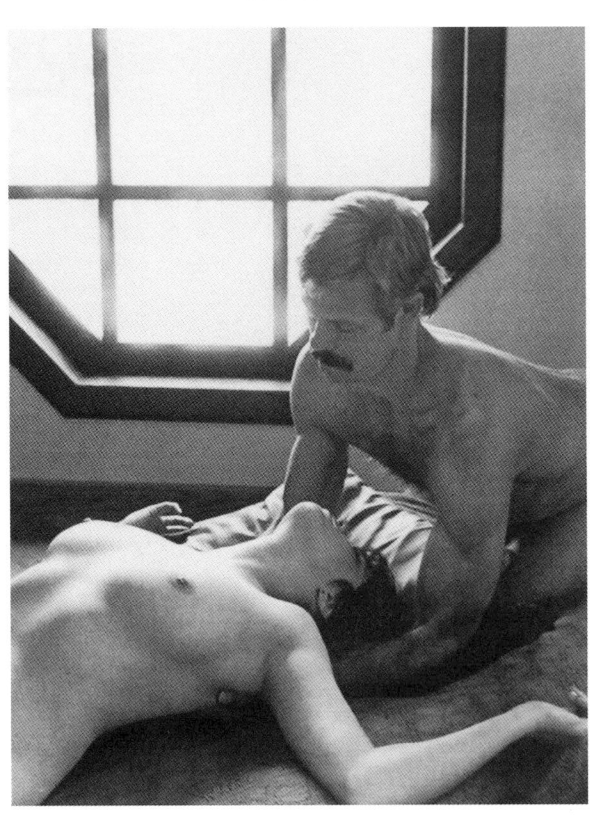

胸部捶擊法

在按摩活動中，「胸部捶擊法」比起其他大部分的技法來說，可說是具有「立即見效」的本事。透過直接「觸碰」人體內重要器官群的按摩，該技法是個能快速控制壓力的手技。捶擊能夠讓對方的心神不再糾纏在其他問題上，而是專注地享受按摩療程和愉悅的心情。同時，「胸部捶擊法」能按摩到其他技法無法處理的部位。我們將利用這個手技把氧氣「打入」心臟和肺部裡。

「胸部捶擊法」的方法，與之前我們用在背部按摩裡的技法相同（請見p.57圖 4-29）。一手握拳（施力手），一手平貼在對方的胸前（緩衝手），然後把「施力手」打在「緩衝手」的手背上。

小提醒：同樣別忘了上下甩動手腕當作緩衝。以輕柔的手勁在胸腔肋骨上來回移動，把肺部裡的廢物清除掉，並且增加血液裡的含氧量。妳的伴侶會感覺到這個手法敲擊到了他身體中最厚實的部分。在實施「胸部捶擊法」後的幾分鐘內，他馬上可以清楚地感覺到，一股輕快且富有能量的洪流，流過了整個身體。

圖 8-18

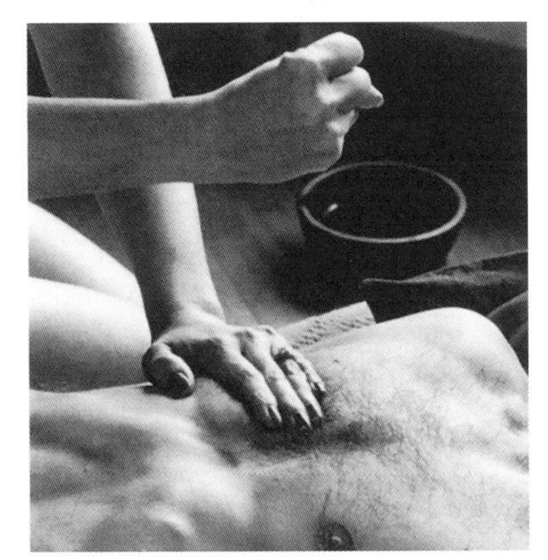

上半身按摩法

這是個女性最喜歡的按摩技法，「上半身按摩法」比起其他胸部按摩，更能全面地照顧到大量的肌膚面積——從雙肩開始一路到腰部（或者在你依舊舒適的前提下，所能抵達的最遠處），再加上身體兩側和一部分的背部。在我們結束「胸部按摩」進行下一個步驟「雙臂按摩」之前，利用這個技法作最後一次的暖身活動，喚醒並激發伴侶整個身體。

跪或坐在對方頭部上方。開始之前，先為胸部與身體兩側還有上背部抹上按摩油。用單手輕輕抬起對方一邊的肩膀，然後用另外一隻手為此處塗抹按摩油。把雙手手掌根部抵在對方的雙肩上，手指朝著腰部（如圖 8-20 所示），讓五指併攏，直接朝腰部作「直線滑推」，經過乳房時請放輕力道。

圖 8-19

圖 8-20

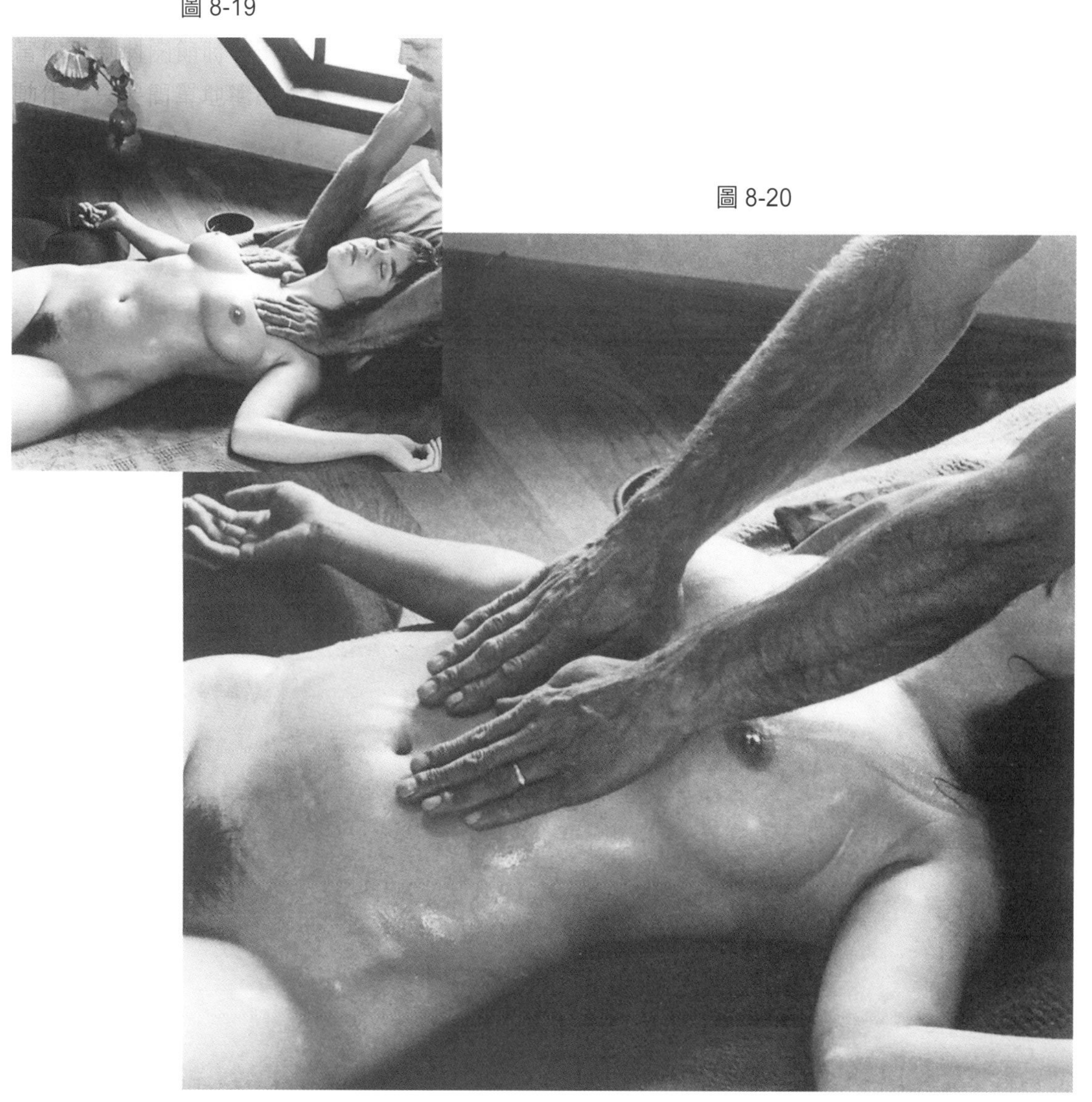

包圍「感覺區域」吧！

◆ 這個「上半身按摩法」在按摩療程裡看起來相當不起眼，但卻富有巨大效果，它所能帶來的強烈喜悅感遠超出你的想像。為什麼這手法會帶來如此美好的感覺呢？因為按摩路徑其實已橫越了一大部分，直接連結到脊椎的「感覺區域」。在你施作這個技法後，我們可以肯定，對方每一寸肌膚勢必都在體驗深刻的快樂。當你進行「回拉動作」時，偷偷看一眼她的臉龐吧！她正在追逐你雙手帶來的喜悅。

當你抵達腰間後，雙手散開，直到它們能分別握住身體左右兩側為止（如圖 8-21 示）。再從兩側直接往上推拉，來到肩胛骨下方時，別忘了讓你的掌心隨著肌肉線條彎曲。

當雙手感覺到上方出現了肋骨的輪廓時，請用手指的力量往上按。一邊往肩膀方向拉動，一邊抬起胸腔（如圖 8-23 示）。抵達肩膀後，再回到起始位置。

完成第一輪的推拉滑動後，請花點時間再次為對方的身體抹上按摩油，特別是在進行提拉動作時。**小提醒：**除此之外，只要發現雙手在對方的肌膚上窒礙難行，就請隨時添加按摩油。請先以緩慢的速度反覆嘗試幾次，直到按壓、滑推、提拉等幾個動作都一氣呵成地徹底實行為止。然後才稍微加快速度，並維持在這平穩順暢的速度，再次滑過上半身及兩側。只要你的手法正確，對方將會體會到一股甜美的暖流穿過胸部並滑落兩側，接著往上回流到體內，最後來到雙肩的頂端。

圖 8-21

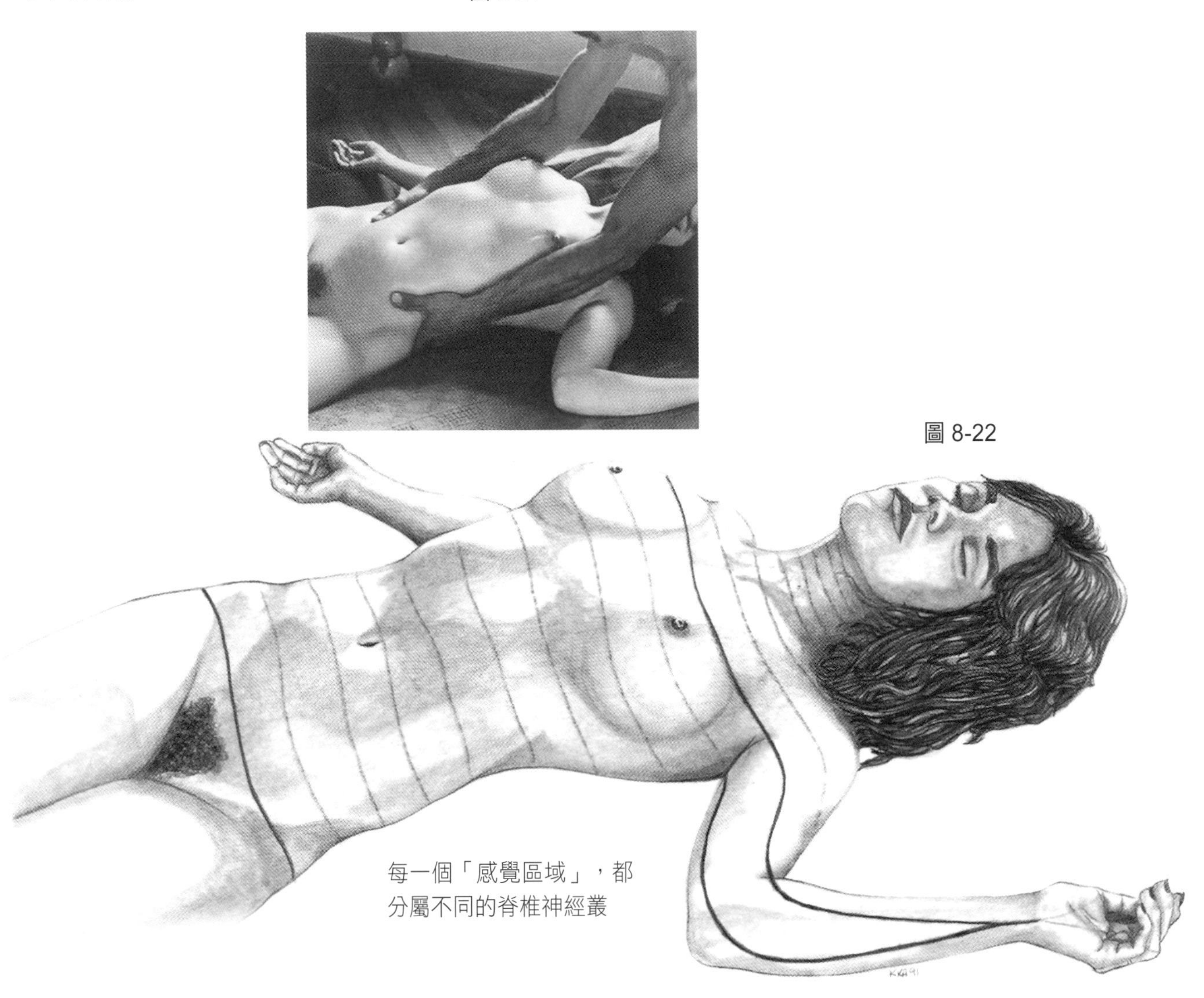

圖 8-22

每一個「感覺區域」，都分屬不同的脊椎神經叢

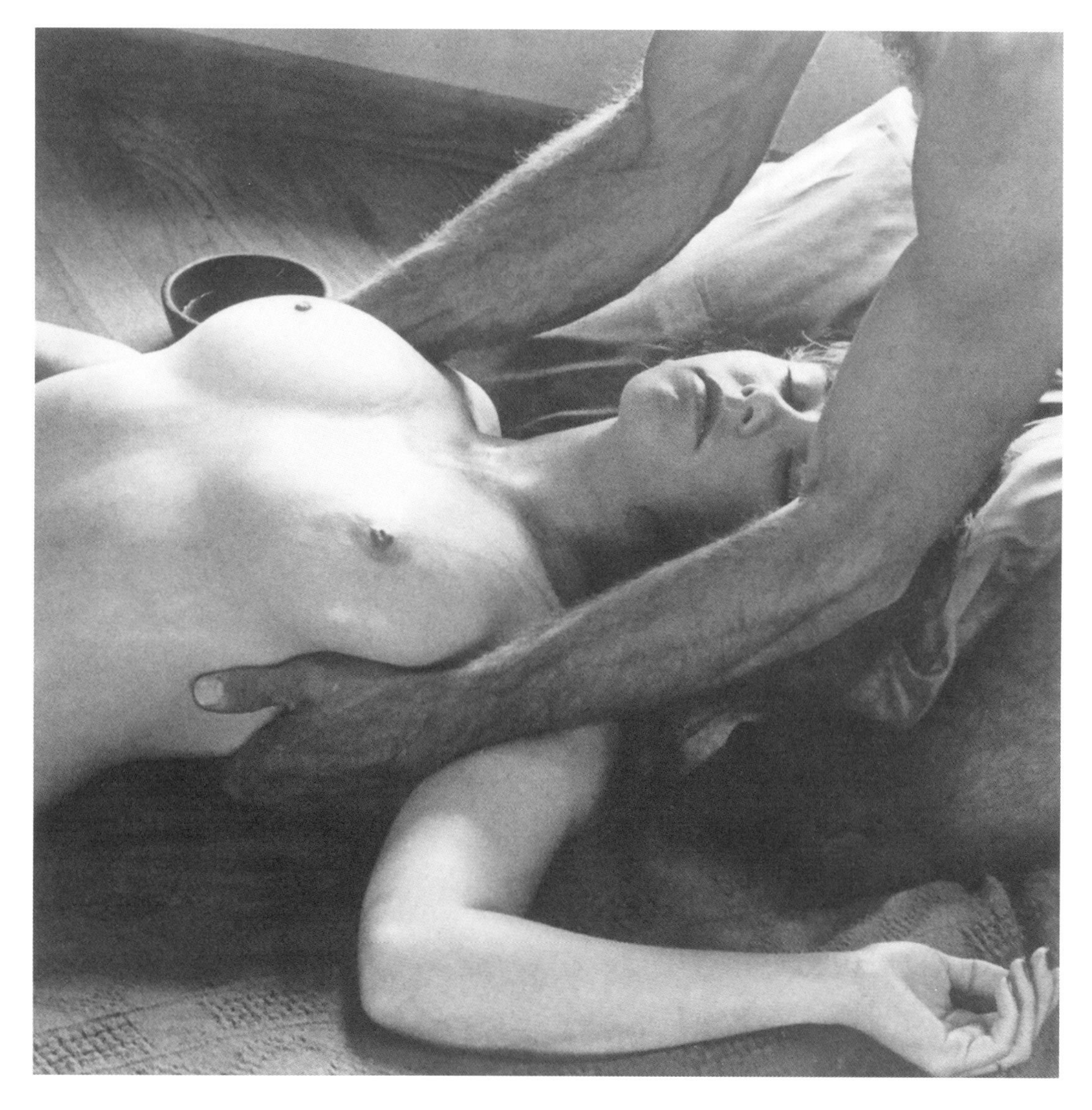

圖 8-23

CHAPTER 9

雙臂

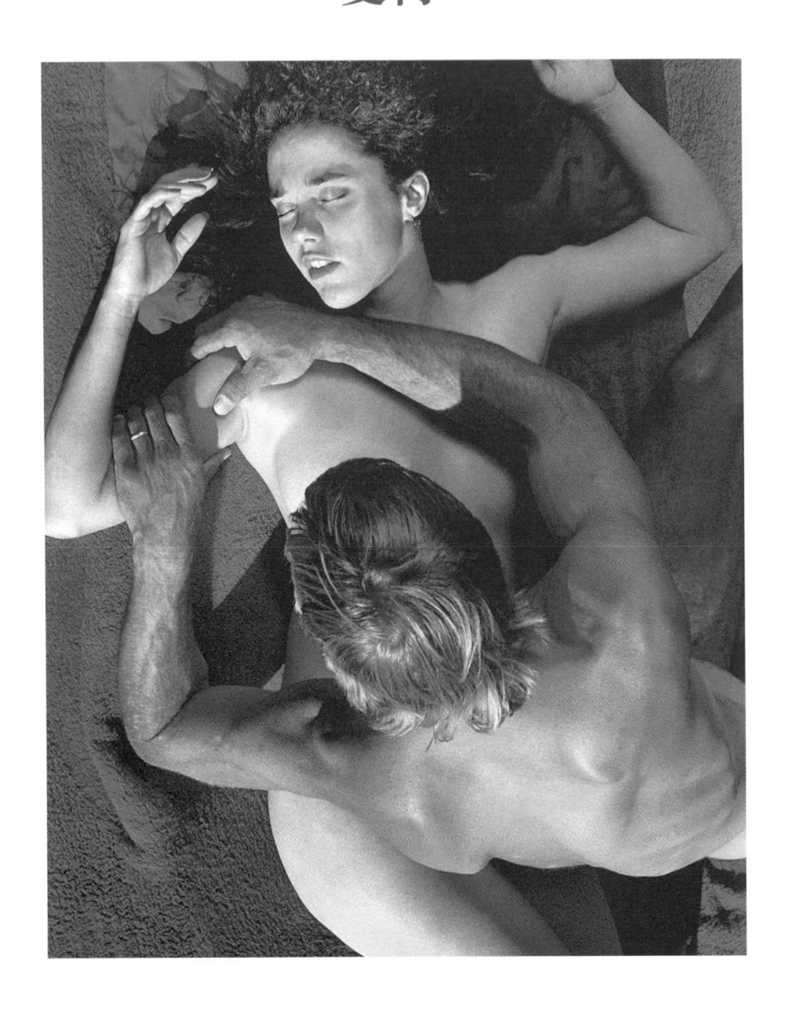

就在電腦開始讓生活變得更便利時，也帶來了一個附加的隱憂：腕隧道症候群（請見 p.133）。這是種因重複性緊繃造成的傷害，由電腦革命所引發，「腕隧道症候群」可能會讓你的伴侶在需要用到雙手時，就會感到劇烈疼痛。但是這並非現代人獨有的問題：一百多年前的按摩師，就已不遺餘力地想找出能治癒名為「書寫痙攣」疾病的方法。這種疾病會使文職人員的雙手與手臂產生麻痺與疼痛等症狀。事實上，不管你使用的是羽毛筆還是電腦，中間的差異其實很小，會產生疼痛是因為手指以同樣的姿態，日復一日地在不友善的環境裡重複著同一種工作——例如坐在一個封閉、不舒適的工作間裡面，一小時又一小時地撥著電話或處理數據後的結果。

仔細思考一下這條從身體一路延伸到手臂的神經線吧！一旦你在它身上附加了過多的壓力，雙手自然會罷工。手臂內包含了三條來自頸部的主要神經——尺骨神經、橈骨神經，以及正中神經，當雙手部位的兩點受到不正當壓迫時，它們就很容易受傷：其一是位在手腕內的腕韌帶（下一章會討論它）；其二是位在手臂頂端的關節，此處匯集了三條神經，它們以急轉彎的彎曲型態，交會在胸腔肌肉內層的胸小肌下方（參見下頁圖 9-2）。在開始手部按摩之前，我們先得放鬆手臂肌肉，以便卸除覆載在這些神經上的壓力。手臂按摩也能同時放鬆掌管手部運動的前臂肌腱。

雙臂應該先從底部亦即手腕開始往上按摩，跟雙腿按摩有些相似。但是因為雙臂的肌膚較薄，所以我們無須使用太多的技法來暫時性地擴張微血管，或創造出具體的溫暖感。只要經過幾次的循環按摩與揉捏後，你就會開始看到肌膚的改變。雖然紅通通的色澤過一會兒就會褪去，但是肌膚在經過「手臂按摩之後」會變得更為水嫩柔軟，由內到外散發出健康的光澤。

◆ 引發頭痛的大部分原因，是因為圍繞在肩膀附近的神經受到了壓迫。

當位在肩膀附近，深層肌肉內的胸小肌（如圖 9-2 所示）受到壓力時，就會直接拉扯到那些支援手臂與手掌的神經叢。然而這個部分的緊繃也會把壓力轉嫁到那些延伸至頭顱內，來自肩胛骨底部的神經群。但是我們無法從外在看出這類問題的端倪，所以人們經常會直接跳過這塊看起來不起眼，但極其敏感的部位；事實上，很多按摩師皆如此。

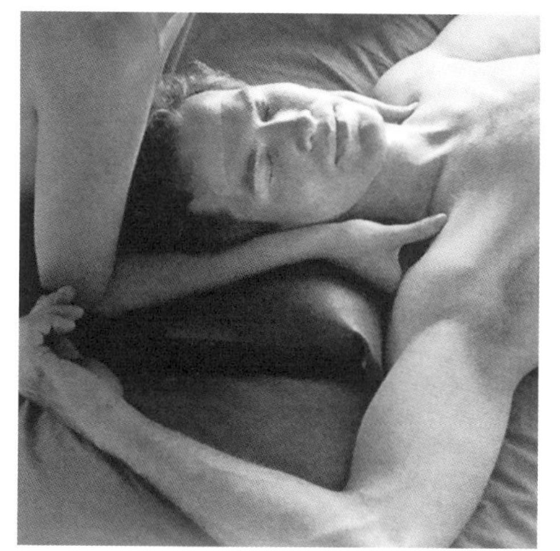

圖 9-1

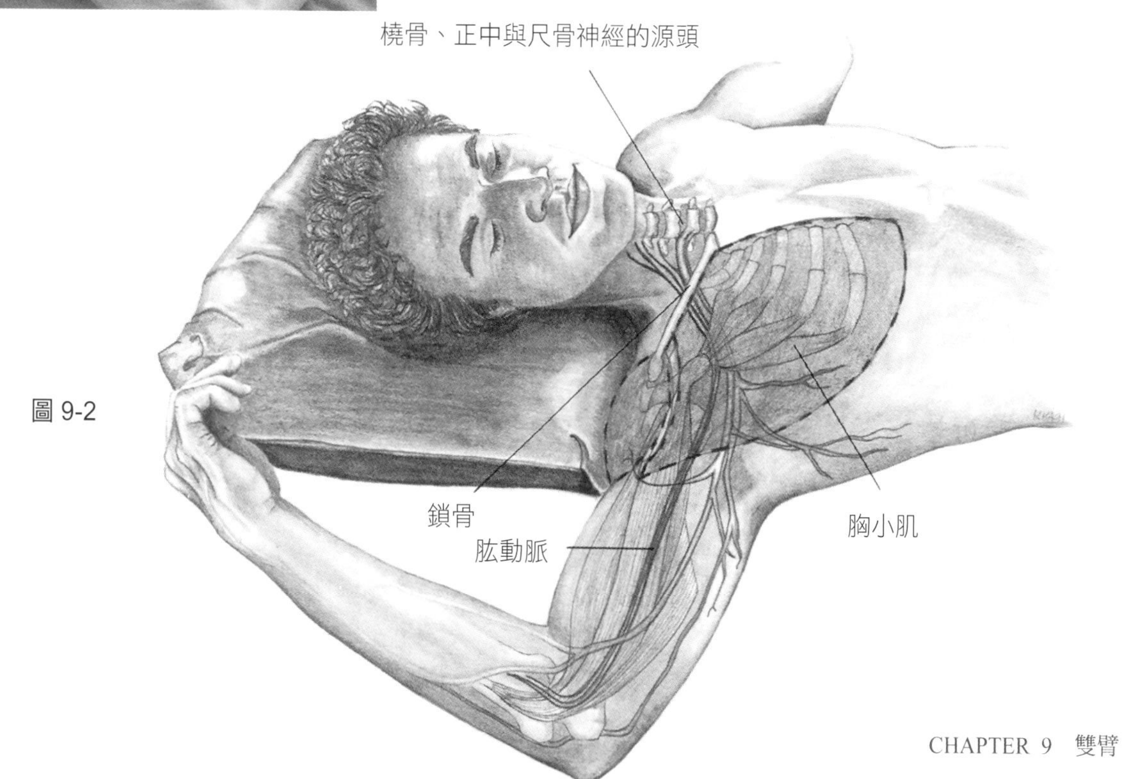

圖 9-2

長髮

◆ 如果你的伴侶留有一頭長髮的話，請溫柔地用一隻手把它們撥離雙肩；請用對待四肢一樣的謹慎態度來移動髮絲，然後為你準備要按摩的那隻手臂抹上按摩油——從手腕到肩膀的部位。**小提醒**：請以長推與平坦的手部動作來推抹按摩油，這對手臂按摩有加分的作用。

循環

透過「手臂按摩」技法，能通過手臂上靠近表層的大靜脈，把血液推向心臟，溫暖了胸腔，也鼓舞了手臂。請重複兩次這個技法，在你就要完成「手臂按摩」，準備移師到「手部按摩」之前就作，以提高「體液排除」的功效。

不管是雙臂還是雙腿，兩者的循環按摩方法是一樣的。讓你的手指併攏，雙手成倒過來的杯狀，覆蓋住伴侶的手腕。

直線朝肩膀方向移動，隨時注意自己的手指是否有包裹住對方手臂兩側。你將會感覺到一小疊的肌膚正在你小指頭前方滾動著，抵達肩膀後，請用上我們在臀部施行過的手技，當其中一隻手急轉握住腋窩時，讓另一隻手擦過頂端的關節——此處為肩關節。然後雙手分別從手臂兩側往手腕方向移動，以恰到好處的力道接觸肌膚即可，無須按壓或推動。在不會中斷連結的前提下，再次把你的雙手「蓋」在對方手腕上，回到起始姿勢。上下來回算一次，重複十次這個技法後，會讓你的伴侶有溫暖與放鬆的感覺。

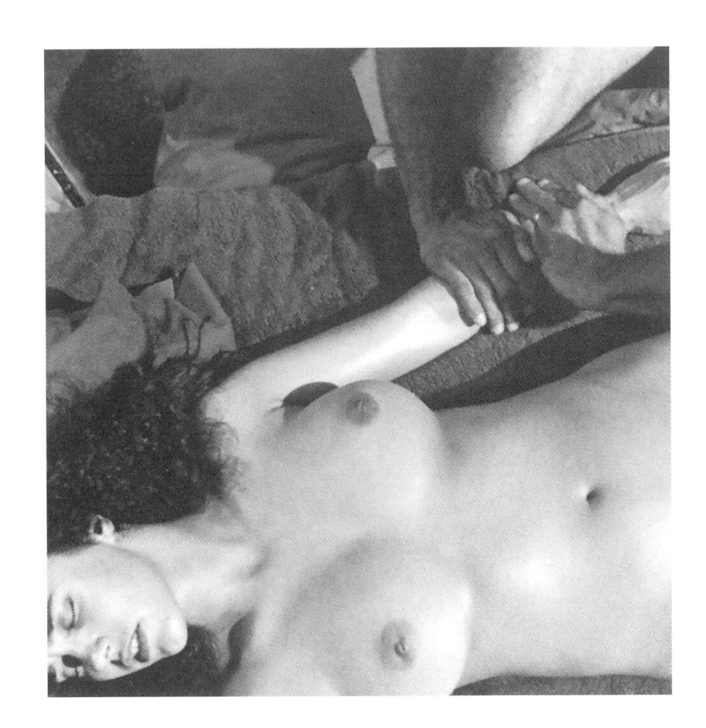

圖 9-3

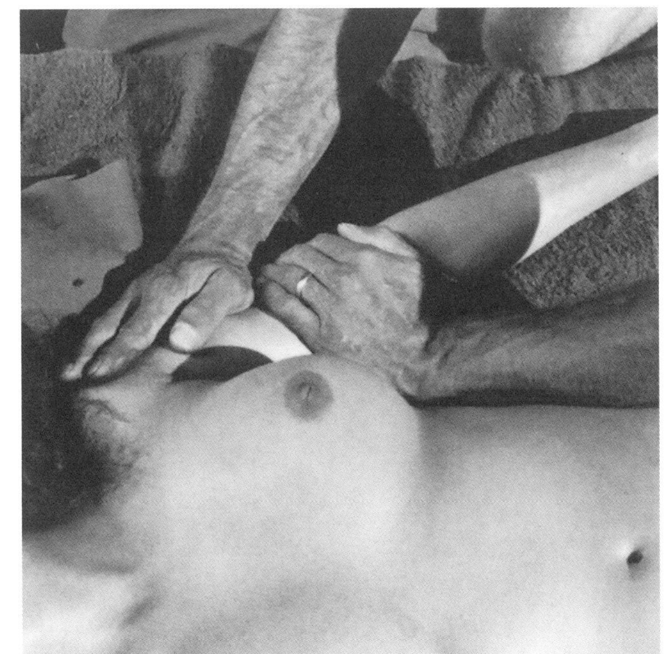

圖 9-4

雙手交替式推拉術

由於雙臂長度比雙腿短，因此大部分的人總是禁不起誘惑，想要把手臂按摩一路延伸到肩膀上面去。就這麼作吧！你的伴侶將會非常感激你。這個按摩組合將帶給對方一股高強度的喜悅浪潮，在手臂兩側上下流轉。

用雙手上下「夾住」伴侶的手肘，抬起對方手臂，接著一手握住靠近腋窩的地方，另一手則握住它的下方。先用一手直接往下拉，再換一手往下拉的規則往下滑動。剛開始先用這種「雙手交替式的推拉術」按摩上臂，完成這部分後，再延伸出去。一次只讓一隻手滑過手肘，這樣才能避免「對方手臂突然掉落」的尷尬狀態。重複幾次之後，延展先前的手勢，用「長推」來照顧整條手臂。當你的雙手抵達手腕時，就可以開始進行「全手臂長推法」，一路從腋窩直到手腕。這個距離沒有一定，主要是在「不要強求自己」的前提下來施作。在手臂按摩中結合「長推」及「短推」兩種變化法，偶爾改變一下施作的順序，就能創造無限樂趣。

添加按摩油

◆ 添加按摩油是考慮到在手臂上施作「雙手交替式推拉法」時，必須接觸廣闊面積而做的。在按摩過程中，當雙手拇指航行在手臂內側肌肉上時，其他的手指該握住的是手臂外側。小提醒，由於下滑的時候，我們是以充滿活力且不斷反覆地方式在進行，所以你可能得在過程中不斷添加按摩油。

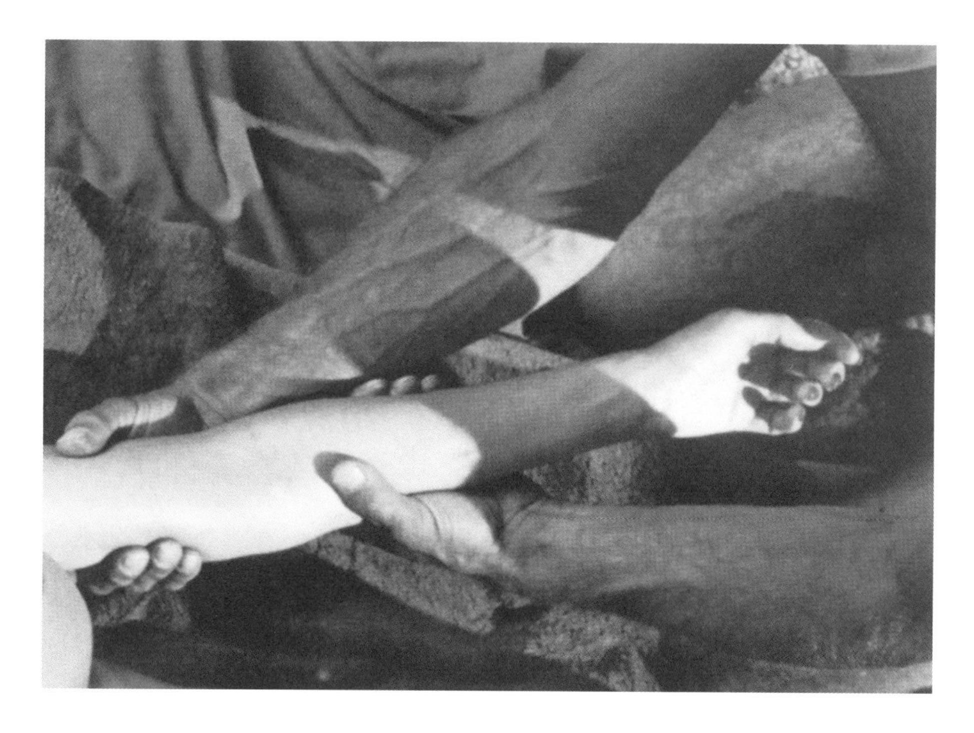

圖 9-5

指關節按壓法

從肩膀到手肘，上臂的厚實肌肉呈現出不規則的肌理線條。大部分的按摩手法不外乎把此處分成兩部分：一個是肩膀，另一個就是上臂。這裡的技巧是，當我們用適度的強勁力道以指關節按壓時，請依照肌肉的紋路前進，不要碰到骨骼結構。

首先我們要為這個手法找出一條明確的按摩路徑，先從肩膀處多肉的部位與彎曲的上臂弧度開始，讓你的指尖來探測肌肉的輪廓。之後才讓指關節從肩膀開始，一路按壓到靠近手肘之處。開始之初，請讓一隻手握住手臂中段，當作該技法中的「支點手」。

用指關節的平坦處抵住對方肩膀上端的多肉部位後，慢慢畫圓。沿著肩膀側邊行進，然後是上臂的主要肌肉群——二頭肌。在你往手肘方向移動時，把原本的「支點手」移至手腕處，在你按壓手肘附近的肌肉時，才能讓前臂乖乖地待在原本的位置。用指尖一邊畫圓，一邊在手臂上「上下」移動。必要時，請在中途調整「支點手」的位置，才能讓伴侶的手臂保持平穩的狀態。

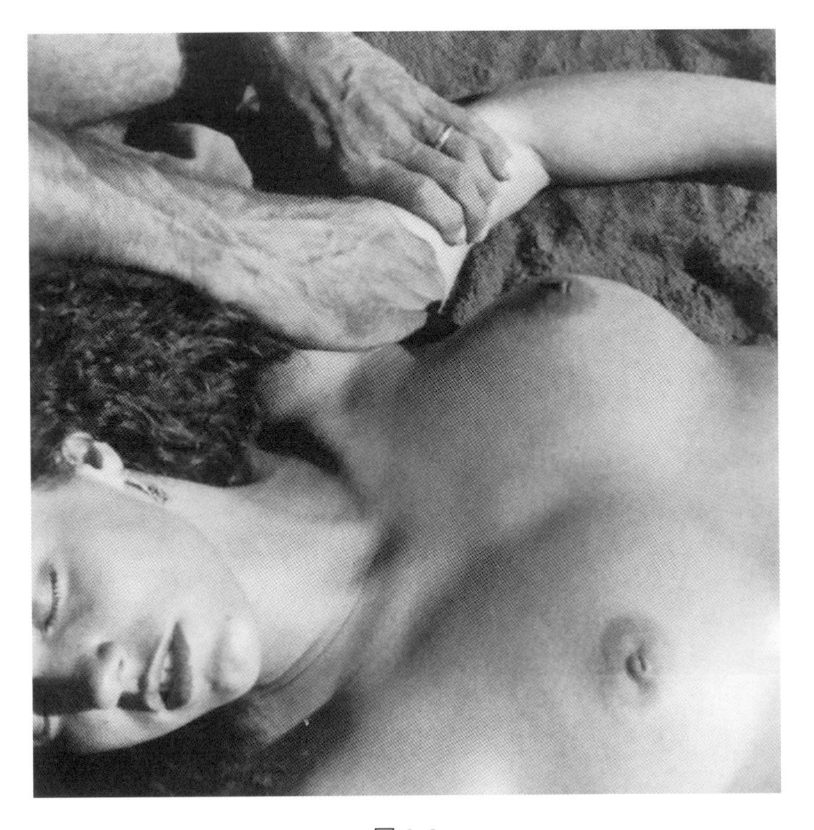

圖 9-6

肩膀揉捏法

運用你的指腹為伴侶肩膀小而發達的頂端按摩，大而多肉的雙肩則改用全手按摩，壓入指腹感覺一下肌肉群。除非你的伴侶是個非常瘦的人，否則以正常情況來說，你應該能在每一次揉捏中，「夾起」一小部分的肌肉組織才對。反之，如果碰到過於緊繃的肌肉，也不要強迫自己硬夾，免得擰痛對方。只要用指腹按入最緊繃的部位即可。

就與身體其他部位的「指尖揉捏法」一樣，這個技法能平順地轉移到任何相鄰的部分，此時指的是整個上臂，以適當力道繼續按壓原本的肌肉群。然後，當其中一隻手的虎口張開時，請以另外一隻手的手指推起一疊肌肉，一面揉捏一面畫圓。

將「指關節按壓法」、「肩膀揉捏法」和「雙手交替式推拉術」融會貫通搭配組合起來，以這個方式施行一會兒後，你就會看到對方手臂開始散發出健康的光澤。

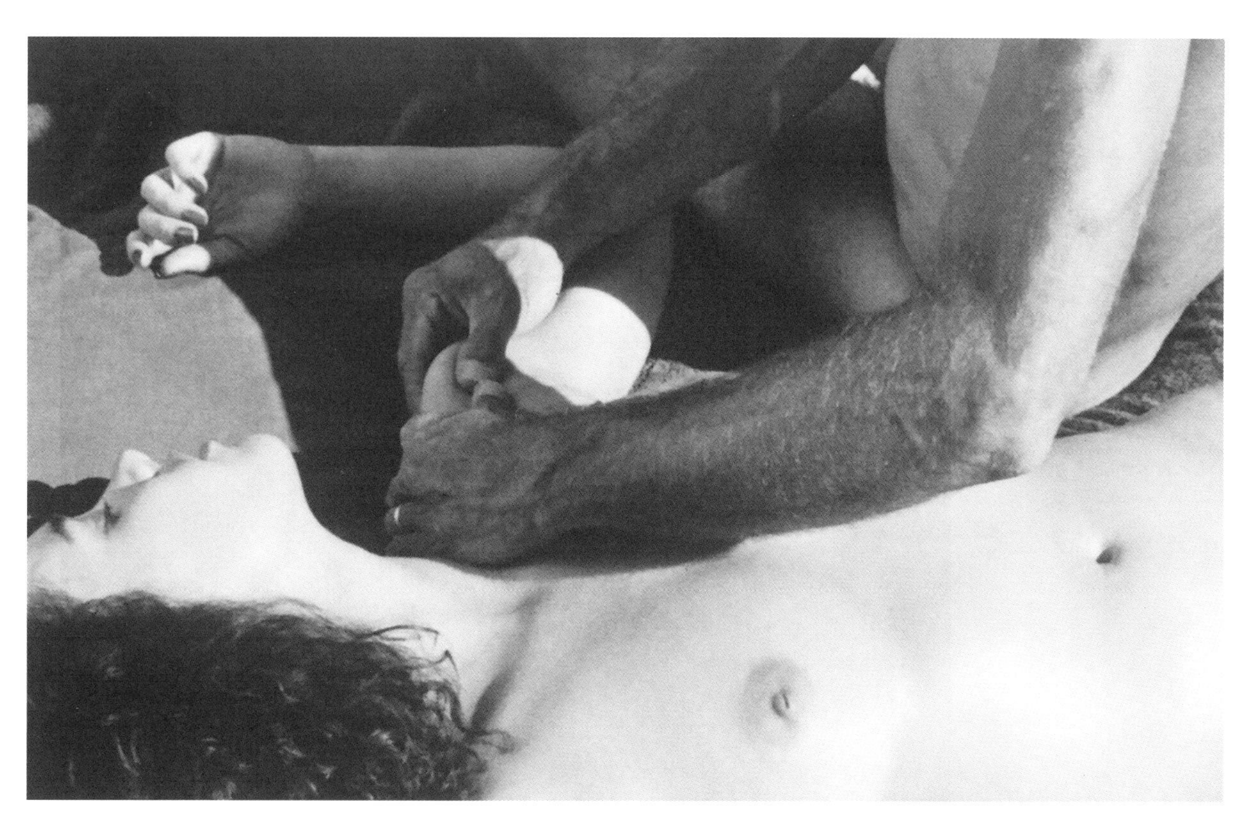

圖 9-7

天然的支撐點

◆ 在這個按摩活動中，對方的手形很適合夾在你的腋下。只要你有辦法，就請試著展現如此不凡的連結吧！按摩的真諦就是「觸碰」；只要是人，都喜歡這種被包攏的感覺。

手臂的拇指揉捏法

施作「手臂揉捏」時，可以選擇把對方手臂放在按摩墊上，或是倚著你的身體。但選擇後者能讓你倆的連結感變得更為親密，在按摩之外的活動裡，我們很難展現如此豐富的肢體接觸。請溫柔地抬起對方的手，把她的四隻手指夾在你的腋下，但請把拇指留在外面，讓它以「朝上」的姿態抵住你的肌膚（如下頁 9-8 圖示）。然後直接抬高手臂，把她的手肘放在你的膝蓋上。現在你們之間已經有了三個連結點：腋下、膝蓋和你的雙手。

先握住腋窩附近的手臂，然後將手指包裹在二頭肌上。雙手拇指按入該處的肌肉後，開始施行我們在雙腿用過的「拇指揉捏法」：雙手拇指以反方向畫圓，慢慢向下滑動，按壓從肩膀到手腕的整條臂膀。**小提醒：**行進途中請小心，不要按壓到手肘關節，因為此處分布了數條相當靠近體表的大血管。抵達前臂時，請利用你的整隻拇指——指尖到手指根部，為它施行揉捏法。

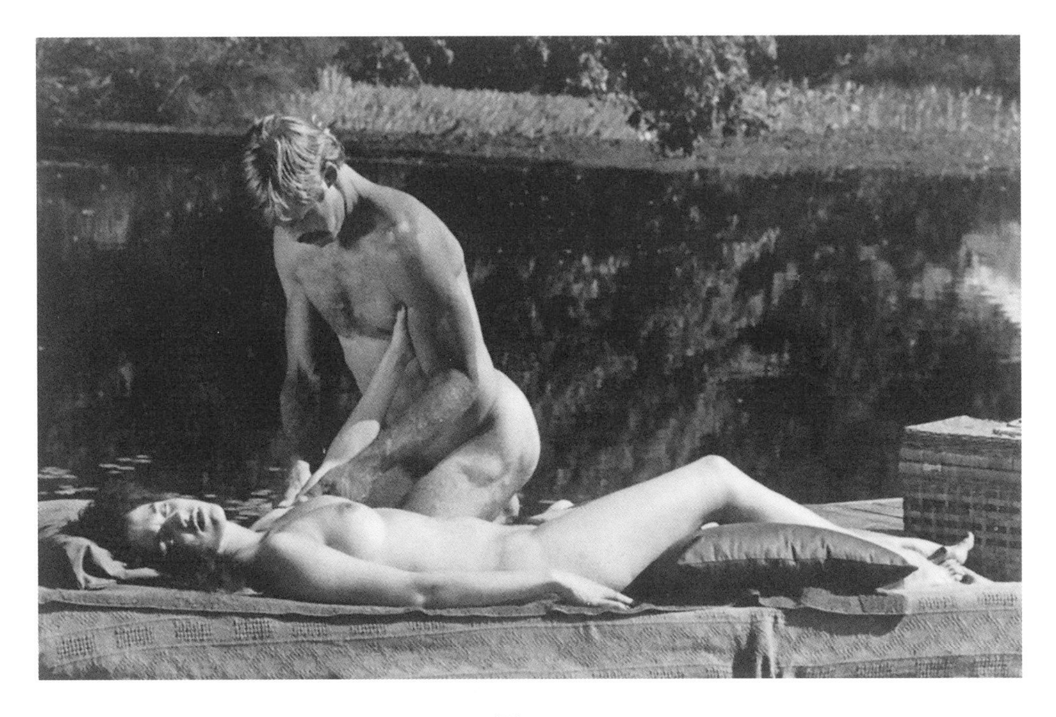

圖 9-8

若不抬高手臂，把手臂直接放在按摩墊上揉捏的成效與上述方法相同，只是少了點私密的接觸感。兩者運用的手法相同，只要簡單握住對方手臂上的二頭肌，然後對手臂進行揉捏。稍稍提高一下伴侶的手臂，好讓你的手指伸入手臂下方。

「前臂按摩」中有幾個手法，都是為接下來的「手部按摩」作準備。由於手部的神經和血管都來自手臂，因此如果你能對此處下點功夫的話，所達成的功效完全能媲美直接按壓手部後的結果。一旦來到手肘以下的部位後，此處的肌腱直接操控著手部的運作，幾乎你所作的一切，都能直接增強手部的按摩。多花點時間揉捏前臂，例如重複十次上述的技法，而不是普通的三次，它的結果將會顯現在雙手上。

圖 9-9

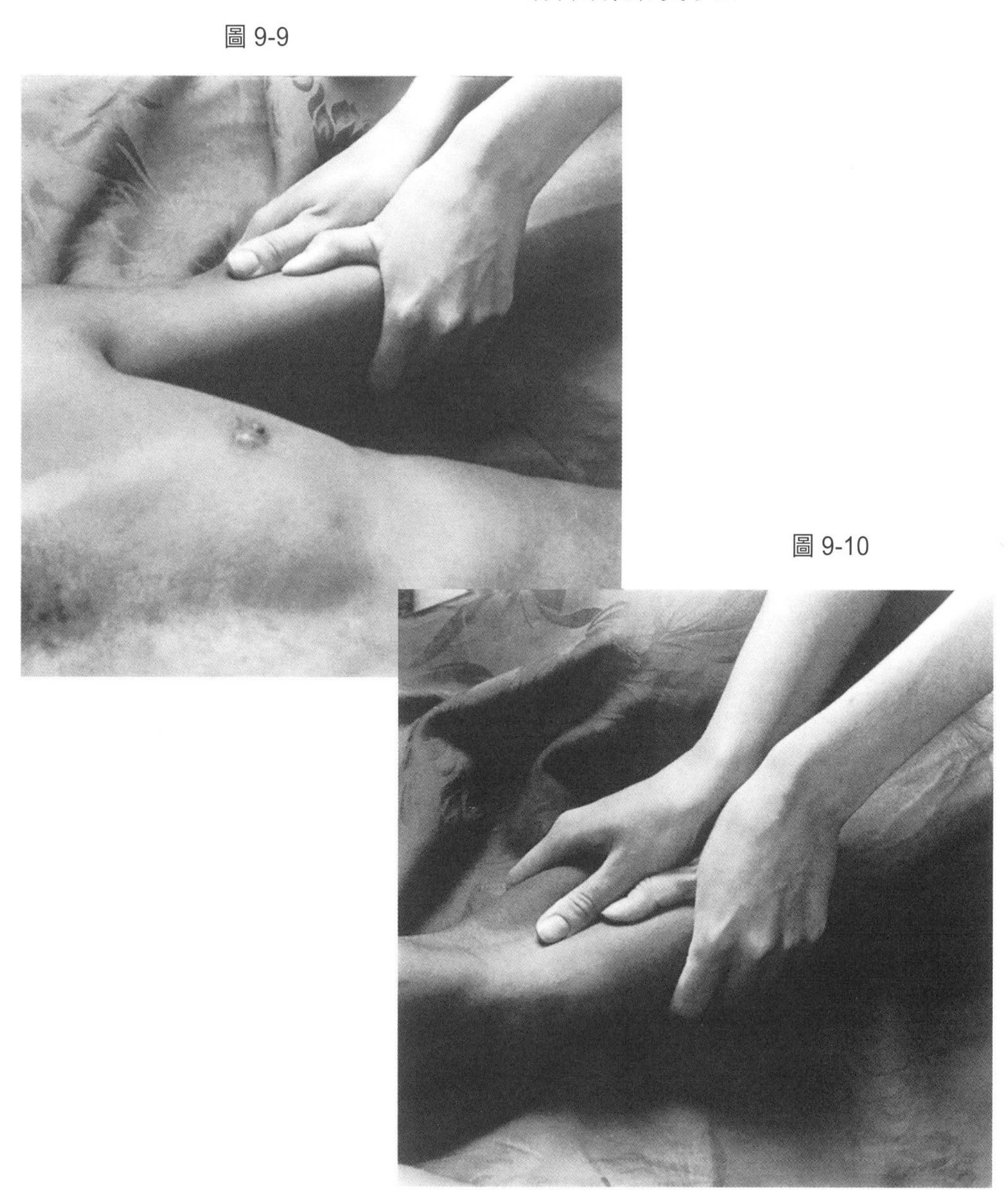

圖 9-10

手肘摩擦式按摩法

「手肘摩擦式按摩」是個可選擇性施作，但相當重要的手技。手肘的關節非常複雜，或許是人體內最獨特的一個部分。要處理它時，最好讓自己位在伴侶的單一邊，直接對兩邊手肘進行按壓就好，而不要笨拙地讓自己移來移去，一下左邊，一下右邊，只為了施作一個技法。讓你的上半身橫跨過對方的胸腔，在不移動自身的情況下，以「相對位置」為另一邊的手臂進行「摩擦式按摩」（如圖 9-11 所示）。

一隻手握住對方的手肘下方，這隻手做為「支點手」，固定她的這條手臂。接著用另一隻手為手肘上方施作「手指摩擦法」，一邊慢慢往下跨過肘關節。手指不要出力，也不要按壓，因為數條重要的血管就位在此處肌膚下方，只要單純用手指的平坦處進行摩擦就好。你的手指將會觸摸到不規則的肘關節、尺骨和橈骨末端，以及手臂裡的長形骨頭，當手掌彎曲時，這些骨骼將會呈現互相交叉的狀態。

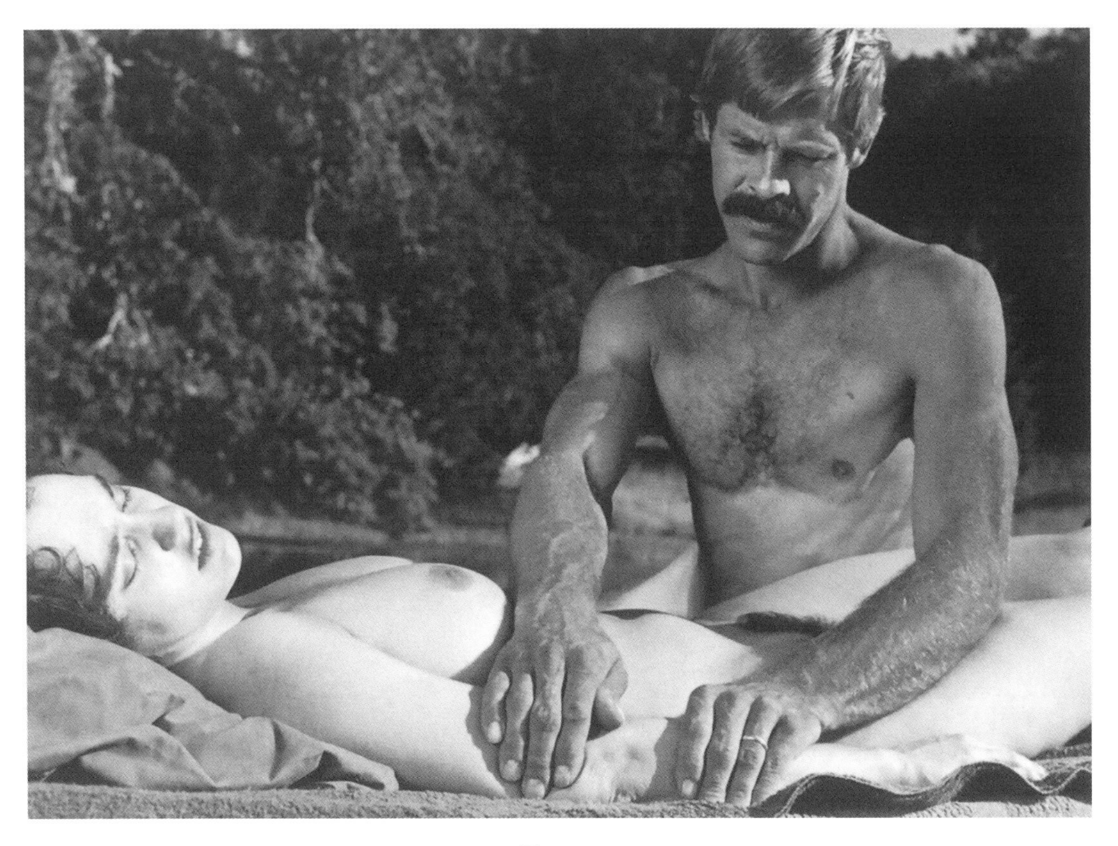

圖 9-11

被動式按摩程序

把雙臂當作是你最後一個能在「被動式按摩」中獲得樂趣的機會，現在就盡可能利用這個技法讓你們倆玩得開心吧！雖然後面幾章裡的「頭部按摩」中，也仍會用到「被動式按摩」，但施作的方式要比手臂來得沉著平靜許多，因為頭部的天生構造就是如此——脖子和下巴的活動範圍有限。然而雙臂卻不同，它們在兩個不同的關節輔助下，能自然地畫出一個巨大的弧線。這些運動將會讓對方的手臂「飛翔在空中」，它將是一系列個體部位的「被動式按摩」中，最生動的高潮。

你的伴侶將會愛上這種「反重力」的結果與「不受控」的感覺，但是它其實是控制在你手裡。如果以草率的態度來施作，對方手臂可能會緊急墜落在你的胸膛上，或者更糟地撞擊在按摩墊上。這除了會突然中斷按摩活動外，也會驚嚇到你的伴侶。

現在你準備好以一些真正有趣的方式來移動對方手臂了嗎？你將會在接下來的章節中，學習六種不同的「被動式按摩」程序。

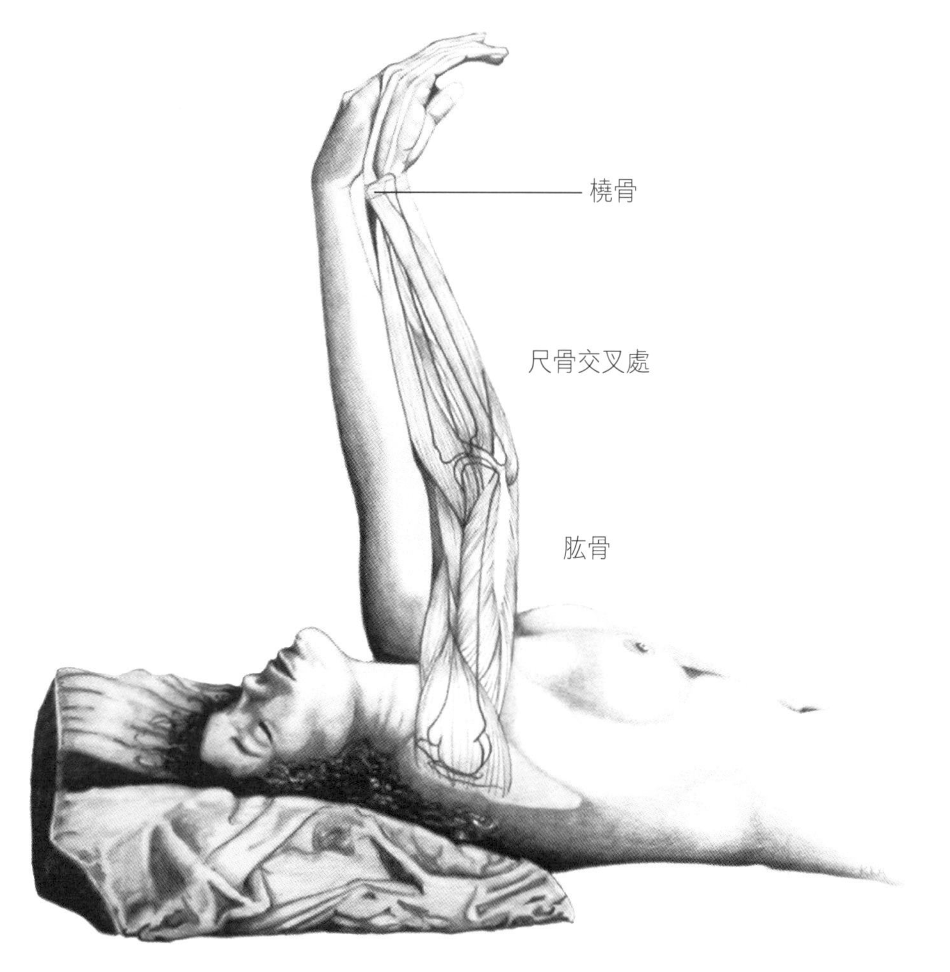

圖 9-12

雙臂的遠程控制器

◆ 肩關節是人體中最靈活的關節，它能夠輕輕鬆鬆地朝三個不同的方向運動。強而有力的胸肌與背肌能操控肱骨的移動。肱骨是上臂中體積最大的骨骼結構，一組豐富的神經和血管網路就匯集於此處。關節內細密的纖維狀韌帶，把骨頭連結在一塊兒。結構複雜的肩膀是非常容易受傷的部位，當它四周的肌肉受到壓迫時，就會同時讓手臂和手部感到不適。

支配著前臂肌腱是連接骨骼和肌肉的厚實繩狀組織，與背部控制上臂的原理相同，雙手的遠程控制器就是由手肘延伸而出的長形肌腱。所以我們以「前臂按摩」來為後續的「手部按摩」作暖身。

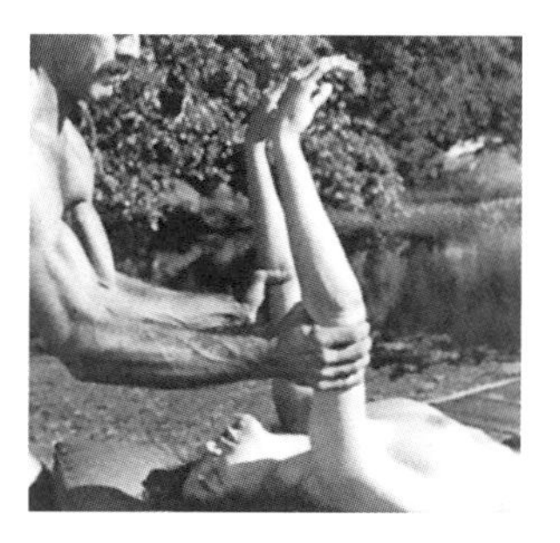

圖 9-13

前臂轉動法

以手肘以下的「前臂轉動法」開始你一系列被動式按摩。總是要先經歷「起飛」過程後，才有可能真正地飛翔。

為了掌控該技法對前臂產生的影響，在開始前，請先用一隻手抵住手肘的上方，這就是你的「支點手」，用這隻手的手指以輕柔的力道包裹住對方的手臂（如圖 9-14 所示）。然後以另一隻手握住對方手腕，直接抬起前臂，大幅度地向外旋轉它。當前臂換成向內旋轉時，請確保前臂有越過對方腹部。事實上，掌控該運動的主力是肘關節，在其呈現不規則形狀的影響下，旋轉運動並不會創造出一個精確的「正圓形」，而比較接近「橢圓形」。正如同所有的「被動式運動」一樣，在這個技法中，會感覺到「緊張點」出現。

在保持手部微微向前彎曲的情況下，先以謹慎的態度轉動三個小圈，之後再轉三大圈，以伴侶手腕能往後彎曲的最大幅度，做為手腕轉動的極限。這個方法能讓你充分利用到前臂所獨有的奇妙構造。當手在轉動時候，前臂裡的骨頭便會因位置的變化而產生交叉，從而創造出既平滑、幅度又大的「圓」。

提拉運動的小提

◆ 在你開始之前，你可以輕聲提醒一下對方，不需要她「幫忙」你抬起「自己的」手臂。在被動式按摩法裡，你會為她完成所有的動作，而她呢！什麼都不必做。

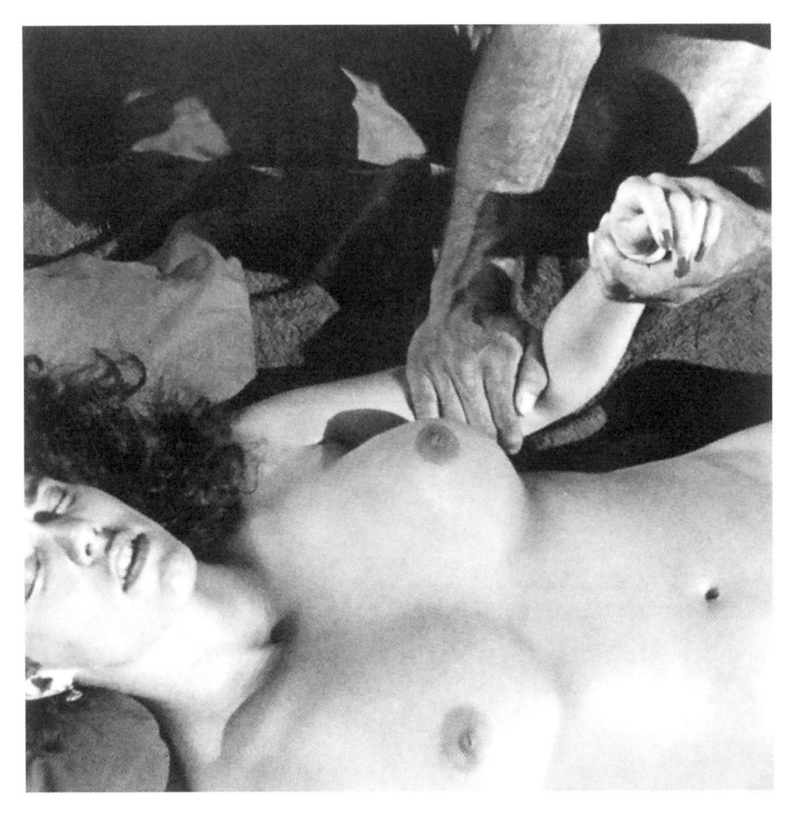

圖 9-14

肩膀轉動法

藉由從上下兩方穩固地握緊肩膀後，就能讓肩關節轉動出一個小圓。把一隻手滑入肩膀下方，然後把另一隻翻過來成杯狀的手，靠在肩膀上方（如圖 9-15 所示）。在轉動你的雙手之前，請先抬高肩膀，把它來回移動一會兒，感覺一下各方向傳來的「緊繃點」。接下來，用上下兩隻手穩固伴侶的肩膀，以各處的「緊繃點」為規範，在這個界限內以畫圓方式轉動對方肩膀。朝順時針和逆時針各轉三次後，再溫柔地把對方肩膀放回按摩墊上。

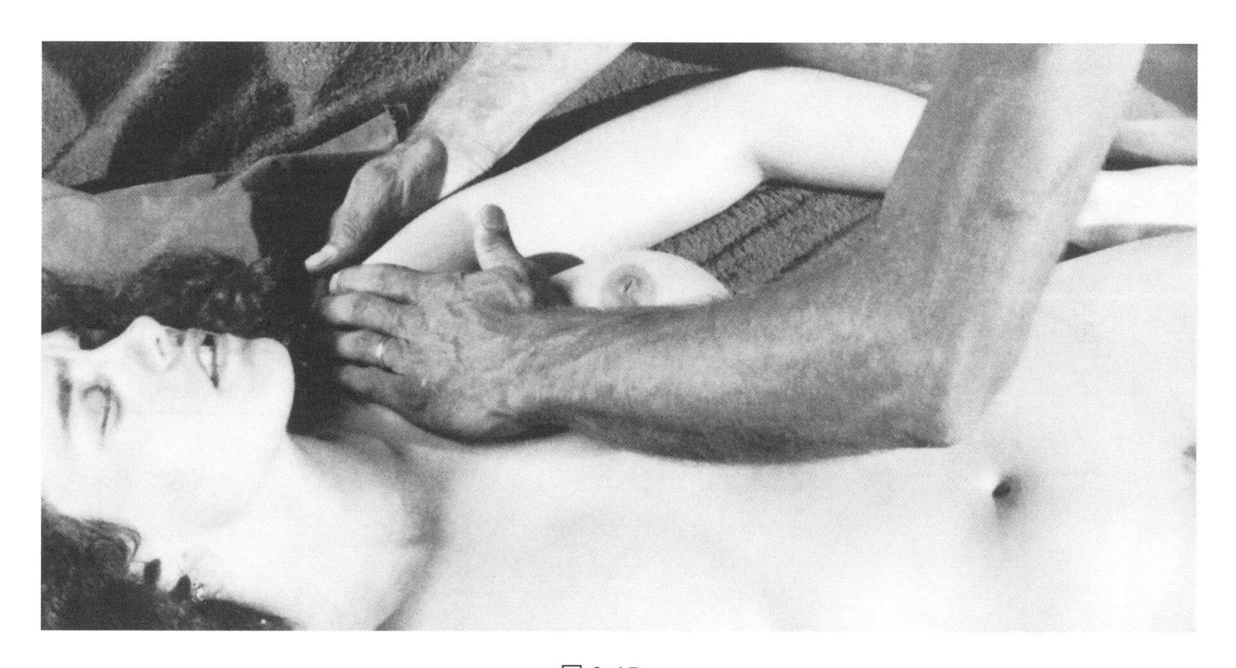

圖 9-15

手臂的擠壓式按摩法

在施行這個技法時，必須把伴侶整隻手臂抬至空中，並停在那兒至少幾分鐘的時間。手臂的擠壓式按摩法是所有姿勢奇特的療程中，一個依然能讓你伴侶感到舒暢的技法。你必須以巧妙的方式操縱整隻臂膀，讓它在完全垂直的狀態下，依舊能達到徹底放鬆的境界。

用一隻手握緊對方的手腕，以直線方式將伴侶整隻手臂舉高。你的另一隻手開始擠壓手臂的上下兩側，也就是所謂的外側與內側（而不是旁邊兩側）。用指尖來感覺二頭肌的線條，一面緩緩往上移動，一面以輕柔的力道揉捏臂膀上每一寸肌膚，一路往上，直到你碰到自己握住伴侶手腕的那隻手為止。然後在此處迴轉，再慢慢往下，回到起始的位置。上下一趟算一回，重複三回這個技法後，就會讓你的伴侶了解到，原來我們的手臂偶爾也是需要被擠壓一下的。

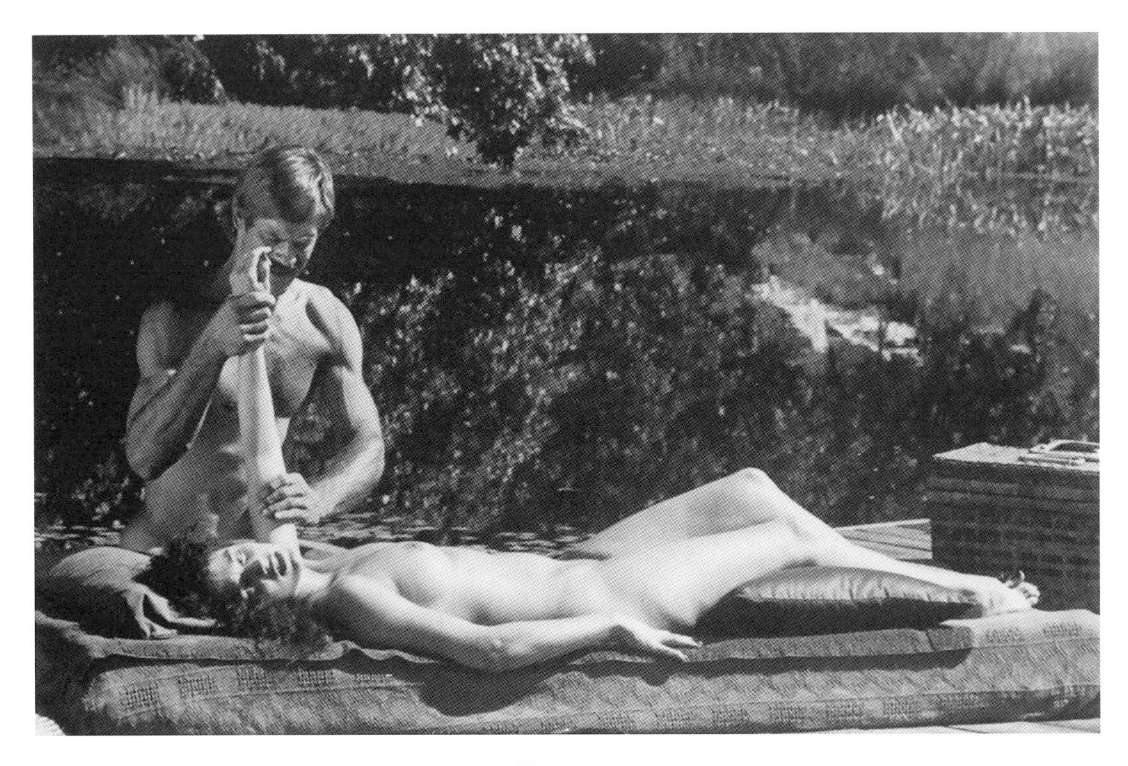

圖 9-16

手臂擦揉法

現在，你的伴侶已經習慣你抬起和移動她的手臂了。到目前為止，你所作的一切都讓人滿心歡喜，非常愉快。於是她正在等待，看看你的錦囊裡是不是還藏了什麼妙法。這個技法不會讓她失望的。

再一次小心地抬起她的手臂，彎曲手肘，讓她的臂膀直接橫過胸前（如圖 9-17 所示）。讓她的手臂維持曲折的狀態，然後把你雙手平坦的掌心部分，貼住她上臂的兩側，然後像鑽木取火的方式，兩手一邊擦揉，一邊往上方移動。當你來到肘關節時，千萬別停下手上的動作，只要簡單地繼續你的「鑽木取火技法」，對方前臂自然會在你的手勢下自動往上伸直。繼續往手腕的方向前進（如圖 9-18），直到她整條手臂呈現「完全伸直」的情況才停止。如果我們要在此處進行迴轉的話，會有一定的難度，所以還不如重回起始之處，然後再重新開始。仔細且慢慢地彎曲伴侶手臂，你的雙手也跟著回到該技法的起點——上臂，然後把對方手臂回復到一開始的原樣。當你在擦揉手臂時絕對要有耐心，不要操之過急，你雙手行「鑽木取火」的速度，以每秒擦揉兩次為宜。讓你的伴侶有足夠的時間來了解這全新的感覺。

請努力地溫暖整條手臂吧！讓你的伴侶在這有形的身體溫暖感中，品味著舒適而愜意的感官體驗。

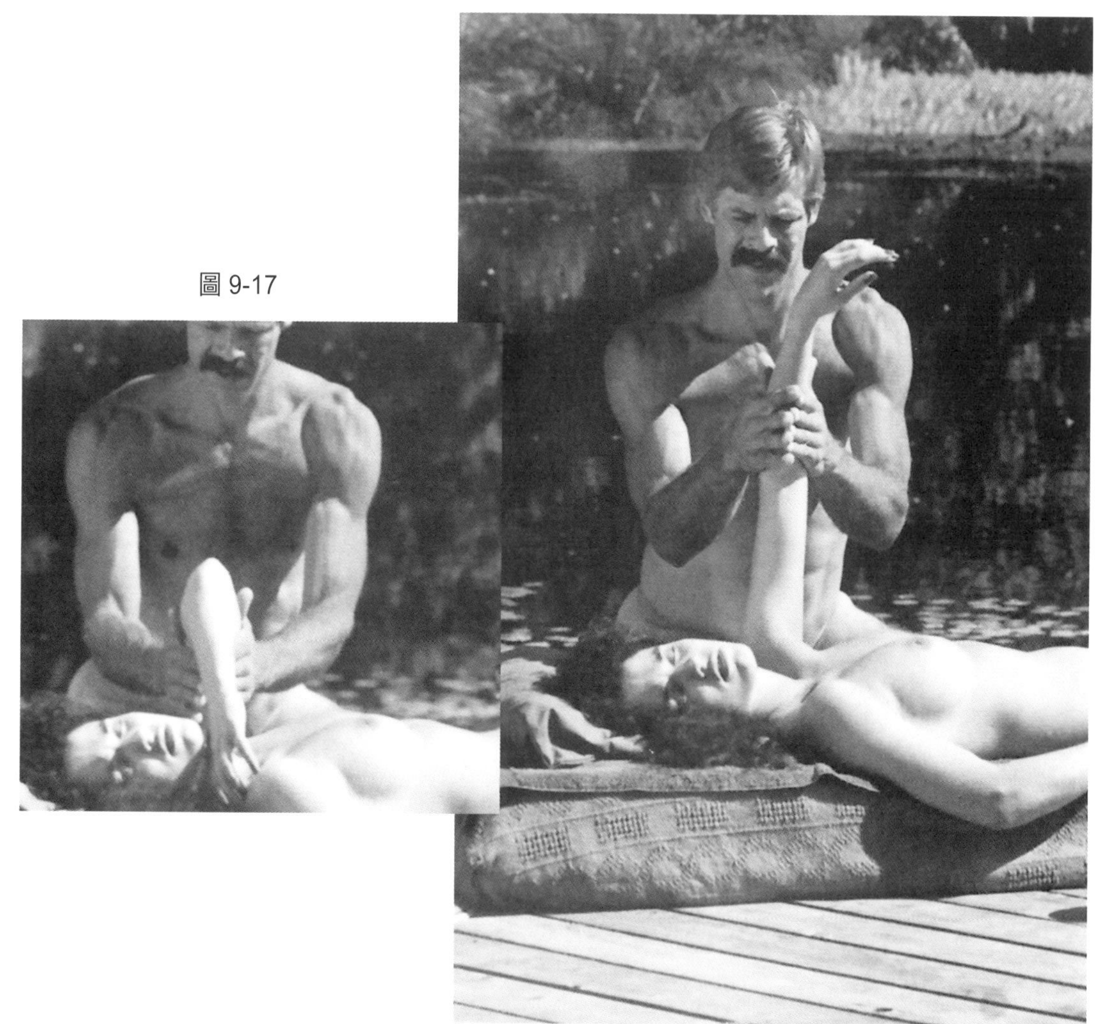

圖 9-17

圖 9-18

肩膀彎曲術

抬拉雙臂且直接對你手握之處上端的關節施壓。把雙臂當作槓桿，在提拉並轉動結實肩關節的同時，也能延展裡面的韌帶。跪在對方頭部之上，握住對方雙手手肘之下的地方。直接抬起雙臂，直到對方雙手呈垂直狀態為止（如圖9-19所示）。稍微提拉手臂之後，再慢慢轉動它們。在關節轉動的同時，你將會感覺到輕微的阻力，到這裡就好，請別繼續轉動。每一次你伸展雙肩內的韌帶和肌腱的時候，它們就會變得更柔軟。待下一次你施作這個技法的時候，你和你的伴侶都會發現它所帶來的明顯改變。

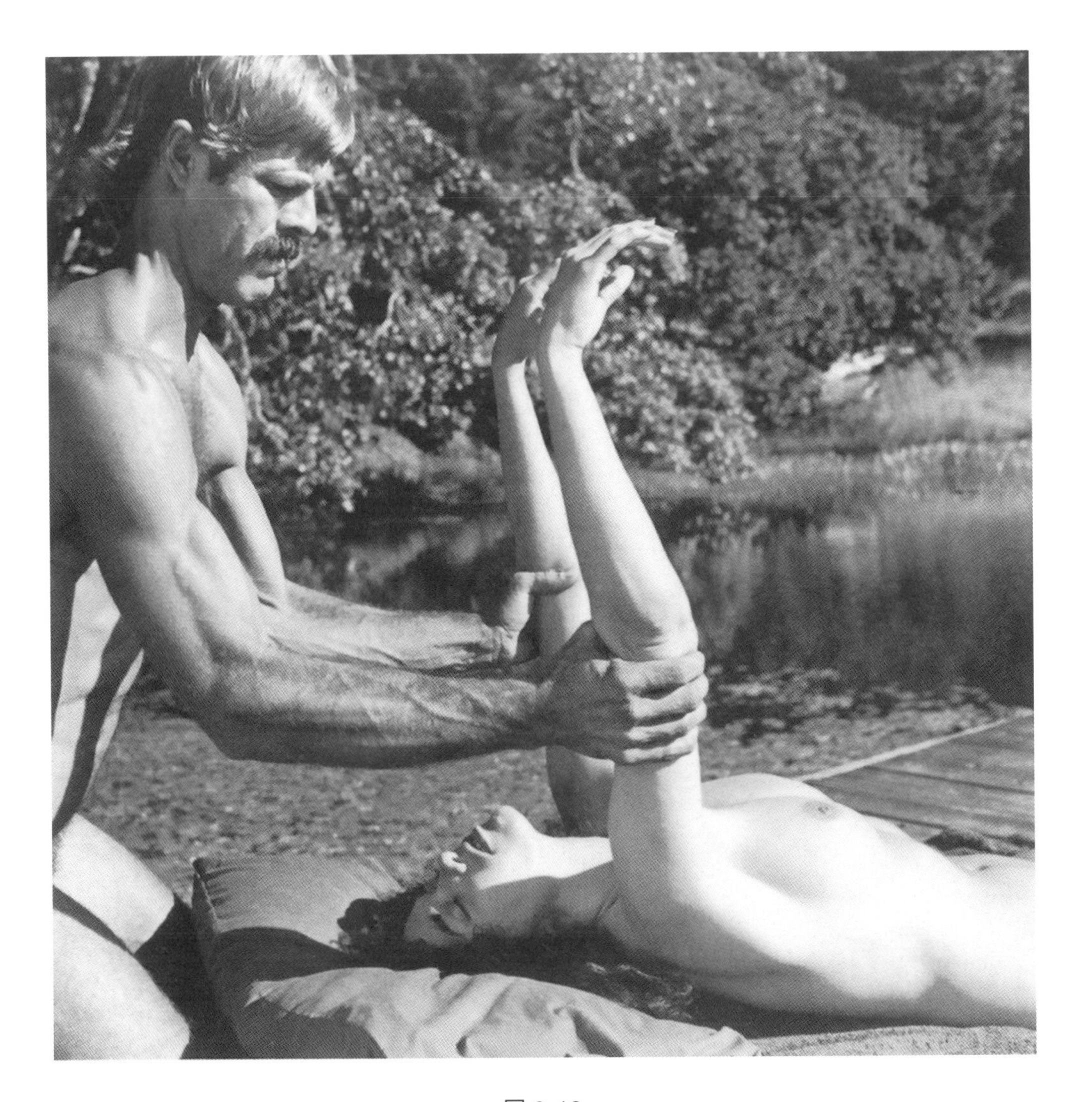

圖 9-19

手臂甩動法

在施作這個廣受大家喜愛的「被動式按摩法」——「手臂甩動法」時，手臂瞬間擁有了自己的生命，在無須「主人」施力的情況下，自個兒開心地在空中遊玩並飛行著。你自己的手臂一定也渴望能這麼做。

不該讓你的「手臂甩動法」驚嚇到你的伴侶，請避免讓它失去控制。所以在施作這個技法之前，請先測試一下手臂的極限值，並讓對方有心理準備。輕輕地握著對方的手腕後抬起手臂，然後開始以不超過約三十公分的距離，把它甩向你的另一隻手。此刻，你已經以簡單的方式讓對方習慣並接受了甩動的感覺。當你的另一隻手接到伴侶的手臂時，請讓你的手稍微向後「退」一些，才能抵消甩動帶來的衝力。等完成六次左右的前置「短程」甩動技法後，你已準備好施作真正的甩動法了。

請逐步擴大甩動的弧度，直到你能在靠近自己肩膀處接住她的手。一如往常，當你在來回甩動對方手臂時，請特別注意阻力的出現，並且把你的「甩動」控制在「緊繃點」之內。在抓住對方手臂時，也別忘了要移動你的雙手。請以一個輕鬆的頻率開始這個技法，大約每兩秒甩動一次，然後再加快速度，變成每一秒甩動兩到三次。「甩動法」將會讓你的伴侶展開笑靨，因為它就像一部極具效果的驚險小説。

輕擦對方的雙臂

◆ 以「手臂甩動法」唐突地作為雙臂按摩的結尾，會讓人有些緊張不安。這時我們要以一個柔和的過渡技法，來幫助你伴侶從高強度的強烈按摩法，漸漸往下轉移到雙手的部位。

現在就讓我們以「雙手交替式的摩擦法」，來結束這一章的「雙臂按摩」。一面以指尖輕輕按壓著手臂內部的神經叢，一面從雙肩開始滑過前臂，最後直抵手背。請重複四次。

最終以一個長而綿密不斷的滑動法，一路從肩膀開始滑到手腕處。輕擦能帶給對方一個非常重要的有形訊息：此刻，對方感知已從手臂移轉到了雙手。

圖 9-20

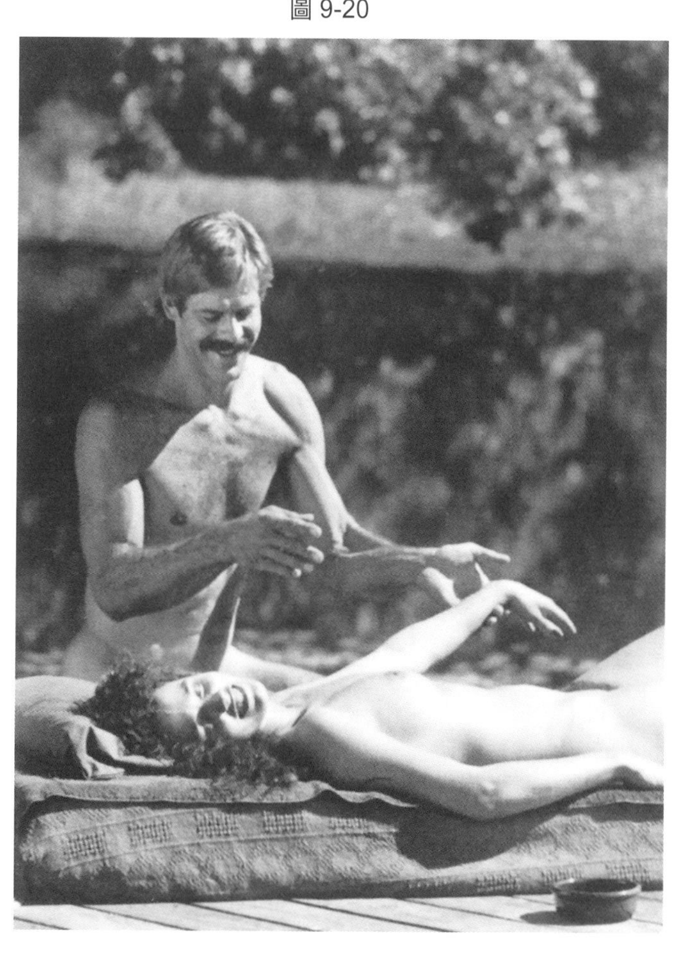

圖 9-21

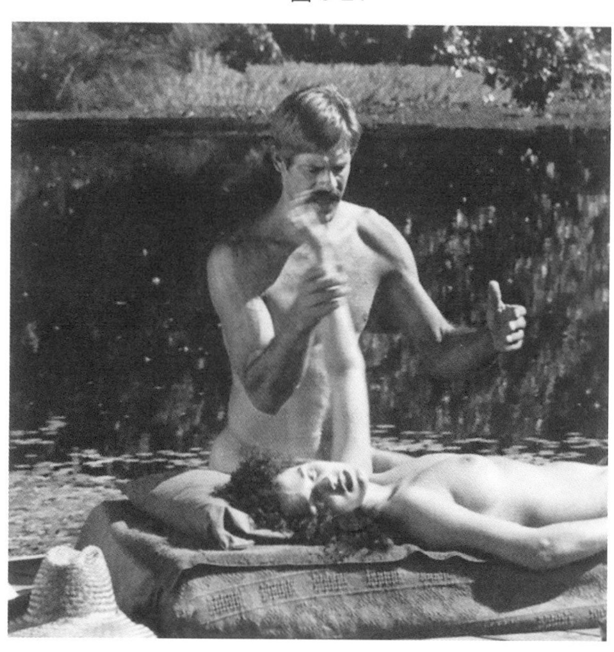

CHAPTER 10

雙手

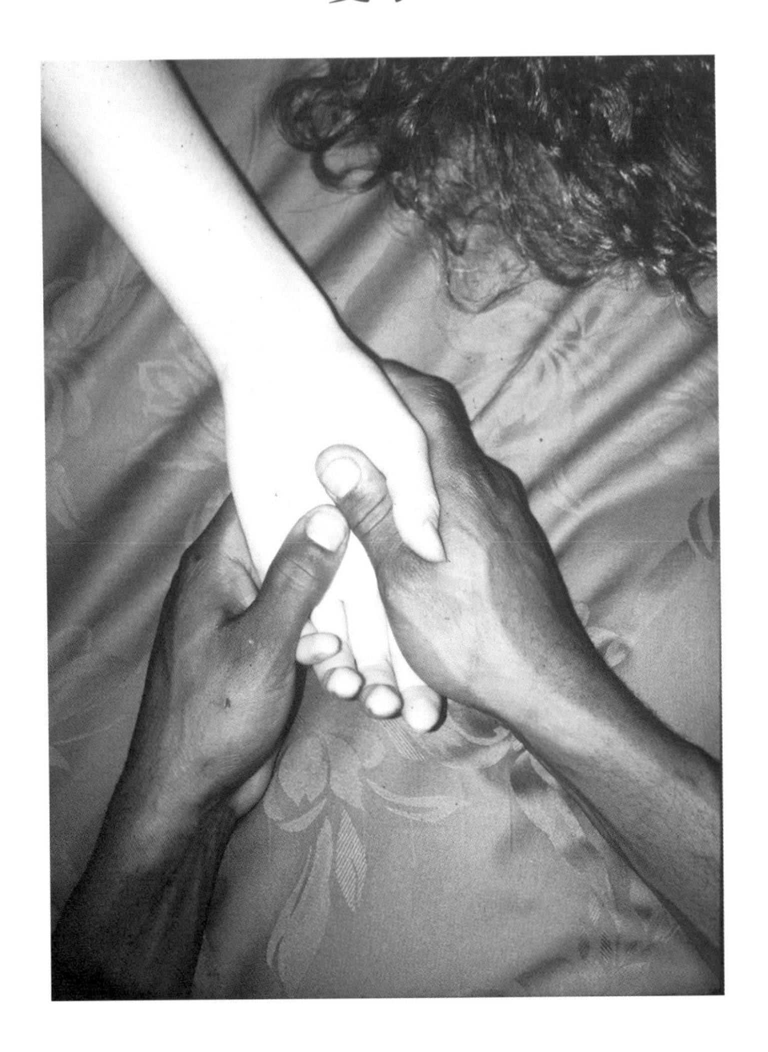

感謝「握手活動」，人們已經適應了這類的手部接觸行為。如果你的伴侶是個羞於被觸碰的人，請先對雙手進行按摩之後，再繼續下一個按摩活動。這一部分的全身按摩，是先從雙手的「親切問候」按摩開始後，才繼續探索那些雙手能為對方帶來的樂趣。

雙手是由手肘延伸出的長肌腱與肌肉在控制的，它們在手腕處與緊繃的血管與神經束相接，一起擠過名為「腕隧道」的狹窄關節。厚實的腕韌帶圍繞著手腕內的八根骨頭，牢牢地把它們捆成扎實的一束。當手腕受到壓力時，腕隧道就會猛烈地收縮，把壓力直接傳導至手臂內的三條主要神經上，也就是我們之前在肩膀按摩中處理過尺骨神經、橈骨神經，以及最容易受傷、直接把壓力反彈回韌帶身上的正中神經。

韌帶是一種堅韌牢固的繩索狀纖維物質，它能連結骨頭與骨頭以形成關節。當關節被扭轉到超出正常範圍的時候，一小部分支撐該關節的纖維狀肌腱，就有可能被撕裂或與骨頭剝離。如果你任它自生自滅的話，這一類問題產生的扭傷傷害，痊癒的速度非常緩慢，因為流經肌腱的血液量相當稀少。早在多年前美國南北戰爭時，醫務人員就已意識到，如果能常常對扭傷處進行按摩療法的話，就能縮短一半甚至更多的復原時間。而今天我們已經常以肌腱按摩來治療扭傷一類的傷害。

現代辦公室的設計對我們的腕關節並不友善。大多數的上班族都患上了未經治療的腕隧道症候群——手部和手腕不斷重複相同動作、長久累積與壓迫後的一種失調症狀，伴隨而來的刺痛與麻木感，使最簡單的生活瑣事，如寫字或使用廚房用具等，都變得異常困難而且痛苦不堪。我們現在知道，若以奇怪的姿勢不斷重複某件工作的話，例如以不正確的姿勢在電腦鍵盤上打字，位於手腕內的韌帶纖維將會被慢慢地撕裂。此外，再加上「過度使用」的傷害後，位於手腕和雙手內能潤滑肌腱鞘的關節潤滑液會開始銳減，進而造成更多的摩擦情況，還有發炎和疼痛的狀況。如果不趕緊對這問題採取補救措施的話，永久

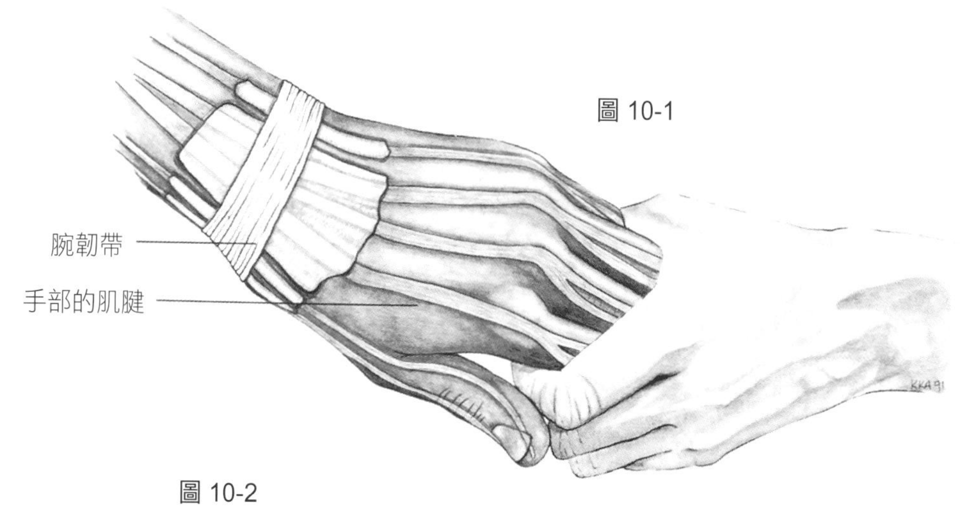

圖 10-1

圖 10-2

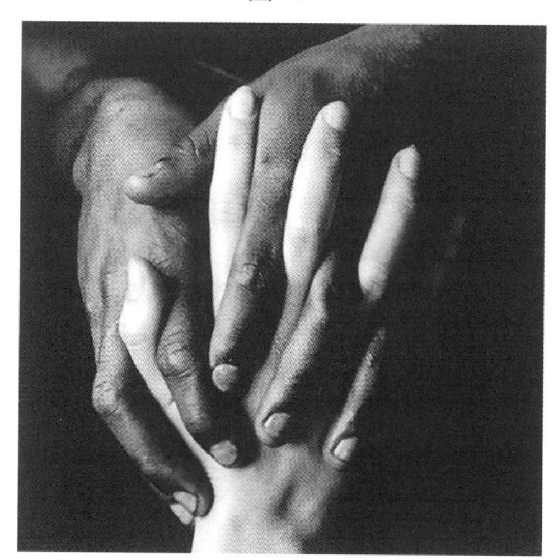

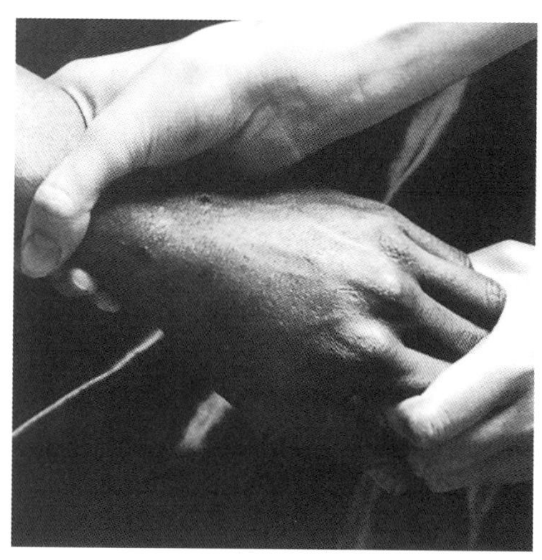

圖 10-3

增強感知

- 先按壓手部的伸肌腱
- 在對方手肘下墊個枕頭，以支撐手臂
- 請別重壓手腕前方的前臂
- 按摩手指兩側
- 向上提拉神經豐富的手指兩側
- 按摩手心時，盡可能地讓對方的手掌遠離腿部，最好舉高到頭部以上的位置
- 為拇指進行按壓時，請特別留意拇指的根部
- 按摩手背的時候，請把對方雙手放在她雙腿的兩側

性的關節疼痛和對生活帶來的不便將會提醒著「腕隧道症候群」的患者，在自動化辦公室裡生存的人體是多麼容易受傷害且變得虛弱無助啊！

當然，按摩並無法修復被嚴重撕裂的韌帶，但是當你用按摩的手法把充滿氧氣的血液「打入」組織中時，就能加速傷口復原的速度。更棒的是，被良好按摩過的雙手和手腕能保護你伴侶遠離腕隧道症候群。把本章介紹的幾個簡單技法——手背和手心的「拇指揉捏法」、「指關節按壓法」與雙手的扭動技法——重複十二次或以上後，就能有效改善腕關節的缺氧組織，並且讓對方的雙手變得更加輕盈。不管你的伴侶是否正在承受腕隧道症候群之苦，整套的手部按摩都會帶給對方愉悅舒適的感覺。這是雙手應得的，所以你可以跳過那些以「治療」為目的的理由，只要去做就對了！

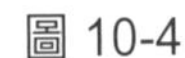
圖 10-4

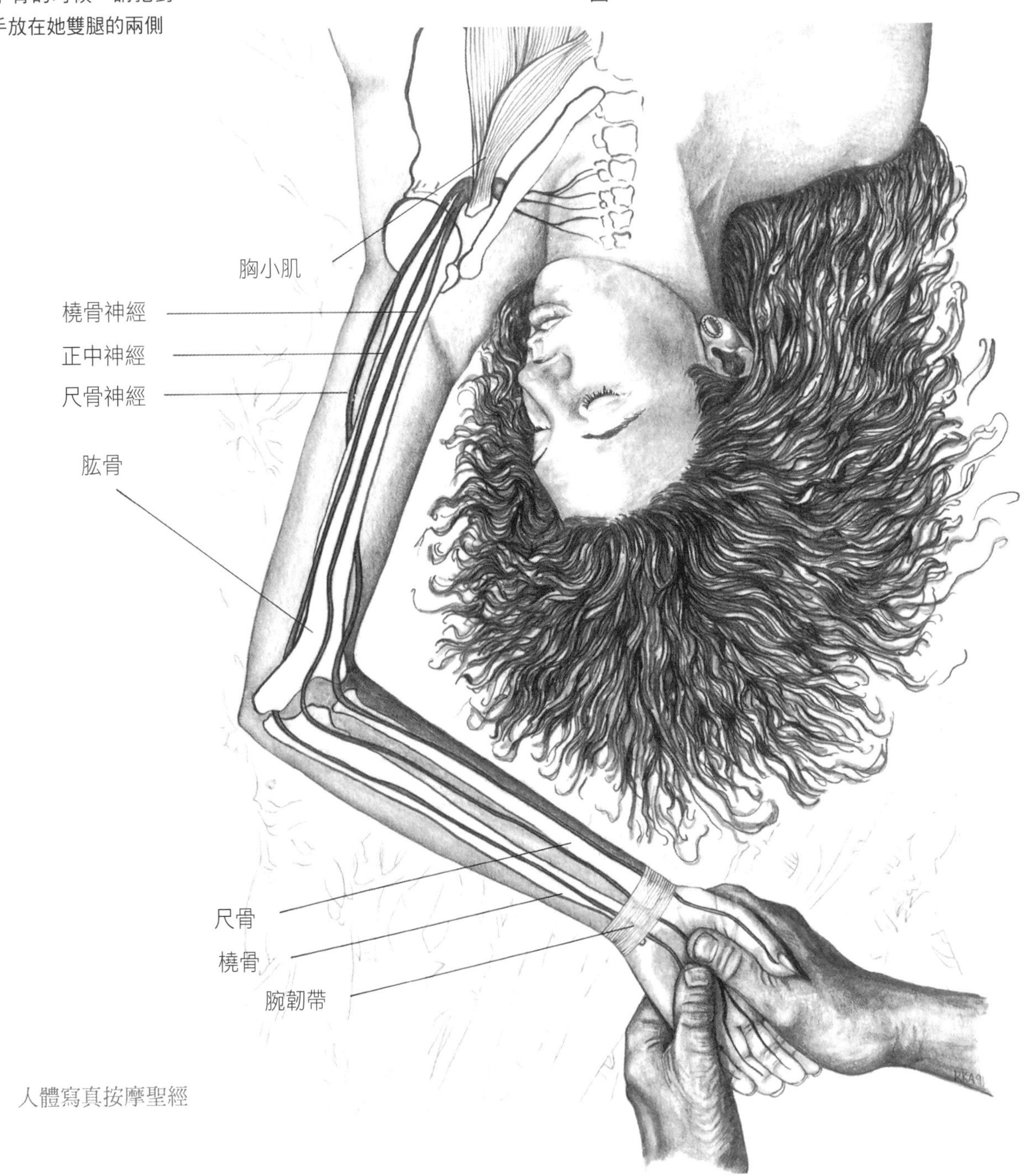

手掌揉捏法

手臂裡的三條主要神經：尺骨、橈骨和正中神經，通過腕隧道後就成扇形散開在手掌內，手掌揉捏法給了你一個直接按摩這三條神經的機會。以雙手的拇指探進掌心，從手指根部開始一直到手腕，仔細地揉捏這整段呈不規則的區域。為對方的手心抹上一點按摩油；此時，你可能得在對方手肘下塞入一個能支撐她手臂的小枕頭。

手掌揉捏法是手部按摩中最重要的技法之一。你兩隻拇指的形狀正好適合手心中央的低窪地帶，讓它變成一個容易施作的療程。不妨忘掉普通技法中的「重複三次」規則，請多施作幾次吧！

用雙手握住對方的手，當你用雙手拇指按壓對方手心時，請用手指包住手背，拇指一面按壓，一面以相反的方向轉動，對手心內的柔軟組織畫小圓。比起雙手的其他區域，整個手心特別是拇指根部區域，更能接受強而有力的按壓法。所以請直接向下按壓，直到你的拇指感覺到骨骼結構的存在為止。為拇指根部多花一點時間按摩，但是請避開手腕，因為此處分布了數條相當靠近體表的大血管。

每一個人都會愛上這個技法的。經過徹底揉捏後的手心，會讓整隻手變得更強健，但也更柔嫩。

電腦壓力

◆ 如果你的伴侶是個必須經常用到手指的人，譬如打字，那麼她的雙手和前臂應該已感到有些不適了，請利用這個手法特別加強這個區域。

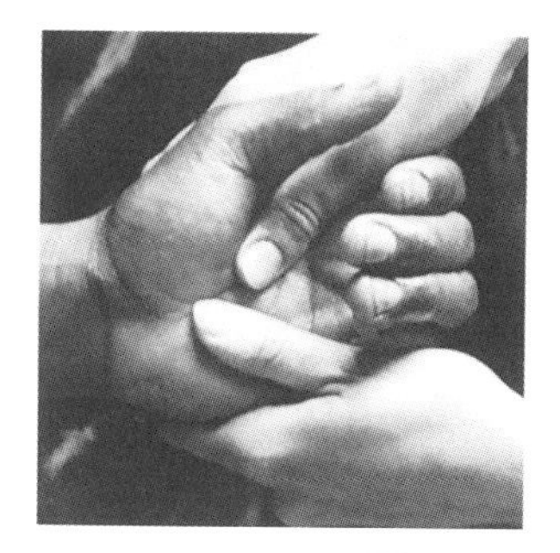

圖 10-7

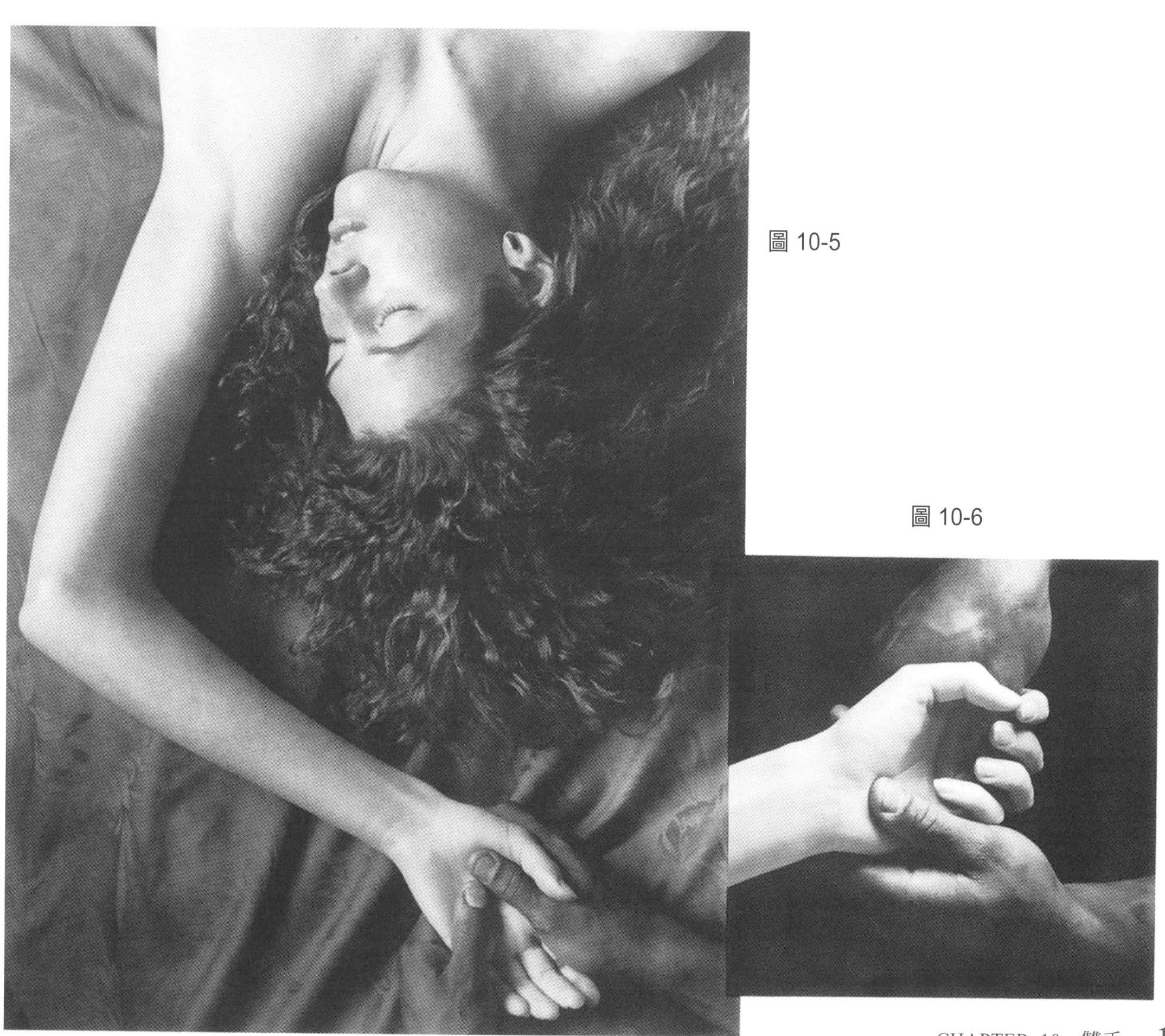

圖 10-5

圖 10-6

手掌的指關節按壓法

指關節按壓法的重點，是為了對伴侶的手掌施行更為深層的按壓。為了按摩手掌的中央，請從手背的下方撐住她的手（如圖 10-8 所示），接著你的另一隻手握拳，以平坦的指關節處直接按入手心。首先，在手心上滾動一會兒你的指關節，然後一面按壓，一面以指關節畫圓。就跟手掌的揉捏法一樣，這個技法的行徑軌道是從手掌底端開始，一直到手指的根部。

為了對多肉的手掌根部進行額外的重點式按壓，在你以指關節按摩之前，請先用另一隻手撐住對方手腕的底部（如圖 10-9 所示）。

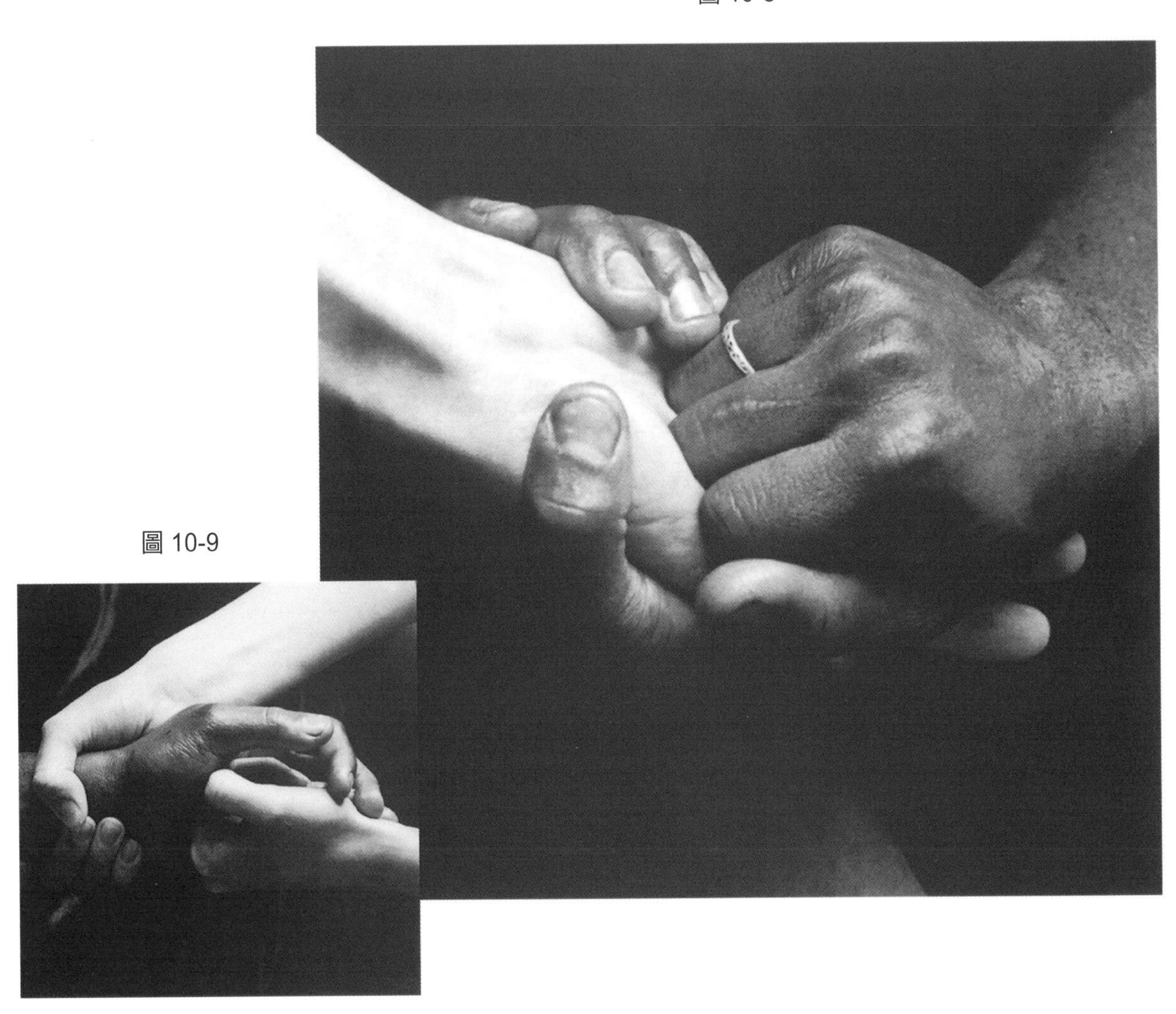

圖 10-8

圖 10-9

翻轉雙手

由於肘關節的不規則形狀，所以當對方的手心朝上時，手臂會呈現往臀部方向內翻約四十五度角的情況，而且若在手心向上時按摩對方的手部，手指指尖通常也會自然地張開。然而，當你要翻轉手部，對手背進行按摩的時候，肘關節會自然地伸直，讓對方雙手能以輕鬆的方式擱在臀部旁邊。**小提醒：**為了能順利地繼續下一個手部按摩，請你靠近對方的身體。

雖然手部會是整個按摩療程中，你所按壓過的最小部位，但是請別因此而忽視它，在翻轉它的時候，請認真對待它，就像對待面積較大的四肢一樣。用雙手握住手腕（如圖 10-10 所示），接著提拉手臂，朝身體方向慢慢翻轉。讓肘關節在這一回合的技法中自動調整它的狀態，之後，手部就會貼在臀部旁邊，呈現一個舒適並自然下垂的姿勢。

現在，對方的手背已經朝上了，正等著你為它們按摩呢！

測試關節

◆ 即使雙手是人體中最常活動到的部位，但按摩活動依然能以一些意想不到的方向來活動該部位的關節。就和雙腳一樣，手部關節只能畫出一個呈不規則狀的大略圓形。在開始施作轉動技法之前，請先把關節朝順時針及逆時針的方向徹底轉動一次。

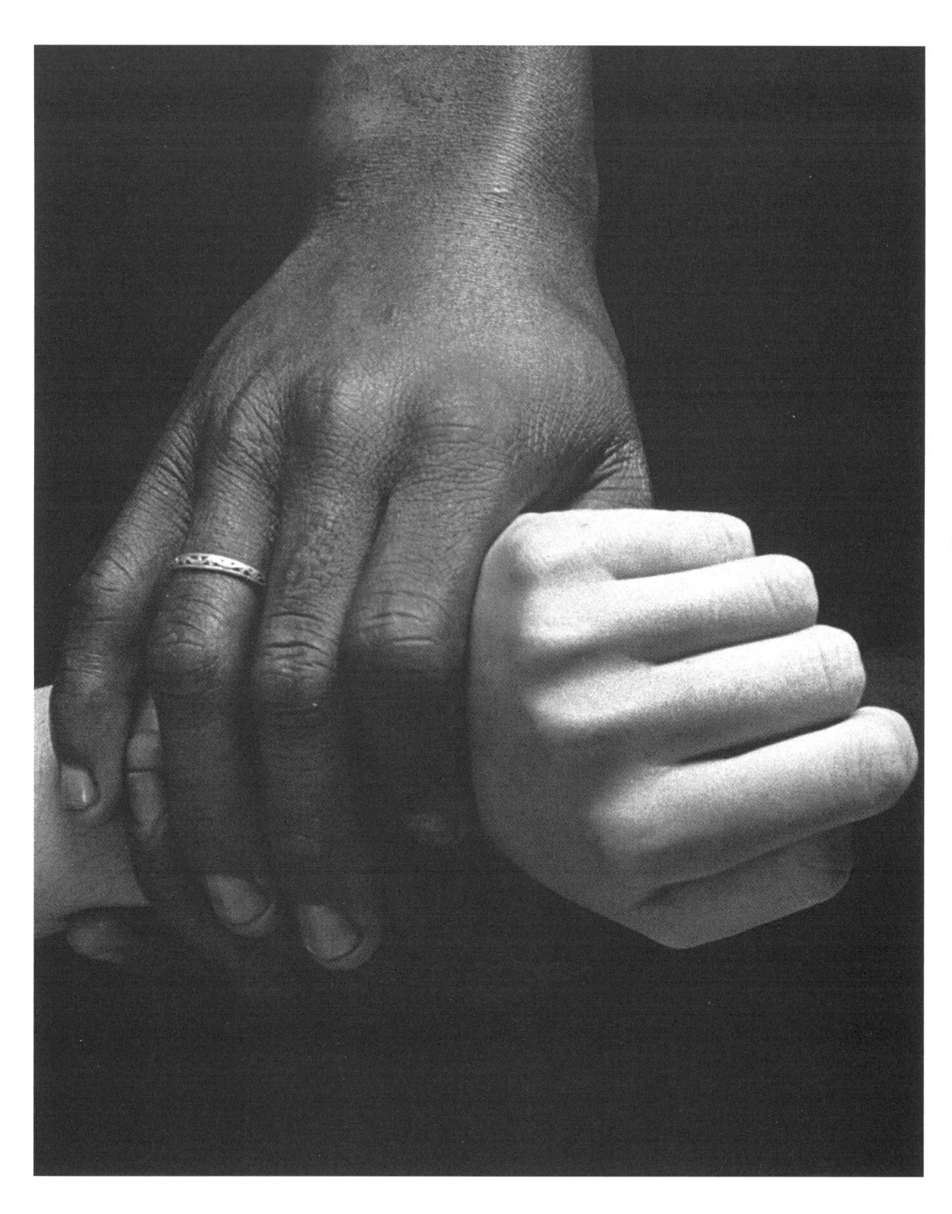

圖 10-10

擺動骨頭

用雙手手指包住對方掌心，兩手拇指穩穩地貼在手背上。感覺一下手背裡細小的骨骼結構，是移動一下它們的時候了。

你的雙手指尖以前後來回畫圓的路徑，輕柔地按壓伴侶的手。你會感覺到位在手指下方的骨骼結構正在移動。

別試著擴大畫圓的弧度，小範圍的移動就能帶給對方一種無法在按摩活動之外體驗到的全新感受：舒緩的波浪在整隻手起伏著，裡頭的骨骼結構也跟著輕輕蕩漾，身體的其他部分都是放鬆的。

手部轉動法

在腕關節內八根骨頭的影響下，手部轉動的軌跡會呈不規則的圓形。而當你在轉動對方手部時，將會感覺到這些骨頭，正無聲息地隨著你的動作而起伏。

一隻手握住對方的手腕，然後另一隻手的手指往下彎折，包住伴侶的指尖（如圖 10-12 所示）。此時，請穩穩地抓牢他的手腕，接著把對方手指當作「把手」，開始轉動對方的手部。剛開始時請先慢慢來，才能感覺到從手腕各方位傳來的阻力，然後請把轉動的範圍控制在這些點內，分別以順時針和逆時針的方向轉動三次。

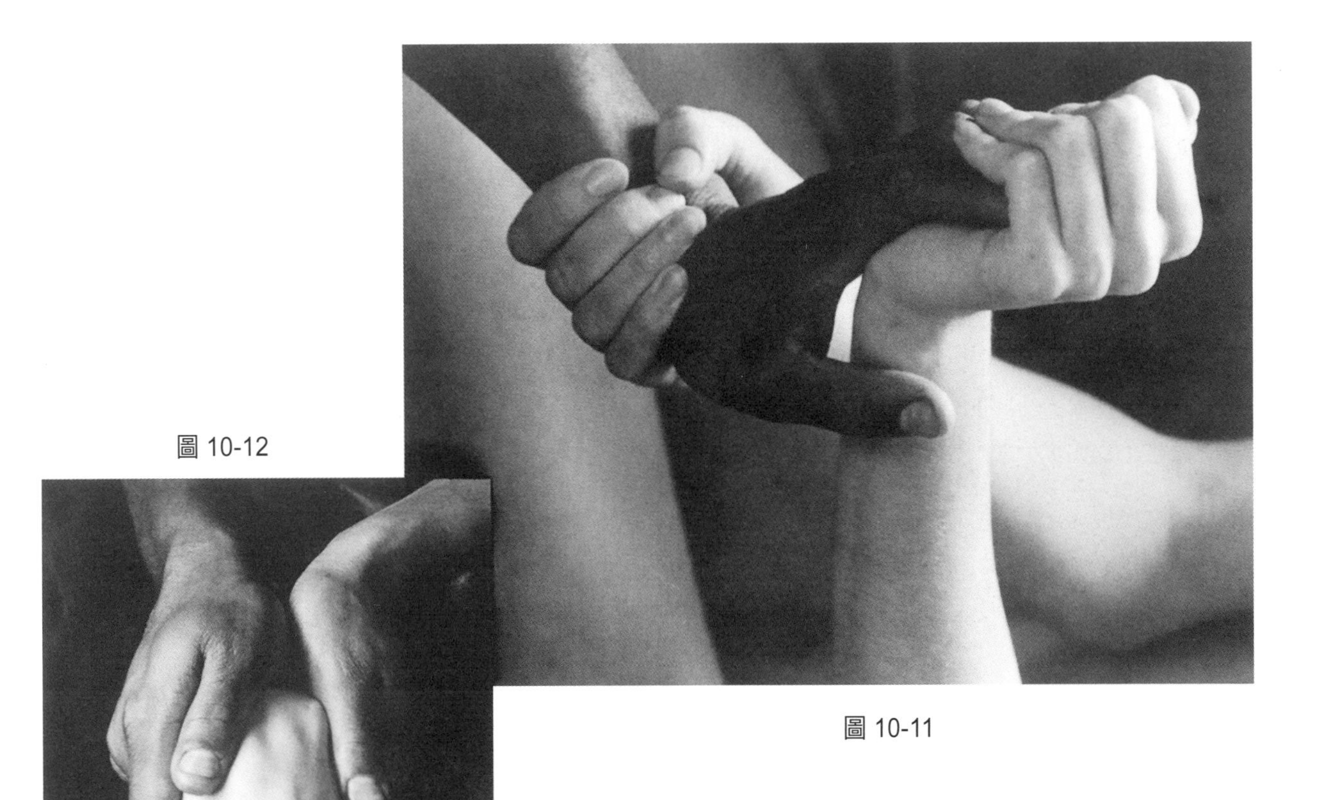

圖 10-12

圖 10-11

手部屈伸法

雙手手指同時握住對方的手掌根部（如圖 10-13 所示）。兩手拇指一面以適度的力道按壓對方掌心，一面用其餘的手指將對方手部往外拉。妳將會再次感覺到骨骼結構的存在，這一次只要簡單地把它們向外延展一下即可。重複三次這個技法會帶給對方舒適的感覺，但如能重複六次的話，妳的伴侶一定會覺得棒透了！

手指屈伸法

手指兩側是人體中最敏感的部位之一，但經常在按摩療程中被人忽略。現在就以這個技法喚醒它們吧！

把妳的雙手與對方的其中一隻手交纏在一塊兒——請自行決定每隻指頭的位置，或該以什麼方式來交纏，接著把整隻手往後彎，向手腕的方向彎曲。十五隻手指和三隻手一起向後彎曲的感覺，不知何故，就是這麼恰到好處。多少人一直想嘗試這個技法啊！人數多得會嚇到你。

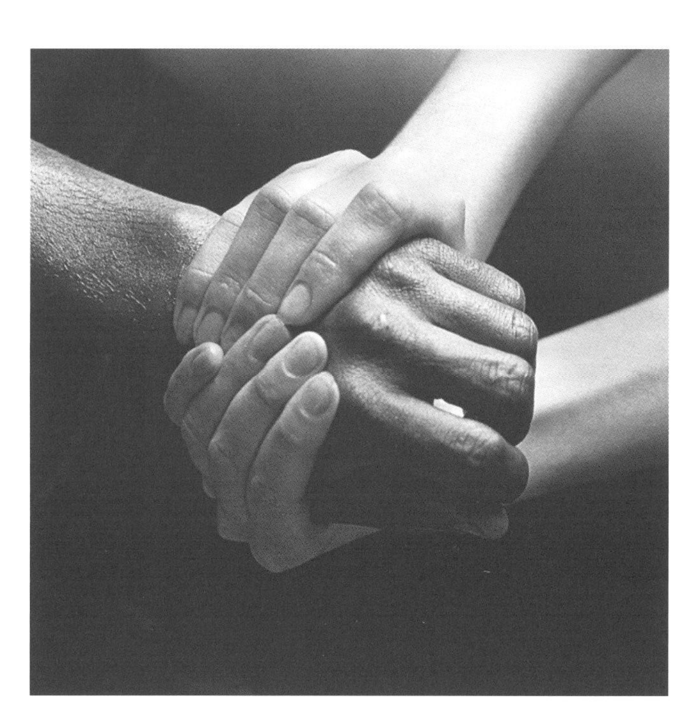

圖 10-13

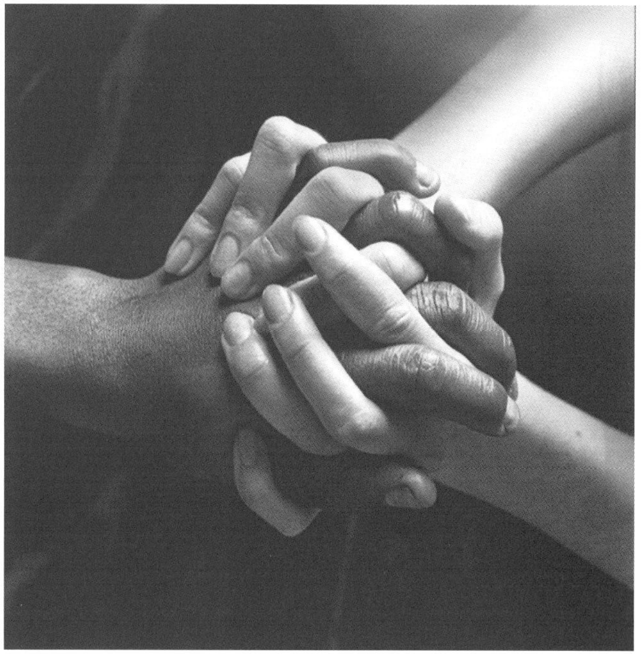

圖 10-14

手指推拉法

就像在按摩手部之前，必須先穩固手臂的道理一樣，在我們按摩手指之前，也需先穩穩托住手部才行。可以利用一個小枕頭來當作支撐，或是當妳在為伴侶的其中一隻手揉捏時，把他的手掌和手指靠在妳的膝蓋上。一次只按摩一隻手指，從小指開始，然後慢慢漸進跨越到拇指，把伴侶每一隻手指「穿過」妳自己的手指間（如下頁圖 10-15 所示）。一手握緊對方手指根部，另一手捏住指尖兩側，以螺旋狀的方式向上拉，請確定妳的技法有成功拉到布滿神經的手指兩側。按壓指甲的上下兩端，把血液擠壓入手指的兩側，可能會帶來輕微的不舒服感。

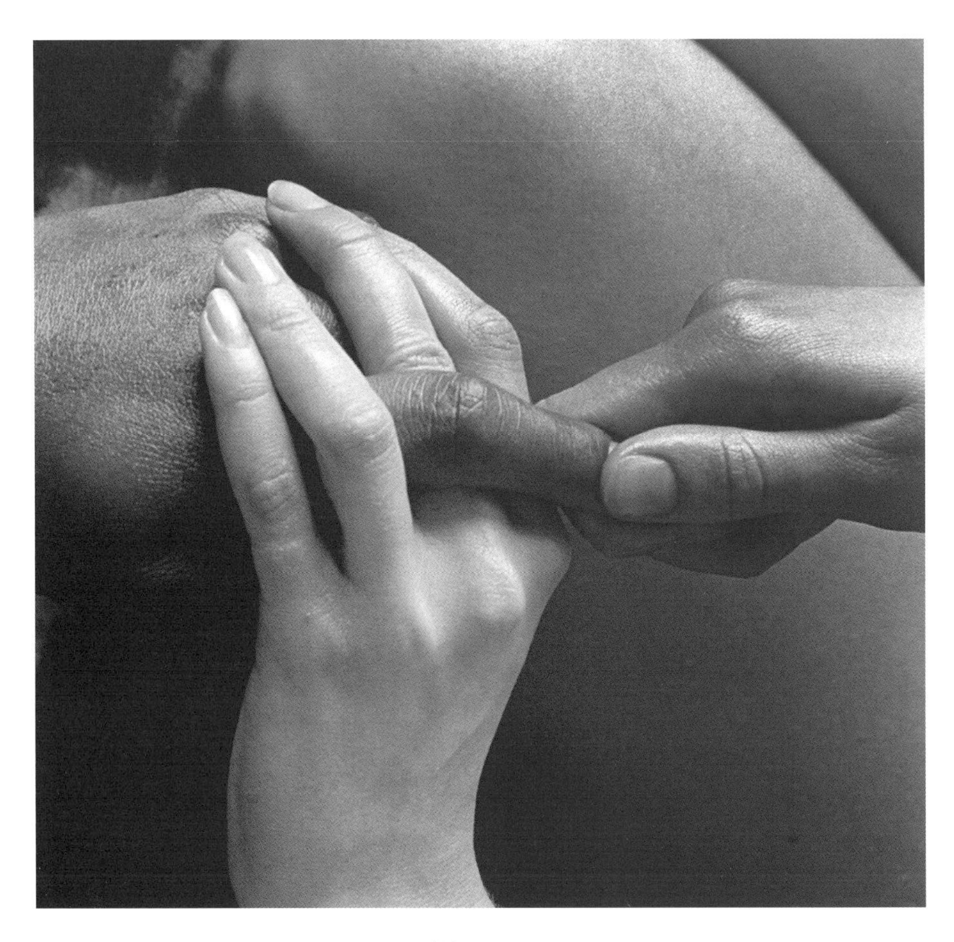

圖 10-15

拇指揉捏術

當你舉起對方的手來按摩時，會連帶著抬起一部分的前臂。所以你可能會想在薄薄的按摩墊上，為手臂多作一些具有支撐力的保護，那麼就請在手肘底下墊一個小枕頭吧！你用兩手從上下兩側「夾」住對方的手肘，然後把它挪到枕頭上。請注意並遵守按摩療程的禮節：由你負責完成所有的工作，而她應該什麼都不必做。

運用你的兩隻手來為手背的「拇指揉捏術」揭開序幕，手指握緊對方掌心，待會兒，你雙手的拇指將會在對方的手背上自由移動，然後是手腕的腕韌帶，最後停留在前臂的前半部。**小提醒：**請特別照顧手腕背面，確保它有得到足夠的按摩。它與分布了大量血管的手腕內側不同，「拇指揉捏術」在此能按摩到整段的腕韌帶。但是請輕輕滑過靠近皮膚表層的八根手指細骨就好。

盡可能地運用你雙手拇指的全指面積，只有來到對方手部邊緣時，才改用拇指指尖來按壓。旋轉你的拇指，在對方手背上畫著大圓。**小提醒：**當一手拇指在上時，請保持另一手拇指在下（如圖 10-17 所示）。感覺著光滑的肌膚和骨頭都在你拇指的下方起伏搖擺著。請慎重地施作這個技法，從手指根部開始，一寸一寸地仔細按壓，慢慢移動到前臂。在手腕部位多花一點時間來來回回地按壓，為手腕的手背重複十幾次甚至更多這個技法，以拇指指尖來按壓腕韌帶。

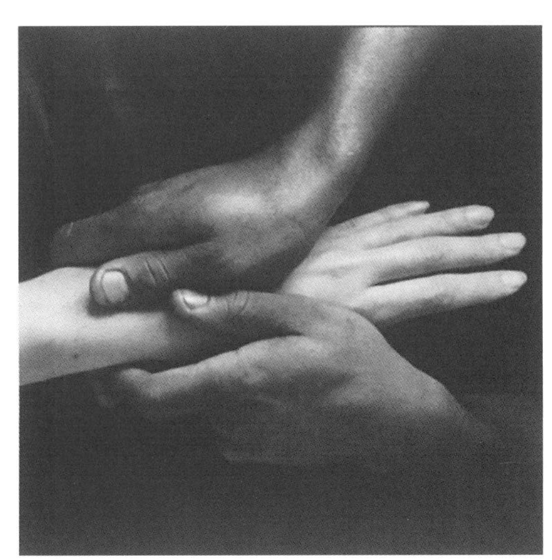

圖 10-16

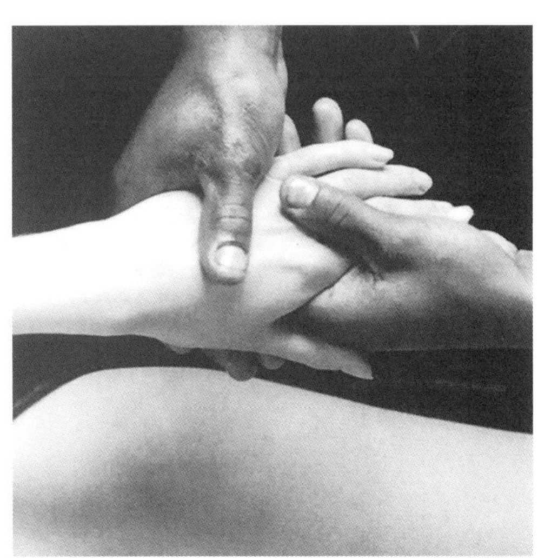

圖 10-17

雙手交替式按摩術

這種高強度的循環按摩，是之前「雙腿背面快速按摩法」的變化版，能為你的手部按摩增添華麗的感動。在過去幾分鐘內，一個手指和手掌間小型但有效的體液排除成效已經被啟動了。利用這個技法來清除雙手內的酸性物質，消除對方的疲勞，它能把溫暖一路從指尖傳遞到手腕。

從伴侶的手背開始（如圖 10-18 所示），讓你的手指彎曲，讓它們緊密地與她的手部貼合在一塊兒，而且當你持續往上移動到前臂的時候，請隨著對方身體輪廓一同改變手掌曲線。先運用短程的雙手交替式按摩往手腕方向，以一手在前、一手接連在後的模式按壓。以前面那隻手的小指為先鋒，一面以一個微小的角度按入肌膚。你前面那隻手一面提拉，後面那隻手同時要保持與對方手部肌膚的接觸。同時請讓你前面那隻手的小指，與後面那隻手的大拇指位於上下的相對位置。用節奏輕快的雙手交替式按摩法為手臂按摩，一路朝前段部位不斷前進。

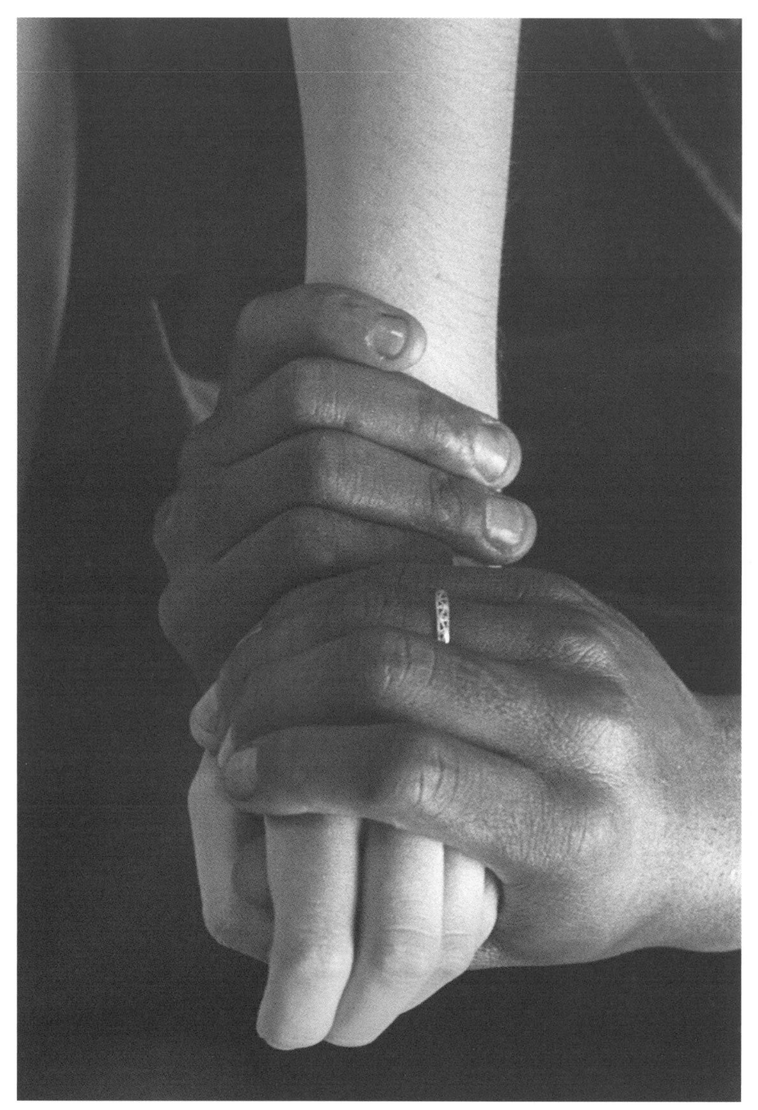

圖 10-18

拉動雙手

我們將以兩階段的按摩法來為手部按摩作結尾。這兩個技法將能創造出從手臂一直往下延伸到指尖的部位，一股如享受瀑布穿越其中般的神奇感受。再提醒一次，對伴侶請大方一點，它們能讓雙手體會到自己的重要性。

從手臂的中段開始，先用其中一隻手的虎口握住這部分的手臂，然後當你開始以此處為起點，一路往指尖處拉動後，再換另一隻手握住手臂中段。一手下滑後，緊接著換另一手，兩手依序滑過前臂、手腕、手，最後抵達指尖。最終，這個手部按摩法會變成一種類似指尖運動般富有韻律的技法。**小提醒：**請協調好雙手的節奏，在一手脫離對方指尖的一剎那，另一隻手馬上握住前臂的中段。

雙手輕擦法

這是「雙手按摩」中的最後一個技法，從前臂開始一路到手指，都使用輕柔的「雙手交替式輕擦法」為它們按摩。讓你剛才按摩過的所有部位，都能同時體驗到這股精緻強烈的細微感知高潮。運用一連串雙手交替式的按摩法，一面專注於某些特定的點上，一面以不急不徐的速度輕擦過整隻手臂、手腕、一路延伸到指尖。不管是「長推」還是「短推」輕擦法，都應該慢慢地從手臂移動到指尖。最終緩緩拉離掌心，直到兩人間的連結只剩下指尖和指尖為止。就這樣安靜地維持這個姿勢，在心裡默數十下，然後在你中斷兩人連結的同時，抬起另外一隻手握住對方肩膀，讓對方的「感覺」從雙手移轉到頭部的底緣。

保持一隻手與對方肩膀的接觸，然後重新調整自己的位置到伴侶的頭上。這個你準備要開始施作的部分，也就是全身按摩療程中的最後一個部分。

圖 10-19

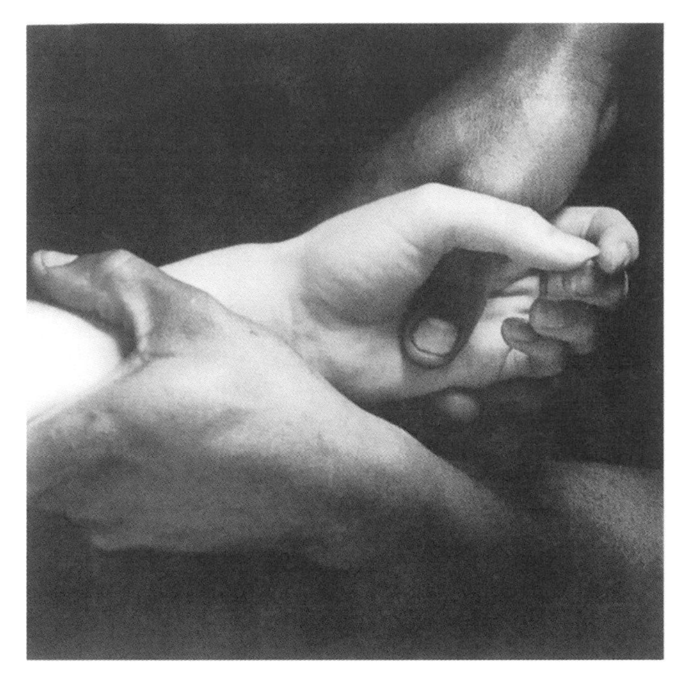

圖 10-20

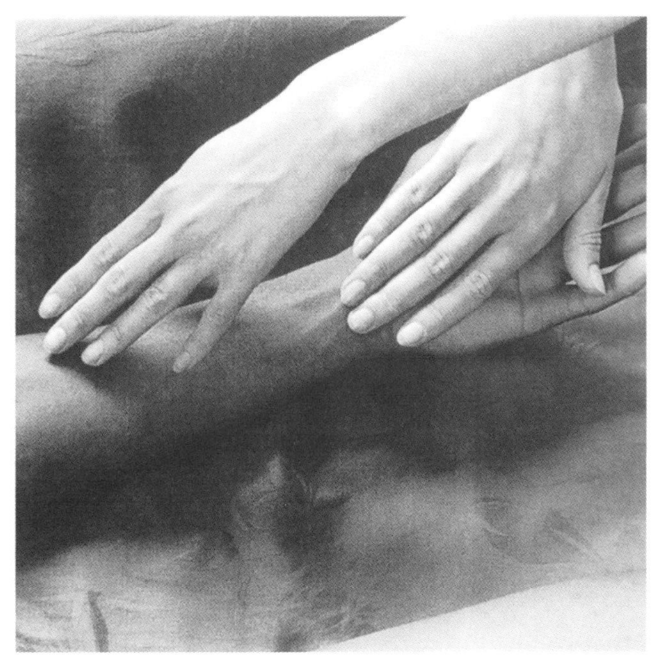

CHAPTER 11

頭部及臉部

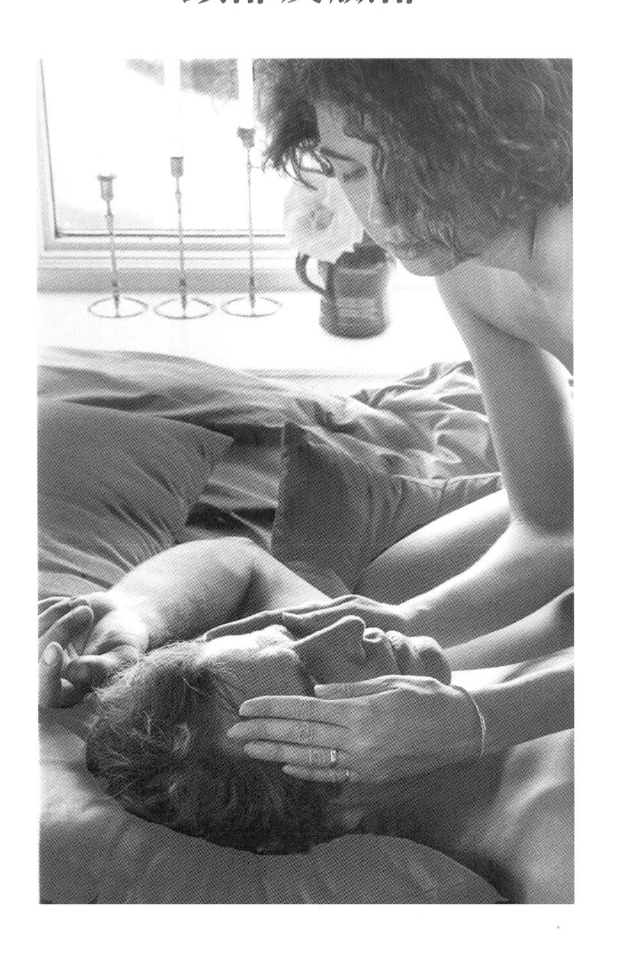

在按摩的過程中，你也一步步看到了伴侶的轉變。當你開始施作頭部按摩前，請先仔細觀察對方的頭部、脖子和雙肩之間的關係與尺寸。我們可以把頭部想成一個巨大且沉重的物體，一個脖子和雙肩必須整天負載的玩意兒。如果她是個雙肩纖細，又需要以同一個姿勢久坐的人，一整天下來勢必會有肩膀痠痛，甚至頭痛的問題。接下來要介紹的這些按摩手法，首先會放鬆支撐頭部的肌肉，好舒緩頭部。

按摩身體的其他部位時，通常都需要你不斷移動位置，從一端移動到另一端，才能確實地施作技法。然而頭部卻不同，可以直接從上方施作按摩（包括了後面會介紹的臉部按摩，但此處的技法會稍有不同）。

脖子和肩膀的壓力會直接傳至臉上的纖細肌肉上，特別是那些靈活度非常高的「表達用小肌肉」。我們都知道緊張感會馬上顯現在臉上，不過它也可以在非常短的時間之內就消失，就跟它出現的速度一樣快。

頭部按摩的第二部分就是臉部按摩。為伴侶施作四分鐘的美麗療程，就能改變她的樣子。就以皺紋來說吧！它的成因與臉部的保溼度其實沒有太大的關係（這也就是為什麼許多價格高昂的「抗皺」霜，都讓人相當失望的緣故）。皮下組織的肌肉一疲勞，就會導致臉部表面組織出現清楚可見的坍塌。幸運的是，這些肌肉會對按摩療程快速地做出反應。先在自己的臉上試試下面幾個技法吧，看看成果如何。

如何能讓臉部按摩達到最高成效？答案是先放鬆對方的雙手和雙腳。實際上，身體各部位的壓力都會自己找到通往局部肌肉的路，找出「現身」的方式。例如，要是她那與脊椎平行的兩邊肌肉呈現緊繃狀態的話，那麼整個背部也會跟著緊張。上背部的大肌肉能調整與記錄最微妙的細緻感覺差異。所以，除非你先放鬆了伴侶身體的其他部分，否則你無法在她的臉上看到平和寧靜的表情。

一個好的按摩療程所帶來的大部分成效都是內在而且個人的，但按摩卻能戲劇性地讓臉部表達肌肉產生變化，能完全隱藏住年齡的祕密。一個完善的全身按摩就能讓臉部徹底放鬆。

頭痛

◆ 下一回，你的伴侶因頸部僵硬而產生頭痛問題時，在你去拿止痛藥之前，請先給按摩療程一個機會。

頭部按摩與身體其他部分不同，只要讓你的伴侶躺在床上，把頭靠在床邊，無論你是站姿還是坐姿都可施作。**小提醒**：在開始之前，請先盡可能地讓她的身體感覺舒適。譬如，只要在她的膝蓋下墊上一個枕頭，就可以放鬆她腹部的肌肉。

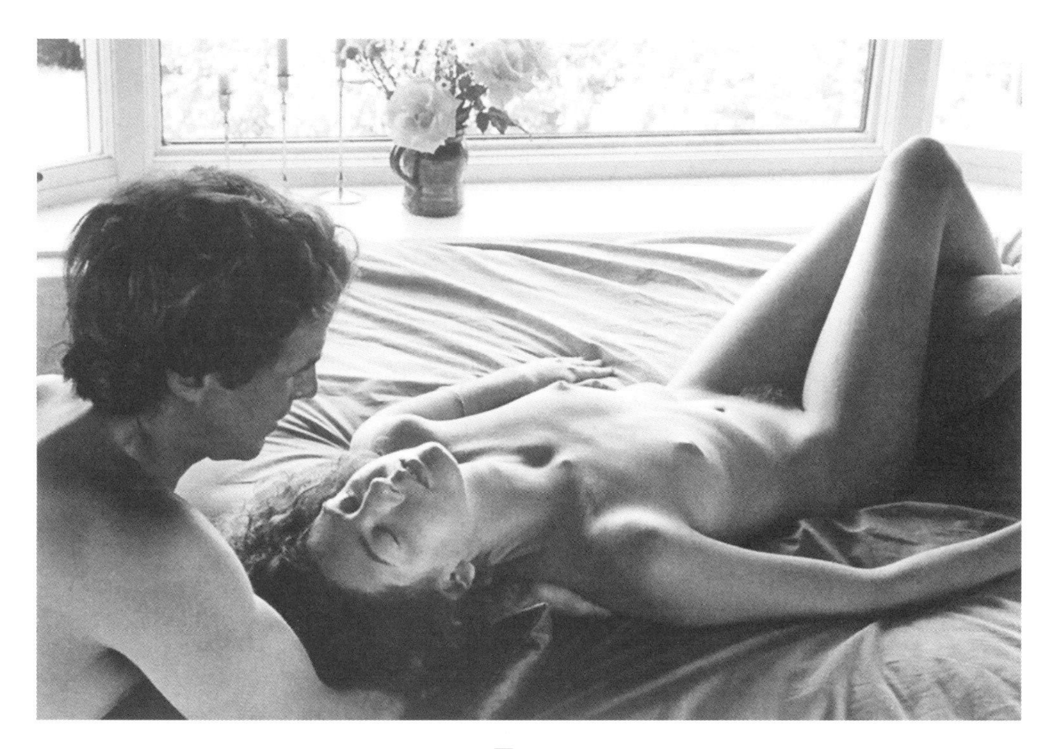

圖 11-1

為肌肉作支撐

◆ 如果你能以「肩胛骨底緣的震動按摩」作為開端的話，就能讓頭部按摩發揮更大的效果，給伴侶帶來更舒適的感覺。

請把頭部按摩的第一按壓重點，擺在肩關節周遭的連結組織上。

胸部與雙肩震動法

在開始「頭部按摩」的正題之前，請先給雙肩額外而足夠的照顧。我們已經觀察過，這些起源於上背部的強大肌肉是如何在支撐頭部的。人體中沒有其他部分像這裡一樣如此依賴附近的肌肉組織。無論你是要抒解頭痛、對抗臉部皺紋，還是要消除頸部僵硬，頭部按摩都必須先從雙肩開始。現在，就以輕柔的手法來震動這叢源自肩胛骨底下並支援頭部的神經吧！

請移動自己的位置到伴侶頭部正上方的位置，然後在對方的頭部和雙肩都已有良好支撐的情況下——如有需要，請用枕頭墊著做為支撐，然後把妳的雙手直接滑入對方上背部的底緣，讓手指保持「攤平」的狀態。接著把對方的頭「卡」在妳的雙臂之中。雙手手指貼著肩胛骨的位置後，保持這個姿勢，對背部以每秒上下震動兩次的速度進行按壓。一面施作震動技法，一面慢慢退出到肩膀。**小提醒：**別從肩膀開始倒著震動回背部，只要把雙手移回背部起始位置，然後再次往上震動推拉即可。施作三到六次這個簡單的技法後，當妳開始進行「頭部按摩時」，這些手指剛剛觸壓過的肌肉就會跟著慢慢放鬆。

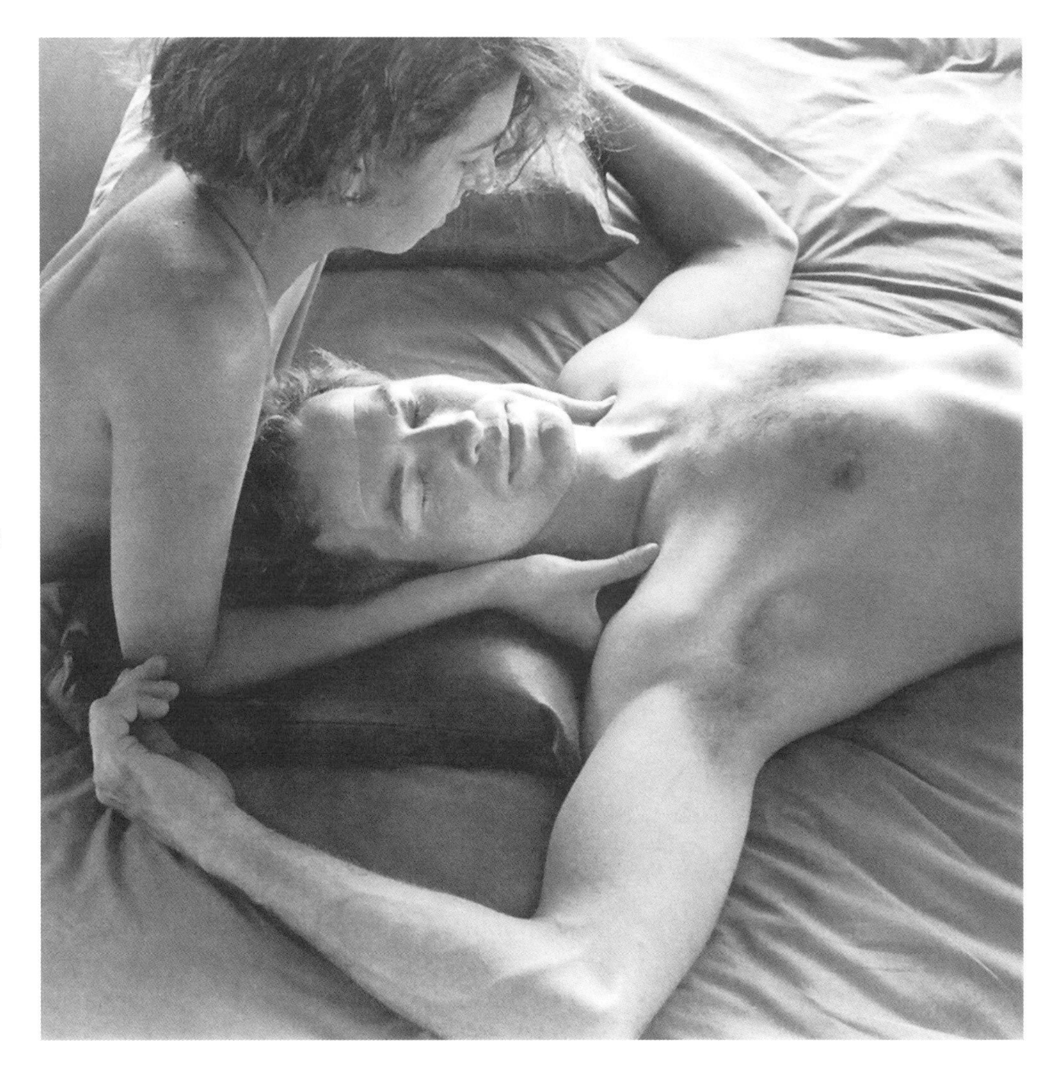

圖 11-2

頸項畫圈法

頸部按摩的主要重點在於那條從脊椎延伸出來的肌肉，但請不要碰到脊椎。直接對頸部進行畫圈法，就能立即傳遞給肌肉組織，那種如電視藥物廣告所承諾的效果：立即解除各類惱人的疫疼和痛苦，但是這對那些飽受頸部僵硬之苦的人來說，根本不夠。

讓妳的雙手手指合起成杓狀，伸入伴侶脖子底下，把兩手手指指尖相對，然後讓脊柱躺入雙手間的空隙。注意：兩手指尖不是放在脊椎上，而是放在脊椎兩邊。現在妳的雙手一面畫圈轉動，一面對伴侶的頸部施壓。從略高於雙肩的位置開始，慢慢往頭顱底端移動，妳會在此處中央找到一塊柔軟的凹處位置，大小剛好容得下每隻手的兩到三根指頭。此時，翻轉雙手直到手指呈平坦狀，且呈稍微彎曲的狀態為止（如圖 11-3 所示）。這裡就是脊椎與那從腦部延伸出來以支配身體三十一對神經的主神經線。大腦本身並沒有什麼感覺，但對方此刻的感知都已開始聚攏在妳指尖觸摸的地方。當妳用手畫圈的時候，請別忘了輕柔地施力按壓。妳的小指頭會在伴侶頭顱底下互相摩擦。

圖 11-3

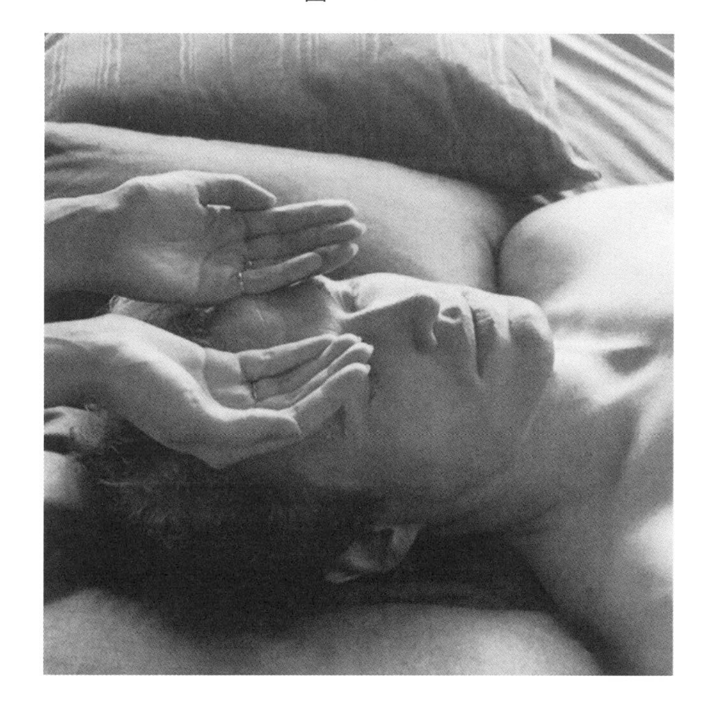

圖 11-4

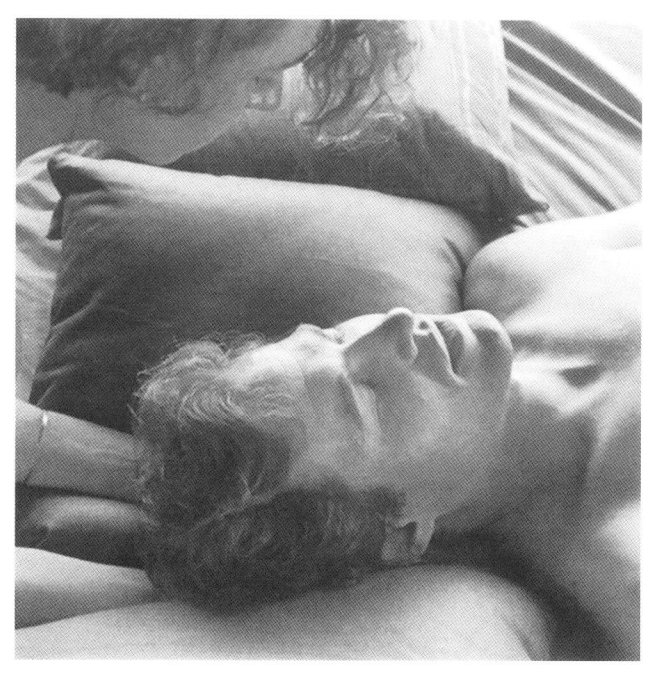

頸項彎曲法

彎曲頸項時請從上方來操作。當然，人的頭顱並不會為了「方便被按摩」而演化成今天的形狀，不過在妳試過這個技法之後，這個「情節」即有可能馬上躍入妳的腦海中。妳會發現頭部有兩個天然的支點，讓我們近乎不費吹灰之力，就能輕鬆地施作左右轉動或畫圈的技法。一手伸進伴侶頭部底下，握住後腦杓那兒明顯的凹口處，另一隻手則撐住對方的下巴。牢牢托住這兩個天然「支點」後，直接往後拉，請儘量讓施加於後腦杓及下巴上的力道相等。當妳開始轉動雙手時，對方的頭顱也會平順地隨著妳的手勢移動。轉動時，請確認下巴是在同一個平面上左右移動；如果不是的話，代表妳左右手的施壓力度不一樣。

首先，先測試一下這個「被動式按摩」技法的極限值，並且讓對方的頭部習慣並接受妳的雙手。小心地把對方的頭部轉向其中一面，直到妳感覺到阻力為止，然後再轉向另外一邊，牢牢記住左右兩邊「緊張點」的出現位置，讓對方頭部在這兩點的中間，同一個水平面上畫弧線。**小提醒：**轉動時別忘了要把頭部微微往後拉。左右轉動來回一趟算完成一回，請重複三回這個技法，然後慢慢鬆開托在對方下巴和後腦杓的手。讓妳的伴侶去感覺頭部按摩與其他技法的不同之處。

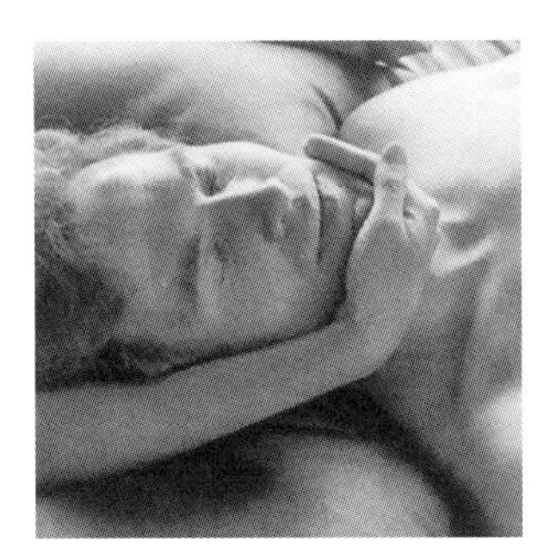

圖 11-5

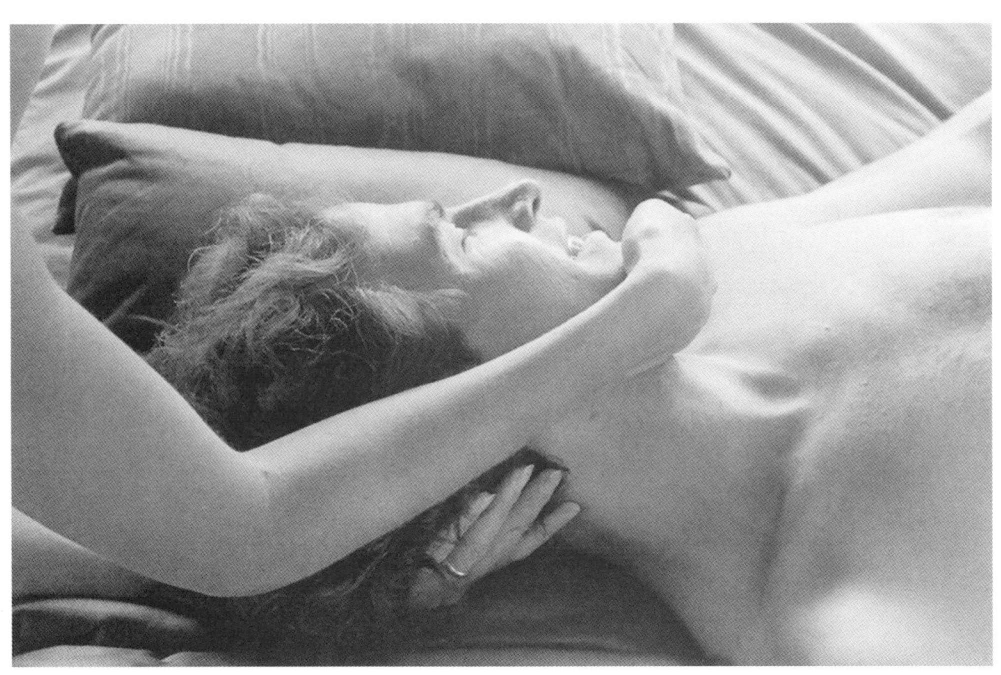

圖 11-6

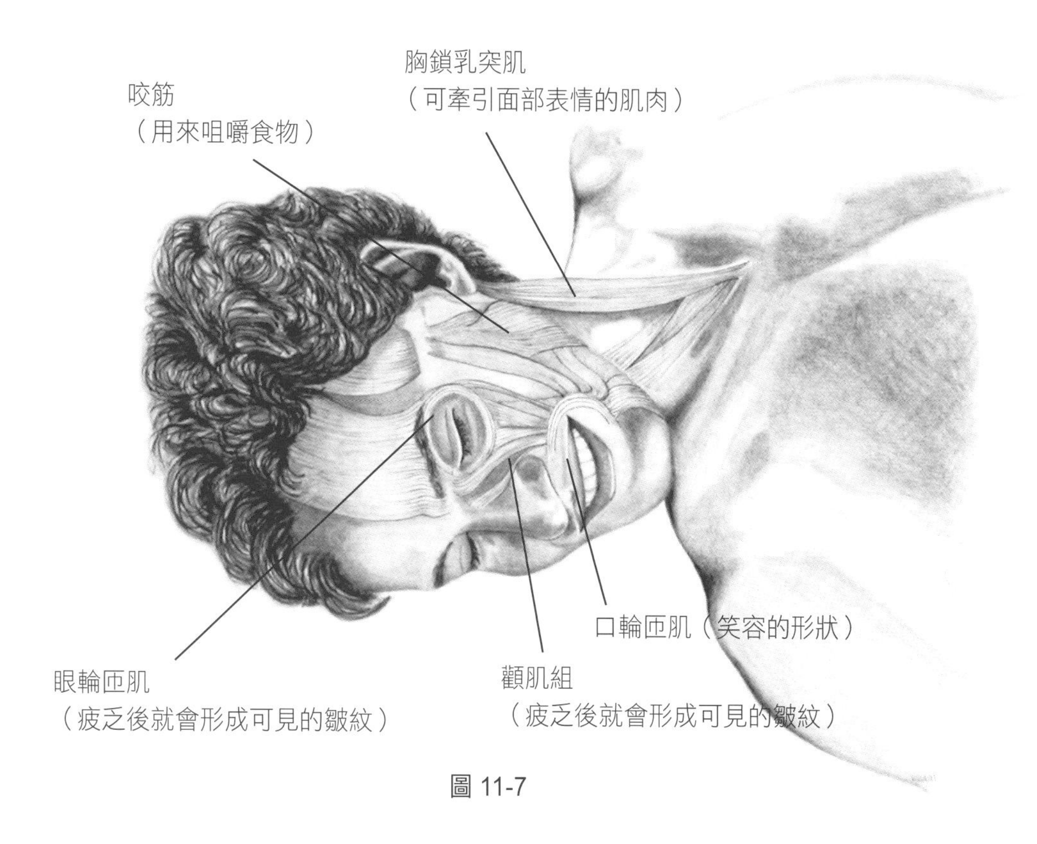

圖 11-7

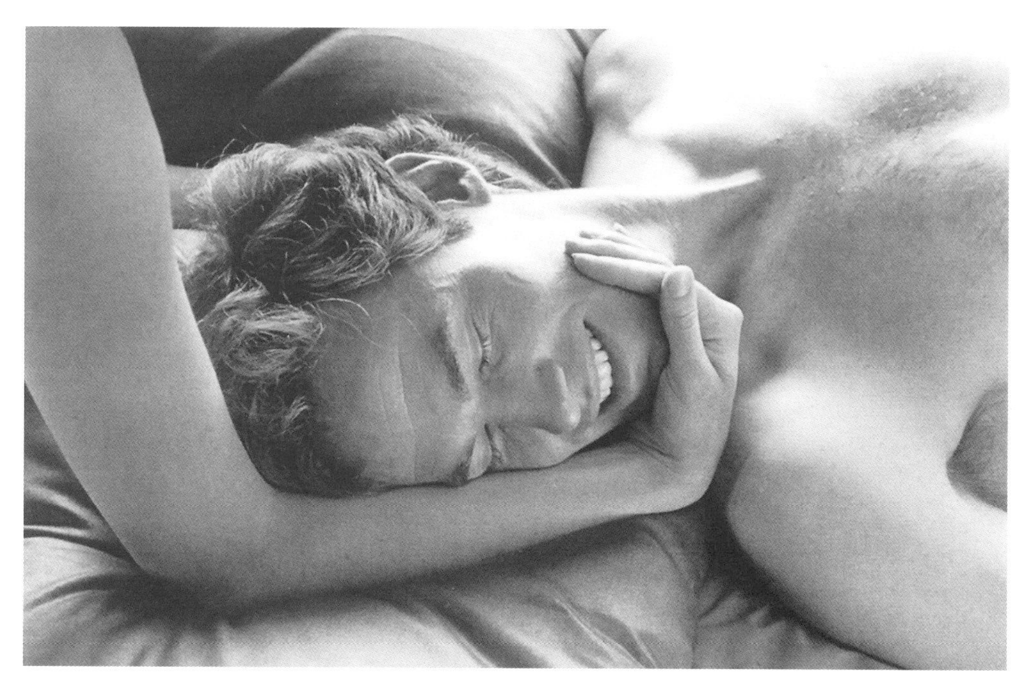

圖 11-8

頸項內部

◆ 脊椎動物的脖子不像其他較低等生物那樣有來自側面的支撐物，在地心引力的影響下，加上一整天承受著所有頭部加諸在它身上的重量，頸椎整個擠壓在一塊兒。但是，供應支援著人體內所有部分的神經系統，都必須通過這兒。若直接按摩這些神經叢的話，會引發肌肉痙攣和痠疼感，而且一路蔓延到雙肩及上背部。

這些影響最終都會直接傳導到臉部。底下的頸部大肌肉用力拉扯後的結果，就會使得表達用的脆弱肌肉呈現扭曲的形象。

頸部彎曲技法能卸除掉這些強壓在脖子上的限制，拉開脊椎骨，延展因抽筋而僵硬的肌肉。妳的伴侶很快就會露出微笑，接著妳就能看到他臉上出現了不同的表情。

緊繃度測試

無須開口詢問，無須打斷按摩療程，這個簡單的測試馬上可以告訴妳，該如何進行下一步的「臉部按摩」。

直接對下巴施壓。如果對方嘴巴很輕易地就能張開的話（如圖 11-9 所示），代表他正處在相當放鬆的狀態。但是如果妳感覺到了阻力，請不要強行拉開對方的嘴唇，或是開口要求他注意這一點。

只要多重複幾次妳的「揉捏」和「摩擦」按摩法，為下巴底緣進行額外的療程後，再測試一次就好。只要妳按摩的次數越多，就越能帶給對方臉部肌肉平靜和放鬆的感覺。

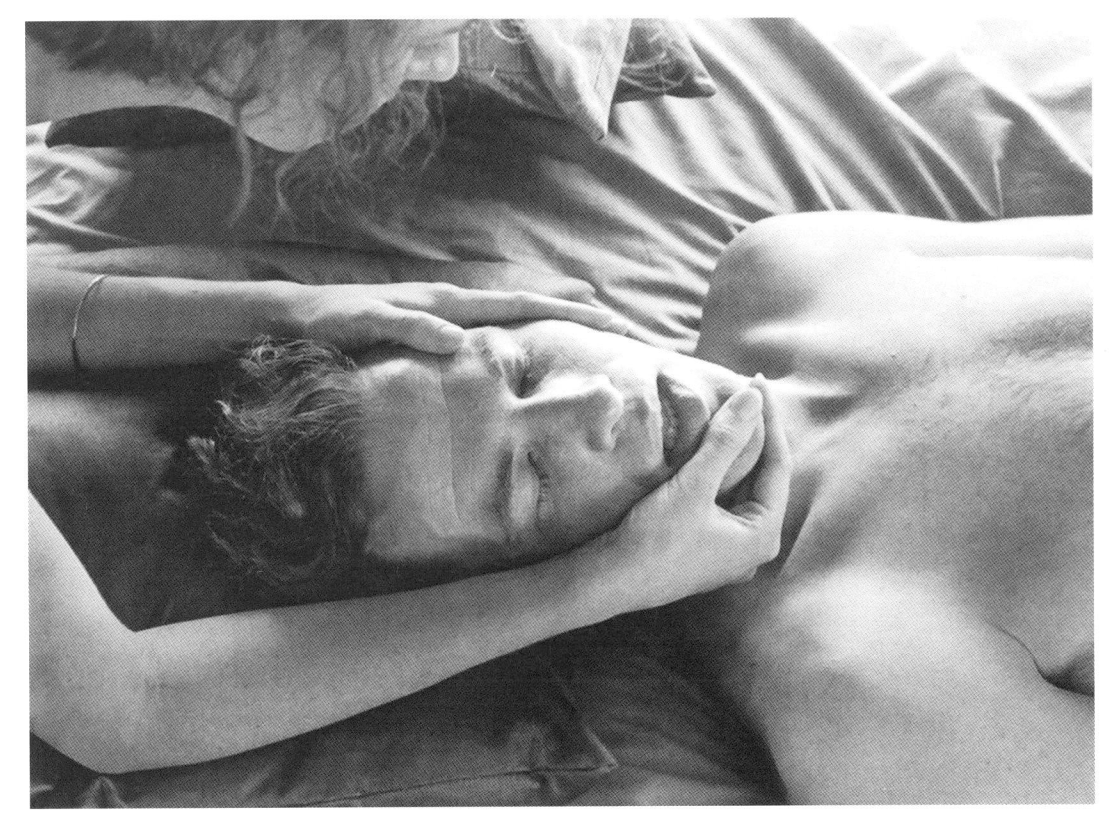

圖 11-9

頭皮摩擦式按摩法

在開始臉部按摩之前，請先按摩頭皮。當頭頂緊繃的時候，就會拉扯到位在下方的肌肉群，然後下意識地在臉部營造出緊張的表情。等我們徹底地完成一輪頭皮震動法後，妳將會看到對方臉上出現明顯的表情變化。

把十隻指頭伸進對方的髮絲裡，並緊貼著頭皮，按摩頭皮的時候，手指要穩穩地抓附在頭皮上，不要隨著頭皮移動而滑掉，也不要摩擦頭皮表面，要一路向下按壓，當妳感覺到頭皮在妳的按壓下，出現如波浪般的來回移動就對了。大約每半分鐘調整一次手指的位置，直到妳已徹底地震動到頭皮的每個部分為止。繃緊的頭皮肌肉很快就會放鬆下來，而且妳將會在幾分鐘內發現，這個技法影響的範圍正在逐漸擴大中。

閃亮的髮絲

◆ 這個技法同時能刺激頭皮底下，支援頭髮根部的皮下血管。為頭皮按入氧氣，能讓髮絲變得閃亮又富有光澤。

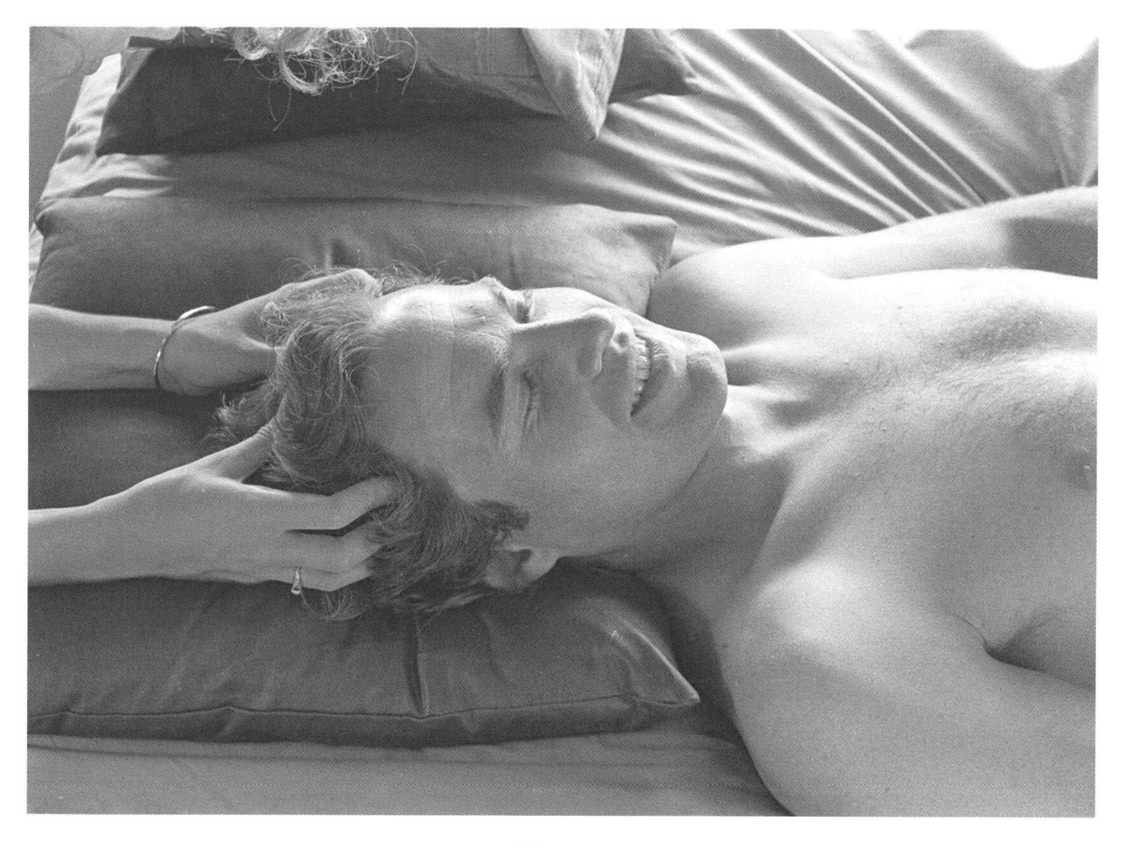

圖 11-10

在大腦之上

◆ 在臉部按摩中，妳將會一次又一次地回到太陽穴這個點上。只要為自己找到一個位於伴侶頭上，舒適又順手的位置，太陽穴按摩可以不斷地持續下去，而似乎也從來沒有人會拒絕這個提議。

太陽穴畫圓按摩法

位在臉頰兩側，在略低於眼角之處，你會摸到一個呈圓形的骨骼結構，而且它的中心有個凹處，這兒就是太陽穴了。用妳的指尖去感覺太陽穴，然後為它們按摩。一次先按壓一邊，然後才是左右兩邊一起。

通常來説，太陽穴很適合用三到四根指頭來按壓。先用一隻手撐住臉的其中一邊（如圖 11-11 所示），然後再用另外一隻手的指尖去探測臉部另一面的太陽穴。運用每秒一下的速率來按壓穴位。待各自完成單邊按摩後，再同時按壓兩邊的穴位，畫出一個對稱的圓（如圖 11-12 所示）。每個方向各重複三次這個技法。接著可以使用該技法的變化版，兩邊的手指以反方向來畫圓。**小提醒：**畫圓時請維持輕柔的力道和節奏一致的速度。來到最後幾個回合時，請別忘了用雙手大拇指按壓對方前額的中心點。

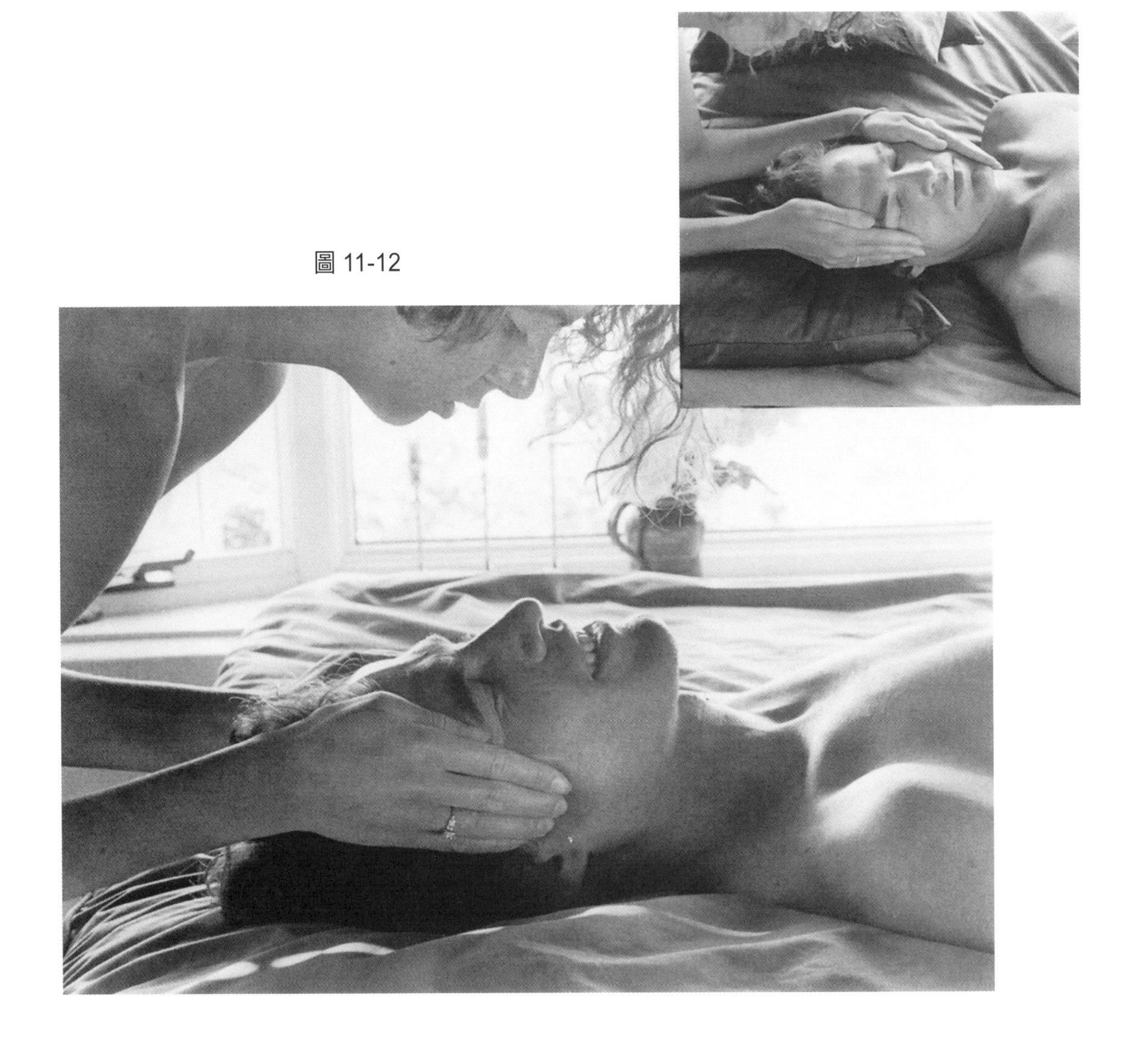

圖 11-11

圖 11-12

◆與人體其他部位不同，臉部神經是直接通向大腦的，所以不需要利用深層按摩來達到成效。臉部是個極其細緻、敏感的部位，它會注意到任何一個細微輕柔的動作。

胸部、雙腿、雙手與雙腳的「感覺區域」，是通過背後的脊椎脊柱後，最後才傳抵大腦。臉部的「感覺區域」更像是種大腦的延伸，使頭部成為最適合為全身按摩療程劃下句點的完美區塊。在這裡，似乎每一個最輕巧的接觸都會被擴大。太陽穴為三叉神經的匯集之處，按摩這個穴位可以把臉部的三個感覺區域，全數連結在一塊兒。

圖 11-13

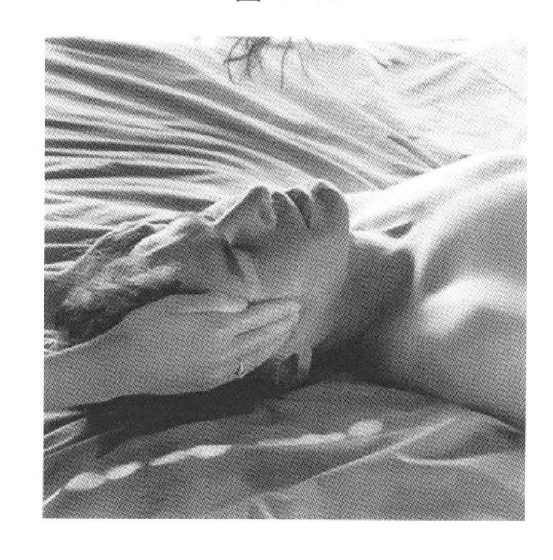

所有這些臉部神經的分支，在頭顱的中心合併之後，直接從該處連結到大腦。

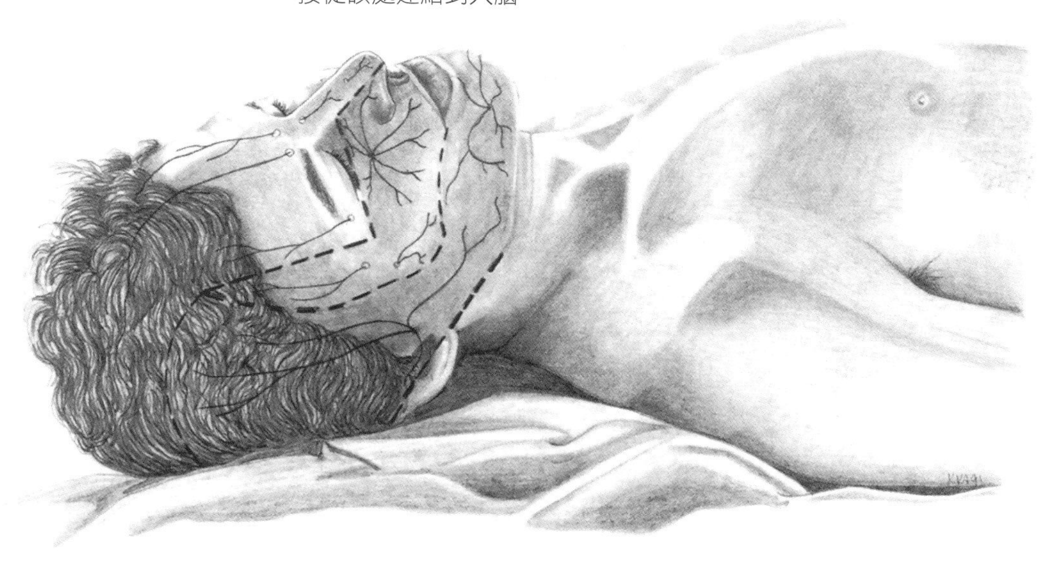

圖 11-14

臉部按摩小提示

◆ 對肩膀和脖子施作按摩，能立即把對方的注意力拉到頭部、雙肩和背部這些部位。你無須開口說話，讓妳的雙手去導引他即可。

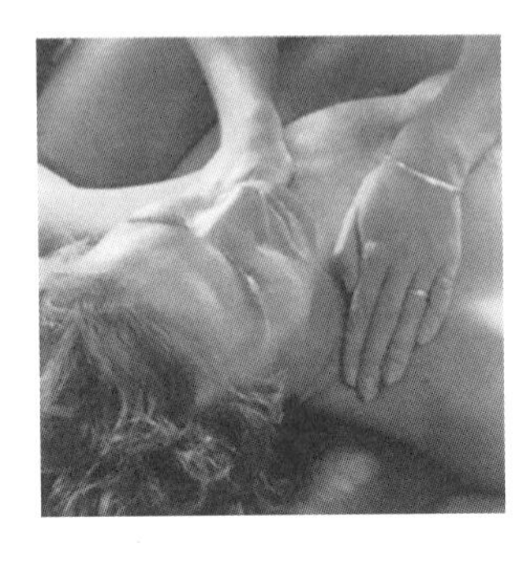

臉部滑動式按摩法

儘管我們是在作臉部按摩，但請把對方的感知一路從前額拉到胸前，這是另一個天然的連結路線。在施作這個技法時，請慢慢來不要急，此刻是整個療程中最溫柔的瞬間。

這技法需要運用雙手平坦的全手面積來按摩。雙手緊貼伴侶臉頰（如圖 11-15 所示），手指根部抵在太陽穴上，讓太陽穴變成這個臉部按摩的中心點，慢慢往下滑過臉頰，然後調整手指的彎曲度，讓它們服貼對方下巴的線條（如圖 11-16 所示）。然後請改用非常輕柔的力道滑過脖子兩邊，因為這裡的表皮下蘊藏了非常多的血管。

接著再直線往下來到胸部的上端，停在這兒，這時請別動，默默在心裡數十下後，回到前額，再重複一次下拉的技法。

圖 11-16

圖 11-15

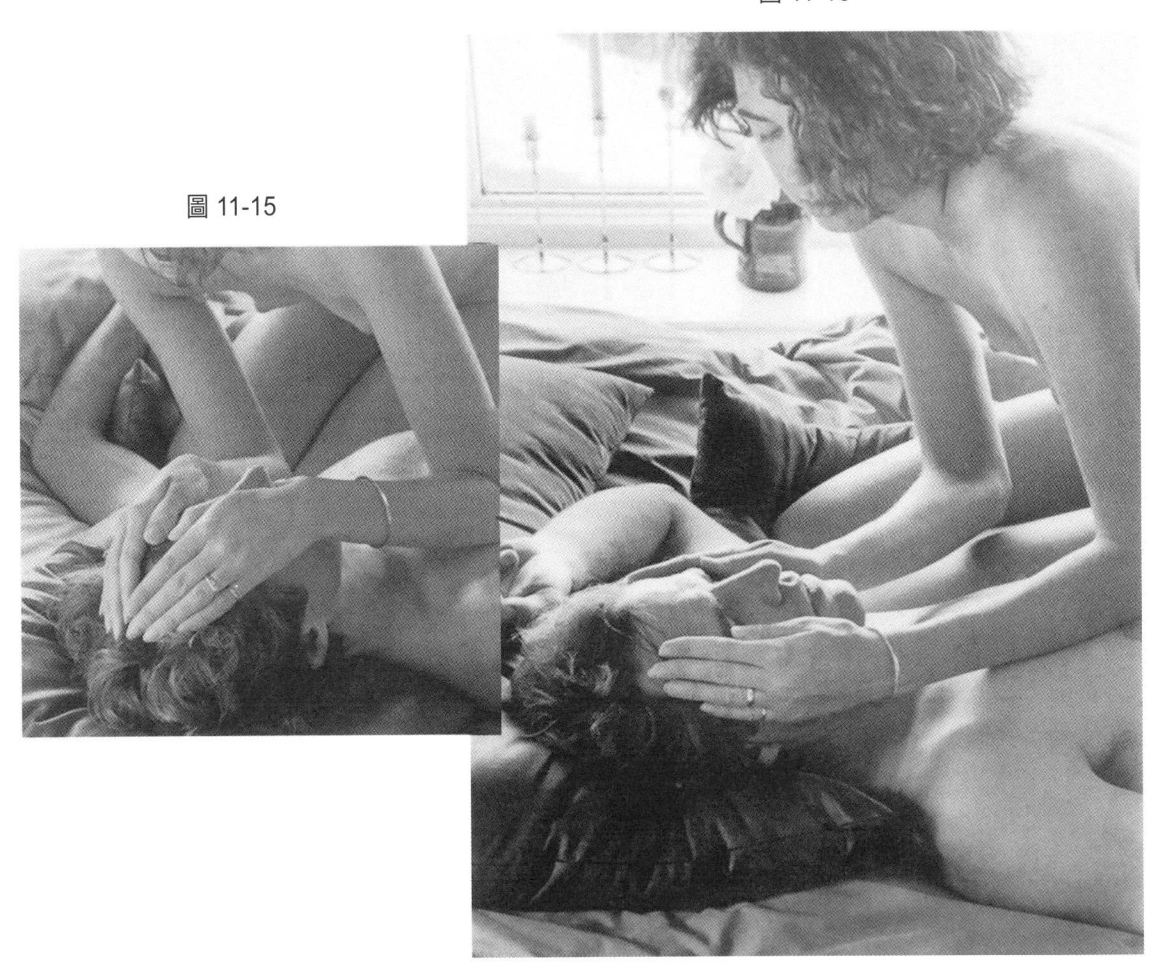

前額滑動式按摩法

這是前額按摩裡，幾個激烈手法中的頭一個，該手法對臉部頂端創造了一個如波浪般向下震盪的感知活動。它能刺激靜脈竇的循環系統，讓頭部感覺清晰而且放鬆。

把手翻過來成倒杯狀後，整手覆蓋在額頭上，從髮際線開始，運用雙手交替式的按摩滑過額頭，直接向下刷過整個鼻樑（如圖 11-17 所示）。當其中一隻手來到鼻樑位置時，另一隻手馬上替補前額頂端的位置。保持一隻手在下方（鼻樑端），另一隻手在上方（前額髮際線）的位置（如圖 11-18 所示），並記得永遠不要中斷雙手和伴侶的接觸。

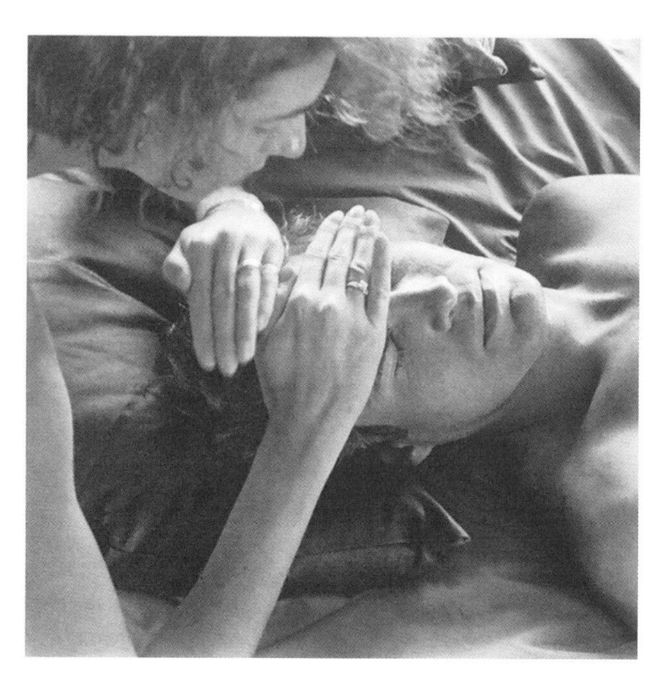

圖 11-17

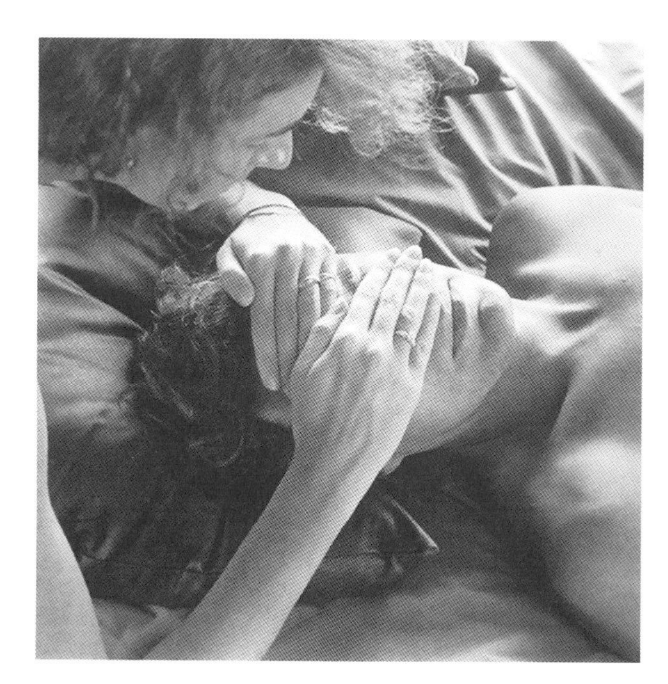

圖 11-18

前額加壓法

前額是全身上下唯一一處直接包裹著大腦，而且裸露的皮膚地帶，或許這也解釋了它具有獨特強度的原因。在按摩療程中，沒有一個技法能比「前額加壓法」贏得伴侶更多的關注。這一次妳按摩的不再只是那些控制著遠端肌肉或曲折神經叢的部位。在這裡，妳與對方的大腦只相隔了一層薄薄的皮膚和骨骼。這個技法絕對能讓他陶醉無比。

讓妳的雙手彎曲，讓它們密密地貼著伴侶前額的輪廓，其中一邊的手指抵著一邊太陽穴，而該手手掌根部則貼著另一邊的太陽穴。運用全手面積，以均勻並具有一定強度的適當力道向下按壓。維持這個力道和姿勢，在心中默數三十下後，再慢慢鬆開。一開始時，最強烈的感覺會分布在前額的中心線上——大約是髮際線和眼睛的中間。為了能對太陽穴進行重點加壓，請把手肘靠在按摩墊上，然後從兩邊側面施力按壓（如圖 11-20 所示）。

把前額的「上方加壓法」和「側面加壓法」各重複三次。**小提醒：**每次放鬆手上力道的時候，請採逐步放鬆的方法，不要突然放掉。每一次妳施壓的時候，緊繃的臉龐似乎就稍微放鬆了一些。在施作「臉部按摩」的過程中，妳將一次又一次地用到這個技法。

伴侶原本的頭疼在妳雙手撫慰下都幻化成了愉悅。在按壓時請仔細聆聽，若妳捕捉到了細微的喜悅呻吟，表示他的疼痛已在消逝中。

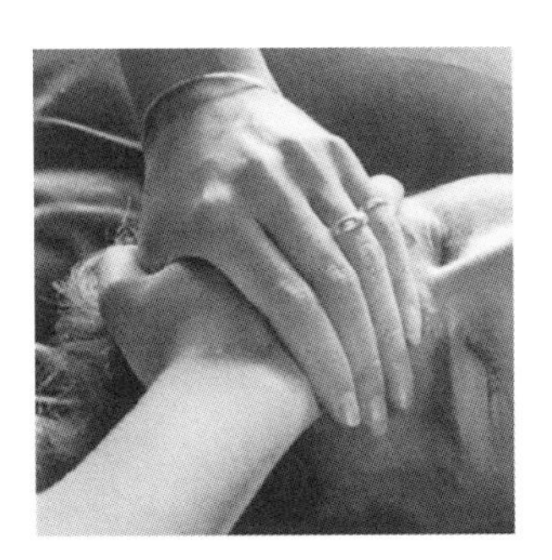

圖 11-19

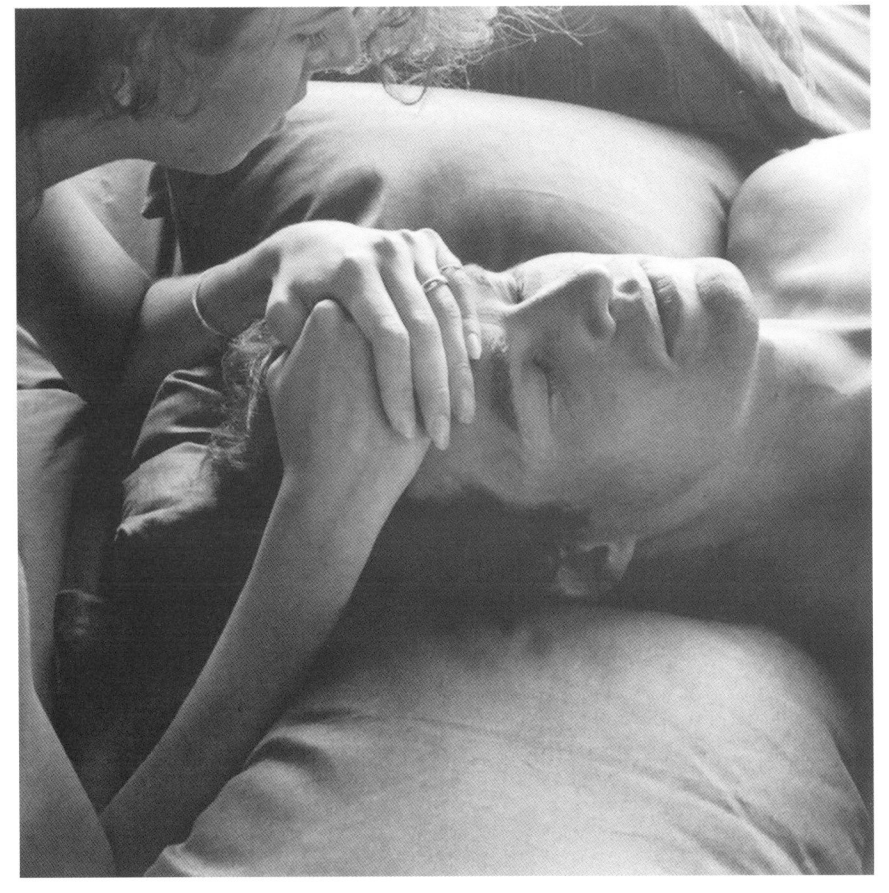

圖 11-20

前額按壓法

這個「前額按壓法」是上述「前額加壓法」的變化版，該技法直接對前額的中心作單一點按壓，一般來說，妳的伴侶在歷經了幾分鐘的「前額加壓法」後，這就是他最嚮往的感覺。

將雙手手指交叉在一塊兒（如圖11-21 所示），然後兩手同時施力，對鼻子上方幾英寸之處直接向下按壓，慢慢在前額上畫圓。先以順時針施作，然後換逆時鐘。

臉部按摩的延伸

◆ 我們可以一次就消除掉臉部的緊繃。在施作「前額按壓法」時，請留意這戲劇性的一刻出現。如果該技法無法達成這個目標的話，請利用「前額按壓法」作為臉部按摩的延伸，重點部分為對方的表達肌肉。然後在繼續下面兩頁按摩動作之前，再一次把前額滑動式按摩、頭皮摩擦法，和次數頻繁的太陽穴按摩加入按摩療程中。每一到兩分鐘就施作一次「前額按壓法」。當需要照顧的面積如此小的時候，我們很容易就能把各類手法混和在一塊兒，把它們串連成一個有系統的臉部按摩手法，這麼一來，妳的伴侶就不會有「突然開始」或「唐突結束」的感覺。如果這回「緊繃度測試」的結果仍然不理想的話，請再為下巴進行額外的照顧，並且再重複施作臉部按摩與頸部的彎曲法。

緊繃是一種不自然的狀態。當妳在施作臉部按摩時，記得留給對方臉頰一點時間來放鬆。只要給它時間，緊繃的感覺自然會消失。

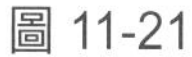
圖 11-21

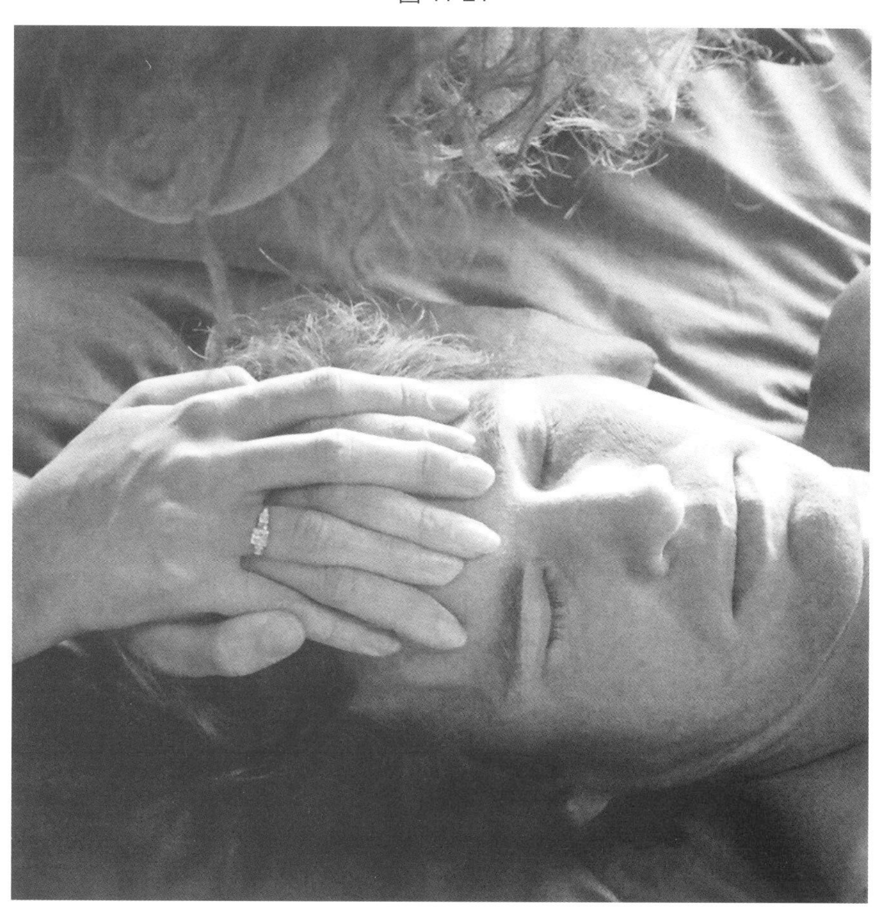

臉頰轉動法

妳以雙手掌心，以及手指的全手面積抵住對方左右兩邊的臉頰後，兩手開始緩緩地朝上下相反的方向轉動。施作三次以後，再顛倒雙手轉動的方向。當對方臉頰隨著妳手指的動作一起轉動時，妳通常會看到一個燦爛的笑容，就緊接在橡膠似的歪曲表情後面。

讓臉部重獲自由

◆ 緊繃會使臉部變得僵硬；按摩則能導正這個結果，重新賦予它生命和活力。這個轉動按摩法將會讓妳的伴侶了解到臉部僵直的程度有多嚴重，幾乎與塑膠製品不相上下，但是除此之外，他也能明白按摩如何能讓臉部脫離這僵硬的情況。

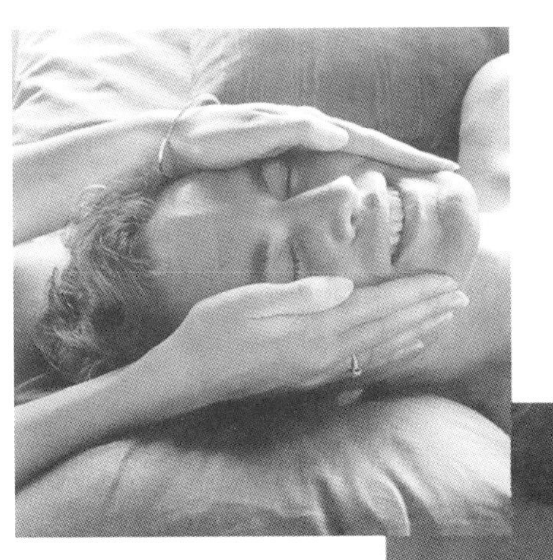

圖 11-22

圖 11-23

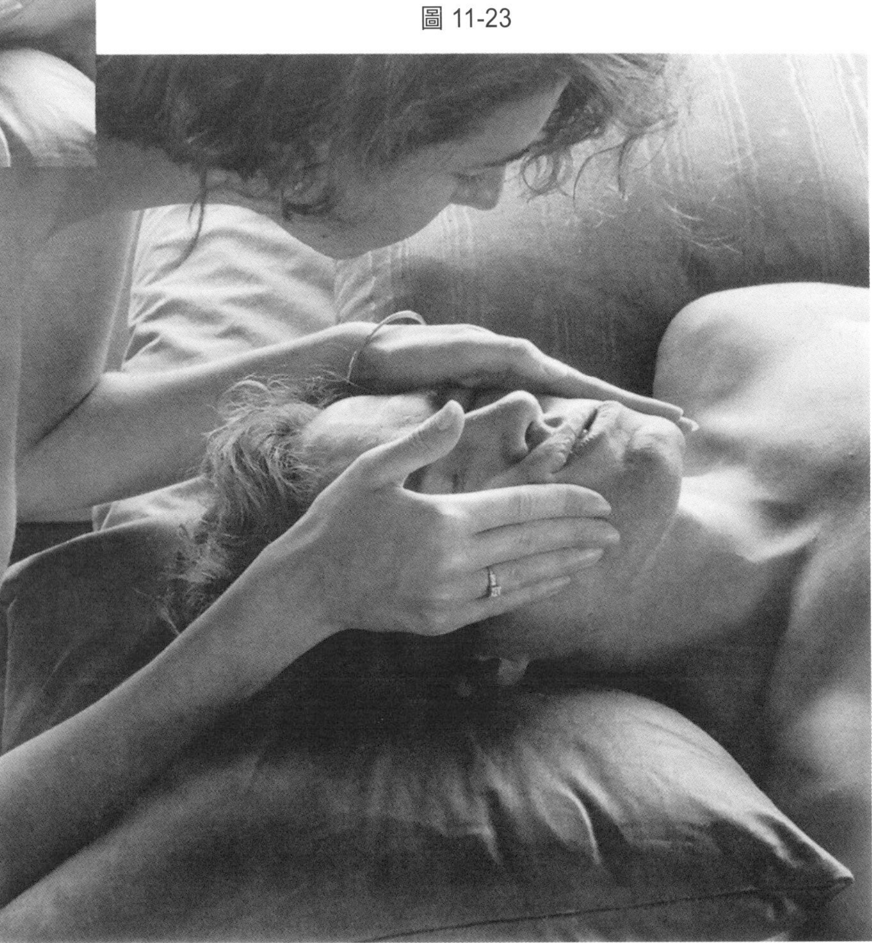

下巴摩擦式按摩法

當強大的下巴肌肉都出現緊繃狀態時，臉部的其他部分勢必也會跟進。如果伴侶的嘴巴還是不能被輕易掰開的話，試試看「指尖摩擦式」按摩法的變化版吧！用這個技法來對付那些頑固如鐵鉗般僵硬的肌肉群，能直接按摩到位於臉部兩側緊繃的下巴肌肉。

以其中一隻手的全手面積覆蓋在其中一邊的臉上，也就是「支點手」，然後用另一隻手為另一邊的臉頰施作摩擦式按摩（如圖 11-24 所示）。同時把「支點手」的拇指抵在伴侶的前額上，輕輕往下按壓。**小提醒：**進行摩擦療程時，請特別注意伴侶嘴形的輪廓，還有臉部顴骨處突起的肌肉群。先用妳的手指在嘴角下緣畫著小圓，然後再慢慢移到臉部顴骨處的肌肉，大約是在略低於眼角的地方。緊繃會對下巴肌肉最厚實的部分造成視覺上可見的硬塊。當妳在移動時，也別忘了保持手上的施壓力道。這種直接性的指尖摩擦式按摩，除了能放鬆下巴以外，也可間接放鬆臉部。

圖 11-24

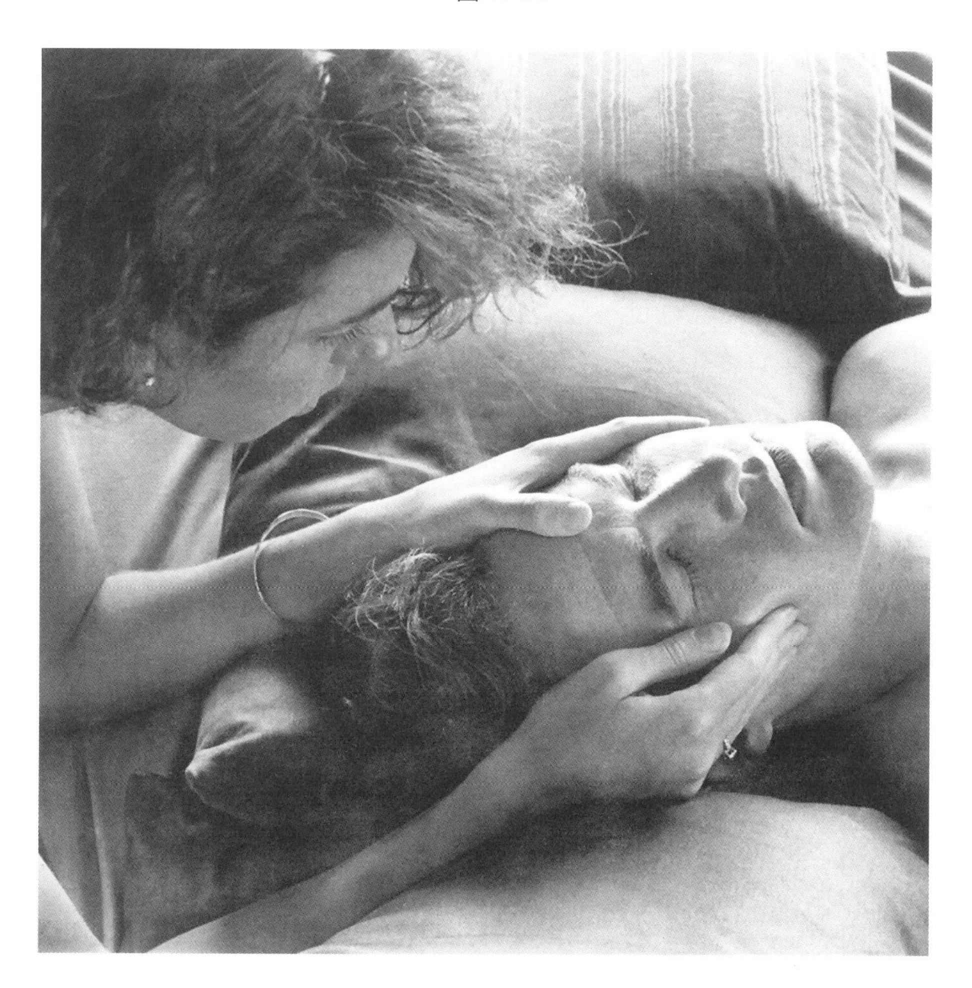

為連結譜下終曲

◆ 最後，讓妳的指尖輕柔地離開對方的肌膚，為全身按摩譜下終曲——不要急，慢慢來。

為按摩療程畫下句點

我們用前額按摩來為妳的全身按摩療程畫下句點，因為前額就直接位在大腦前方。首先把雙手抵在前額的中心點，就好像妳準備要施作「按壓技法」一樣。但這一次請轉動它們的方向，直到手指交叉在一塊兒為止，接著以適度的力道向下施壓，而且只要按壓就好，無須移動。維持手上的力道，默數三十下。接著慢慢抬起妳的雙手，直到最後只剩下妳的指尖還若有似無地點在對方前額肌膚上為止。然後一次放開一隻指頭，留下最後一隻手指觸摸著對方的額頭（請自行選擇任何一隻皆可）。當伴侶全身上下都已歷經了有形的滿足體驗後，現在請把他的感知與注意力，都縮小到額頭上這小小的一個點上。

以這一指單獨下壓，在心裡默數十下，然後垂直向上抬起妳的手指，離開對方的前額肌膚。現在我們已完成了整個全身按摩療程。悄悄離開按摩區，讓妳的伴侶自己決定，何時要離開這個純粹感官性又充滿愉悅的小世界，回到另一個真實而美好的世界。

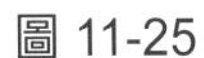

圖 11-25

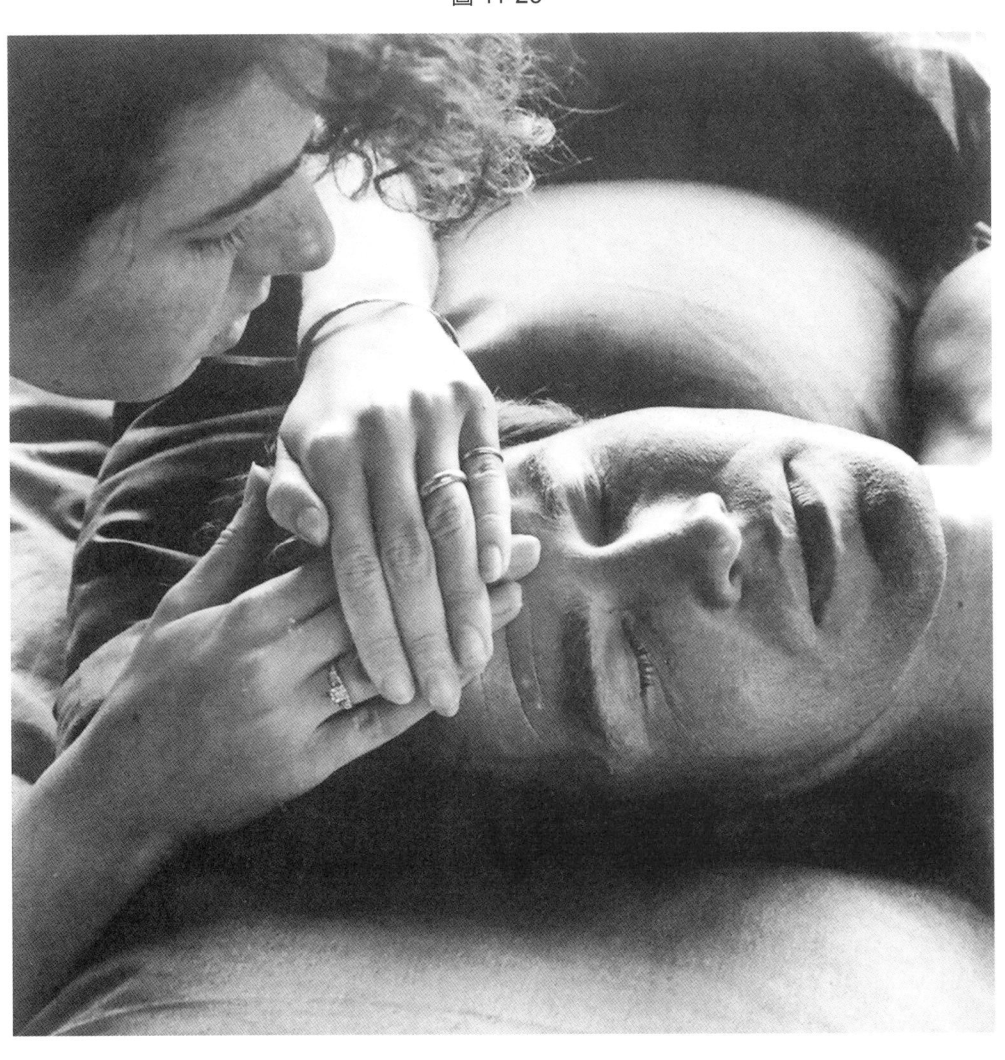

Part 3
專業的按摩
Massage Specialties

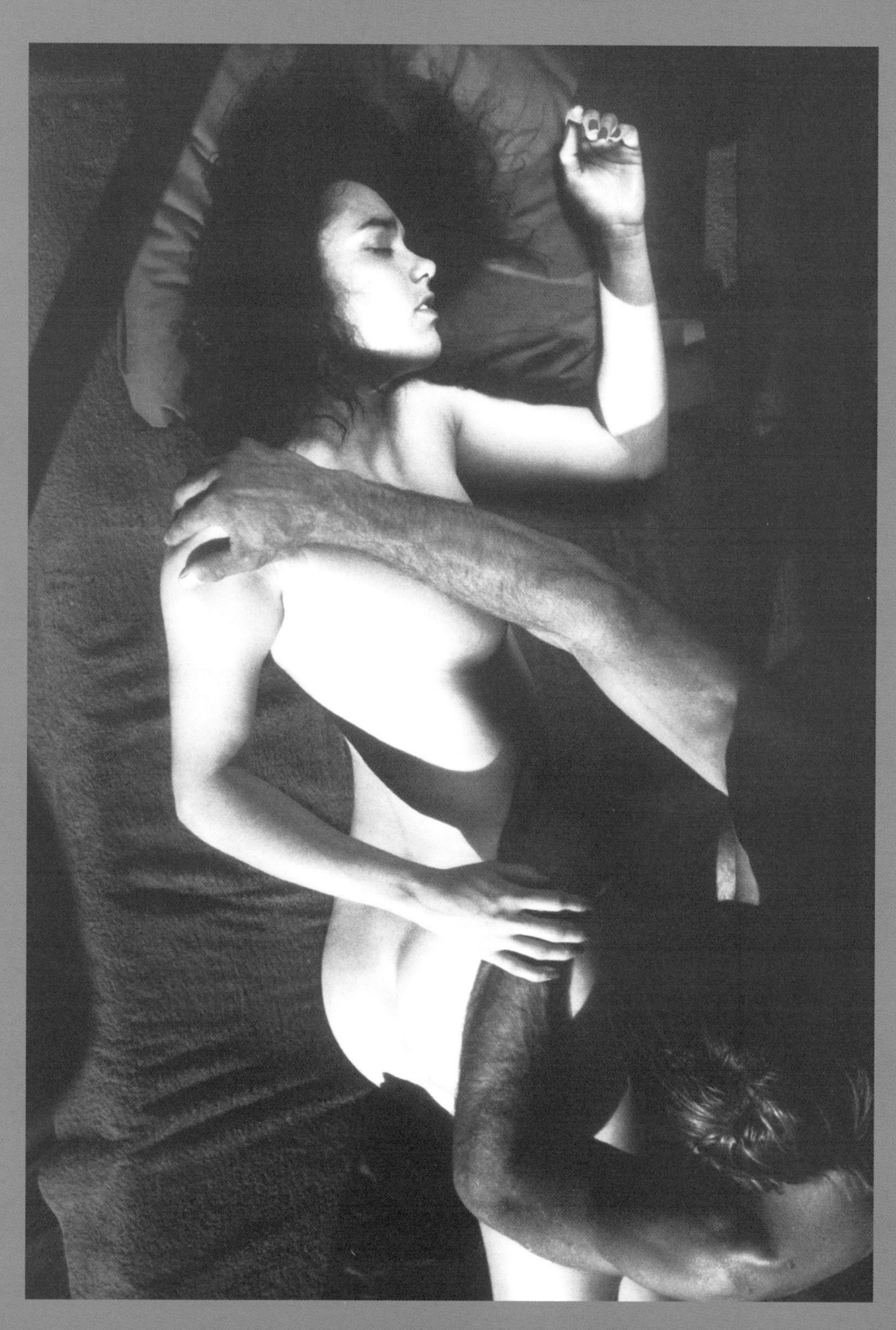

CHAPTER 12

情慾按摩

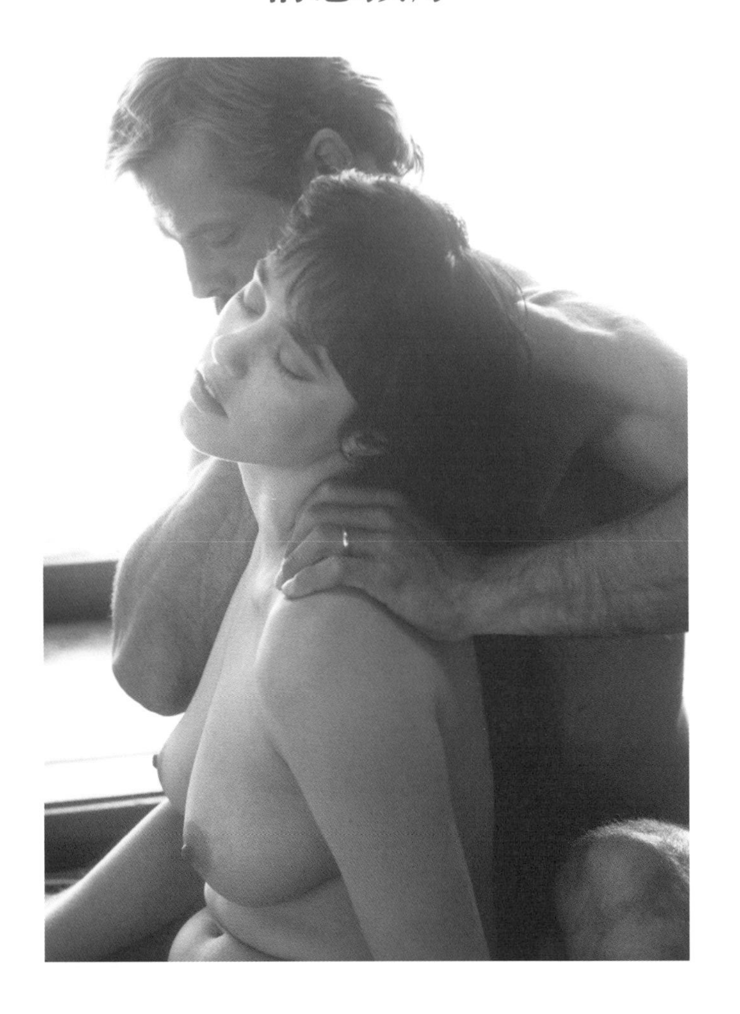

本章提供的並不是一堂誘惑技巧的課程，或是當情人拒絕你時能派上用場的性愛手段。如果幫任何一位你渴望的對象按摩，就能直接點燃對方性慾的火花，那生活會變得多簡單啊！可惜啊！感情勢必為互相的。在你開始之前，先問問自己：我到底是在為我的性伴侶還是情人按摩？由於吸引力永遠比性慾來得重要，所以你真的不該期待和某個不關心你的人發生性關係。

但是，一旦你發現你們倆之間的吸引力非常明顯易見時，把按摩加入你的性愛活動裡，就能同時擴大兩者帶給彼此的感覺。如果你一直在尋找一種能激發性慾，點燃性生活的催情靈藥的話，現在就試試這個吧！

請不要把情慾按摩和前戲混淆在一塊兒，這是兩回事。在你的情人完全放鬆並準備好之前，那扇通往性慾的大門仍會是關閉著的。沒錯，你當然可以很快地就進入性愛的程序，但是過程可能會讓人相當失望。按摩可以幫助對方的身體放鬆，而且假若你想要延長性愛帶來愉悅的話，沒有什麼比放鬆更重要的事。我們以基本的排除壓力技巧為情慾按摩譜出序曲，因為壓力或許就是妨礙完美性愛的最大屏障。雖然放鬆療程可能得花上一點時間，但是過程裡的每一分鐘，你的雙手都給對方獻上喜悅與歡愉。讓你的情人主導情慾按摩的第一部分，主要為疼痛的雙肩和背部，還有全身上下所有緊繃的肌肉按摩。現在就動手吧！讓情慾按摩取代壓力在對方身體和心靈裡的位置。

一旦你讓情人放鬆下來後，情慾按摩立即就能為你的活動植入肉慾的背景，除了為你們倆放大了原有的歡愉感外，也營造了一種能持續上好幾小時的撩人氛圍。只要先擴大感知的範圍，你就能增強並且擴展個人的感覺。通過喚醒身體那些長久以來被剝奪感覺能力的部分，你等於是頒發了一張「感知許可證」給你的情人，讓她再一次讓自己的感知能力一路從頭頂越過身體，直到腳趾，她開始找回了自己身體的知覺，能再次深深地體會到周遭的事物，不只是那些所謂的「性感帶」而已——這只占了整個身體大約百分之五的面積。你的腳趾頭本來就有體驗情慾的權利；當然，你的頭皮也是。

情慾按摩是生活中最棒也最歡愉的樂事之一。所以你應該讓你的情人（還有你自己）真真正正地體驗它一回。你的目標非常簡單：在發生性關係之前，先帶領你的伴侶來到這個階段，讓她開始思考：「這是我體驗過最美妙的事，那麼接下來的是什麼呢？」

她自己會發現答案的。

你的自我感知印象

◆雙腳、雙手、嘴唇，人體中這些面積最小的部分其實都具有最大的感官潛力。

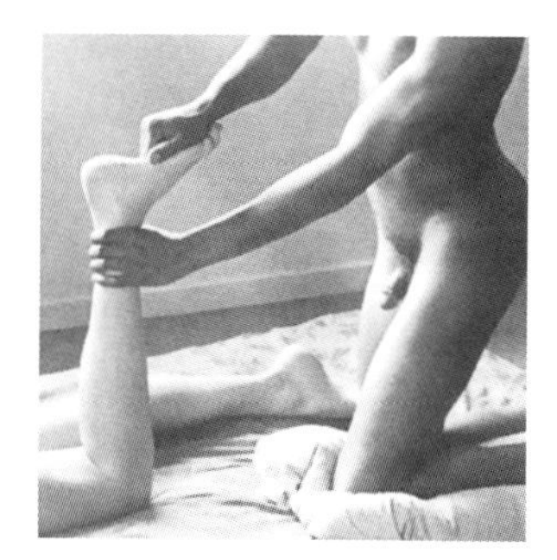

當我們把雙腳束縛在緊繃的「皮製棺材」（鞋子）裡時，我們也侷限了它們自然的感官天性。只要五分鐘的足部按摩，你的伴侶馬上就能發現到她所錯過的東西。

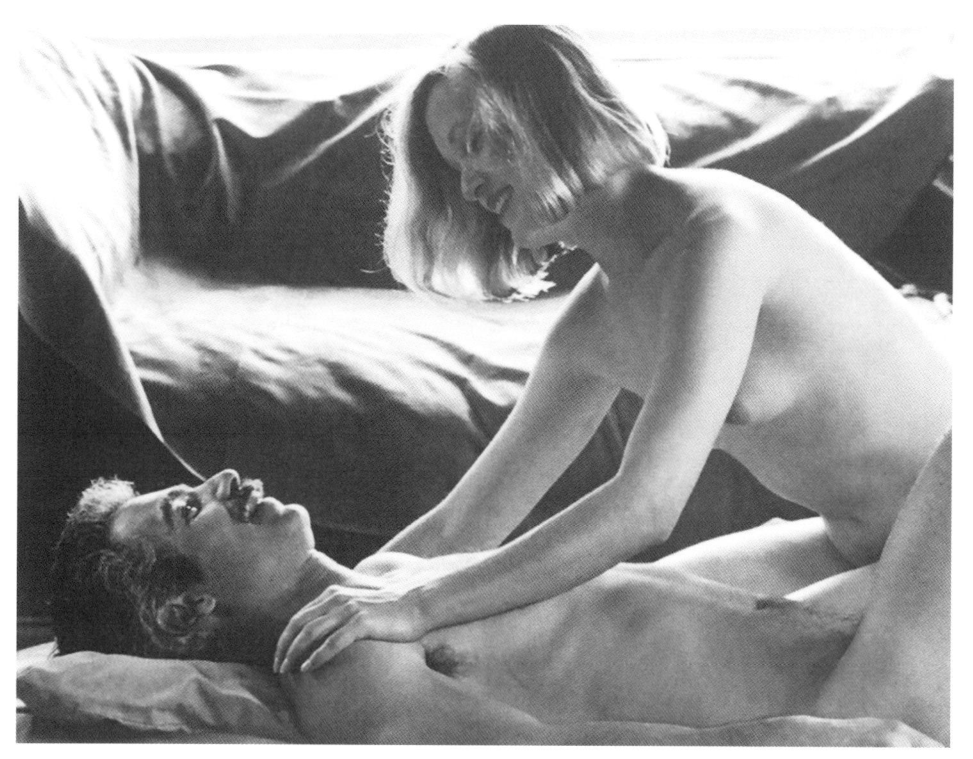

圖 12-1

你的自我感知印象

◆ 把大部分你所學過的床上技巧都忘掉吧！

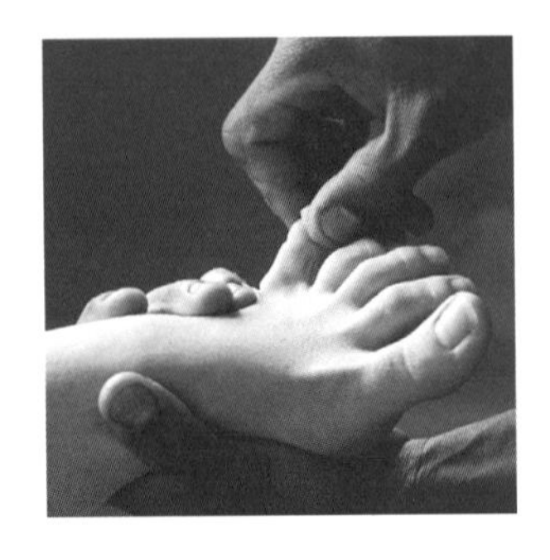

如煙火般基本法則

情慾按摩把簡單的性關係變成了一場感官的盛宴。世界是公平的：如果你不在進行性活動時，為對方多花一點時間的話，你何時才願意這麼做呢？為對方準備一場全新的饗宴吧！忘卻那些老掉牙的舊把戲吧——摩擦愛撫對方的外生殖器，然後一步步穩紮穩打地走向高潮？老套！

反之，讓我們把感知推到那些渴望被觸碰的部分吧；眼前，外生殖器會照顧它自己。在進行情慾按摩的同時，你什麼都沒遺漏，只為這個活動增添了無數的可能性。

一同歡樂吧！忘掉大部分你所學過的床上技巧或按摩手法。在你一邊按摩時，可以一邊吃東西、喝飲料、抽菸、吹口哨或是跳舞。你可以打扮得像尊貴的貴族，要求餐廳為你快遞生蠔來，也可以站在沙發上玩著玩偶。換句話說，就是這一切都沒有所謂的準則。如果在性行為中，你都無法放鬆自我的話，何時才可以呢？

別為你的目標設限，並且透過按摩技巧朝它邁進。萬一你發現你的情人害怕體驗任何不尋常的感知活動，或身體某些部位的知覺反應時，也請不要驚慌。一直以來，我們都被教育著要壓抑自己的性慾，不可以縱慾，甚至得完全拒絕享樂。假如你的伴侶就是這一類對歡愉實施「審查制度」的人的話，你可以利用按摩來解放她的身體。事實上，按摩正逐漸被選為治療「性功能障礙」病患的重要療法之一。長期被關上的門正在敞開，這些人的觀念將永久被改變。

在開始情慾按摩之前，你或許會預設幾種可能發生的情況，如果這些不同的嘗試嚇到了你的情人，怎麼辦？所以請務必先花幾分鐘與她一起打造夢想，和她聊聊你的渴望，期待付諸行動，讓你潛意識裡的想法成真。把情慾按摩想成是場遊戲，甚至是奇異幻想都可以，總之，不要把它當作是種「方法」就好。

此刻，你手中所掌握的完美組合，就連那些擁有萬能金錢的富翁都辦不到：受過指導的觸碰法，以及情人的胴體。調暗燈光，再放點輕柔的音樂，然後把按摩油擺在身邊。

如果說情人的心靈和身體將會結合在一塊兒的話，就是現在了。

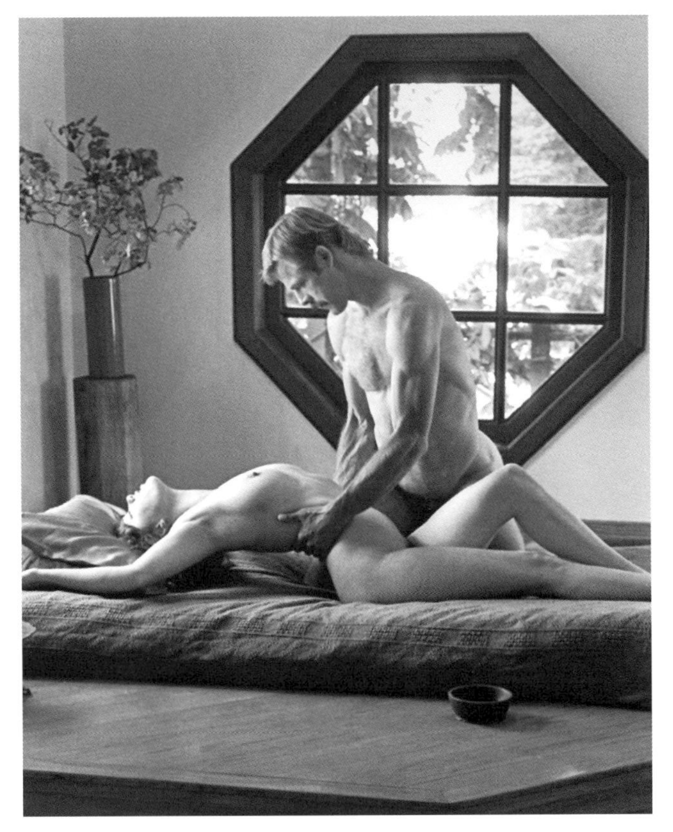

圖 12-2

情慾之足

想像一下，把雙足看作是被遺棄身體的象徵。像是手肘、膝蓋背面、雙手和雙足這類地方，經常在性行為的過程中被人們遺忘和忽略，它們往往變成了倉促性愛下的犧牲品。在性愛過程裡節省時間？不知道這到底是誰的主意，這麼一來，你的情人跟一顆糖果有什麼兩樣？她不過是個能及時滿足你性慾的對象罷了。在我們這個充斥著清教徒的社會中，鼓勵我們不要老想著那些美好的感覺。如果說性愛只與放鬆有關，而與延展歡快無關的話，我們變成得快速通過那些所謂的「敏感地區」，而且只接觸人體這百分之五或十的面積。情慾按摩採取了一個比較讓人滿意的方式：給對方所需要的。

「身體渴望被觸摸」是種基本的需求，所以如果你在進行性活動的時候都拒絕接受它的話，那種洩氣的感覺，幾乎與人體物理性的飢餓沒兩樣。情慾按摩的神奇力量源自於它除了那嬉戲般的觸碰外，還結合了謹慎對待細節的態度。運用下面的技巧來取悅情人身上每一寸感官吧！在施作情慾按摩時，請不要急，其他的事都不重要，讓情人盡情地享受每一刻。全身性的疼愛不但甜蜜，而且舒適無比。就從疼愛雙足開始。

只要以不疾不徐的速度開始足部按摩，它就能為你延長性愛帶來的歡暢感。指尖按摩法能輕鬆探索到雙足的任一角落與隙縫。運用拇指的指尖來深入腳底足弓與腳踝底下的位置。轉動伴侶的足部並揉捏兩側。把對方的腳靠著自己的膝蓋後（支撐），按壓跖球（前腳掌靠近拇指根部的球形部位），然後用雙手交替式的循環按摩法，以適當力道一面按壓，一面朝心臟方向往上推壓。接著用雙手刷過足部，把感覺一路從腳踝帶到幾英寸遠的腳趾處。距離雖短，但裡面卻蘊藏了豐富的感覺。

你的自我感知印象

◆「歡愉審查制度」拒絕讓妳的伴侶體驗自我天生擁有的感知能力。這些人向來用慣常的倉促速度來解決性愛、飲食、運動甚至放鬆等活動，免得他們太過享受。

足部按摩能照顧到人體中最常被忽視，也最容易忘記放鬆的肌肉群，以及那些經常被遺忘的歡愉地帶。不像緊繃或疼痛，歡快的感覺在享受之後，依然會被人不斷想起，蕩漾良久。

讓對方在這些意想不到的地方體驗到快樂後，足部按摩就能喚醒整個軀體。

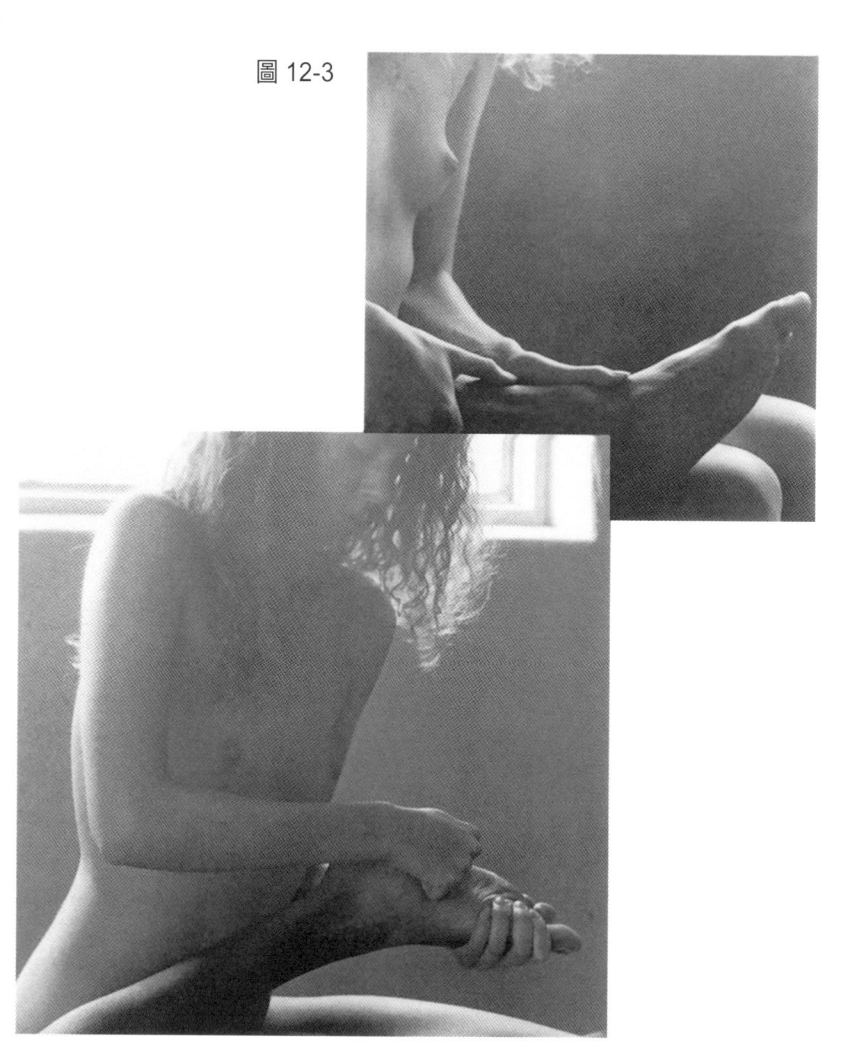

圖 12-3

圖 12-4

頭痛的解決之道

阻礙美好性愛的所有事物中，最常見的就是緊張。假如你在性愛過程中，試圖忽略情人的緊張情緒，極有可能會讓她焦躁不安。而且藉由性愛本身來舒緩緊繃的身體，進而放鬆伴侶的想法是錯誤的。永遠不要忽略對方的感受，特別是當她們出現拒絕或消極情緒的時候。現在就來為她按摩吧！你將能化危機成轉機。

不要對常見的頭痛問題舉白旗，不管對方的頭痛是來自心裡或是生理的原因，你都可以透過身體按摩技法來擺脫它。

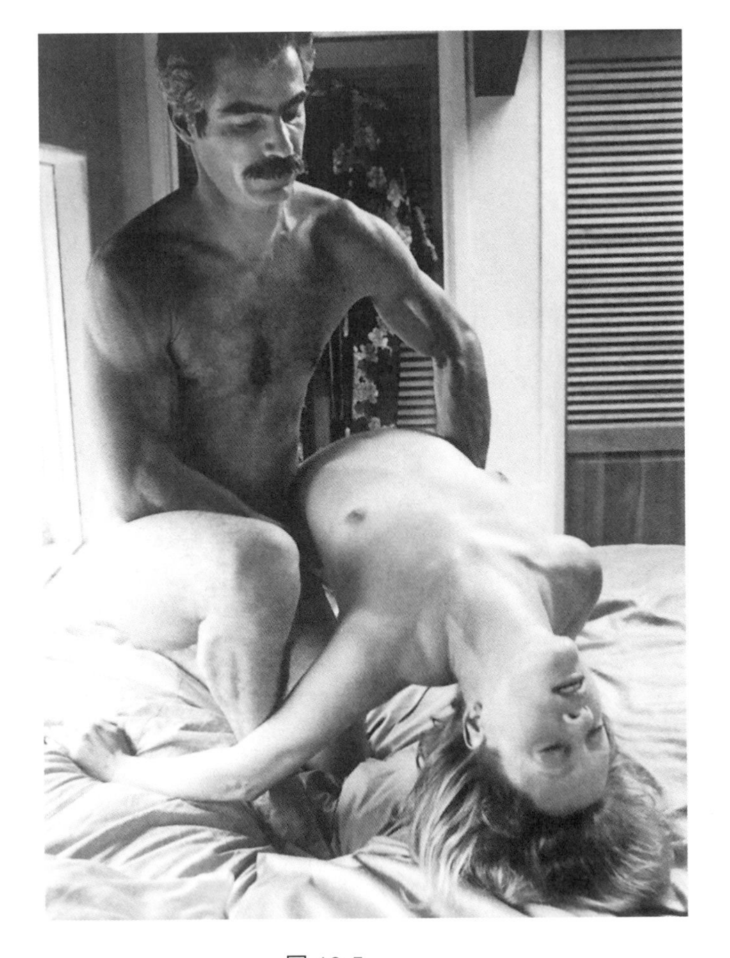

圖 12-5

一般來說，伴隨著壓力而來的就是緊縮的肌肉，還有流動不順暢的血液，這兩者將壓垮頭部。在血管收縮時，上背部以及橫越過雙肩的強大肌肉群就會強行關閉，擠壓直通頭部的神經與血管束。這種壓迫導致血液不流通的缺血後果，就構成了頭痛。這個按摩手法能單單運用一個提拉的超級技法，就把血液送回腦部，破除這種惡性循環。

就像提腰運動（請見 p.146），這個技法以脊椎的底緣處為支點，拉高了伴侶的身體。但這一次你不僅僅是彎曲下背部而已，而是要讓對方整個身體都提拉在空中（如 p.146 圖 8-8、8-9 所示）。不用說，這個技法並不適用於每一個人，但是其實也並不像表面上看起來這麼難。首先，在開始之前請先讓你不靠伴侶的那隻腳膝蓋屈起，把腳踩在伴侶身邊的床上，藉由它的支撐力穩固自己，然後開始進行提拉運動，直到她的頭開始向後（朝背部）倒為止。然後停在這個至高點撐住，在心中默數三十下以上。這時，血液會逐漸湧入頭部，氧氣也會隨之進入腦部，而且你的伴侶自己也會感覺到這一點。

之後，對伴侶的脖子和雙肩附近部位進行集中式的揉捏按摩法，以放鬆那些支撐頭部的肌肉。然後對太陽穴施以畫圓按摩法，對前額進行加壓法，進行長久而深層的按壓。最後讓你的雙手緩緩地離開情人的額頭。她將會隨著你的手勢一同回到這個世界。

身體扭轉法

跟你打賭，你的情人其實偷偷渴望著被扭曲成一些奇特的形狀，尤其又是你為她完成所有的活動。在她坐著的時候，她的雙肩就成了兩個天然的支點，輕鬆地就能旋轉她的上半身，而這兩個支點有可能從未被這樣使用過……。

施作這個技法時，請直接坐在對方背後。讓你的右手手肘彎曲，同時一併握起拳頭。把這隻手的前臂靠在她右肩的正面，然後扳轉它。**小提醒：**在你扳轉對方左肩的時候，就請換左手（如圖12-6 所示）。向後扭轉伴侶的肩膀，直到你感覺到「緊繃點」出現為止，然後維持在那個點，默數十下再慢慢放開。完成三個回合後，我們再加入變化版的扭轉法。當你扳轉右肩的同時，請把左肩往前推。

如果對方是採取側臥臥姿的話，你可以用這個技法來扭轉她的整個身體。讓你的一隻手的手肘彎曲，把它橫過對方的肩膀，然後把她的臀部往前推，直到「緊繃點」出現為止，但請不要超出這一點。現在再反過來施作一次，用你一隻手把對方的肩膀往前推，然後以另一隻手的手肘橫過對方的臀部，施力往後拉。

同樣地，如果你聽到了細微的呻吟聲的話，代表她很喜歡這個技法帶來的感覺。再為她多施作幾次吧！

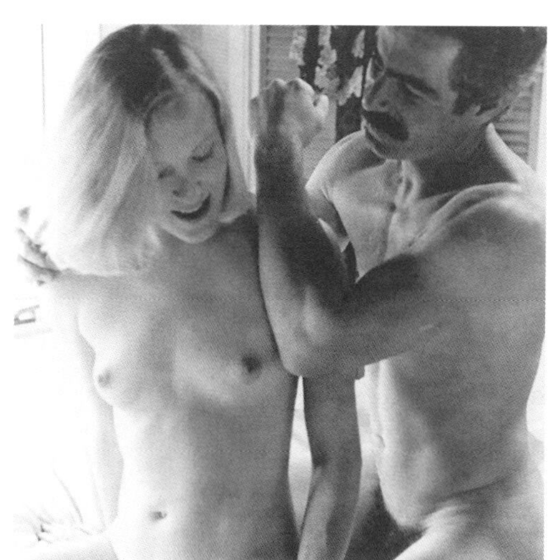

圖 12-6

身體拉牽法

人體的自然支點為情慾按摩提供了意料之外的良機。彎曲你伴侶的手臂，能讓她單獨感覺到關節的存在。特別是當手臂漂浮在空中時，愉快感就會油然而生。

一手握住她的肩膀，另一手握住手腕，然後一面緊緊握住肩膀，一面提拉手腕。接著以這個「延伸姿勢」來旋轉對方的手臂。

以相同的「被動式按摩法」來運動伴侶的雙腿、雙手和雙足。最後抬起情人的頭部並旋轉它。雖然她什麼都沒説，但是她這樣讓你操縱著她的身體，就已表達出了無聲的信任。相較過去用在前戲中，那種隨機的觸摸或探索，這種「富有知覺」的觸碰，創造出了全新的感受。

接下來，我們將對關節部位施以上述的這種技法，和速度較緩和的「摩擦式按摩法」。然後用你的指尖來按摩她的肩膀和臀部。把這美好的感覺繼續延續下去吧！

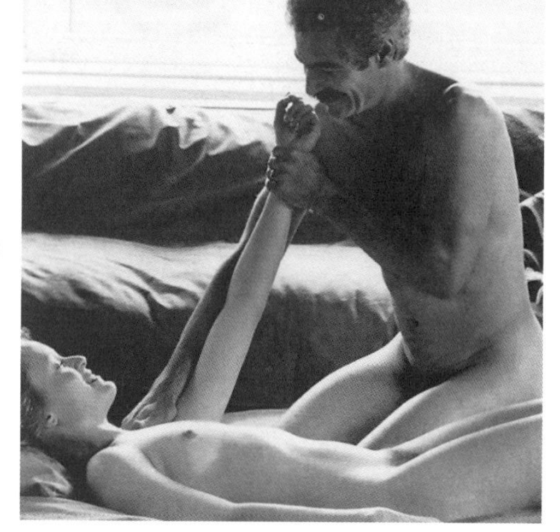

圖 12-7

身體側面按摩法

不管你的第一直覺是什麼，在情慾按摩中那些較少被人觸碰的部位，正以一種比過往都來得強烈的聲音，吶喊著它們想要被撫摸的渴望。「身體側面按摩法」能確確實實地對你的伴侶證實這一點。

身體側面並不像身體正面或背面，斜倚在一旁的它，需要周遭肌肉提供一定的支撐。基於這個理由，我們在施作全身按摩時，通常也會一併按摩到身體正面與側面的交界處。但是這比較像是事後附加的額外療程，主角並不是身體兩側。現在你可以運用推拉式的按摩法，把感知延展到伴侶身體裡這一處即使在正規的推拿按摩中都可能被忽視已久的部位。

在開始之前，請為伴侶的身側——從肩膀開始一路到腳踝，全數抹上按摩油。碰到皮膚紋理較多或不同的部位時，請增加按摩油的用量。

把你的雙手手掌微彎成倒杯狀後，直接放在伴侶臀部上，並讓你雙手拇指互相觸碰（圖 12-8）。接著讓雙手以穩定的速度分別朝反方向移動——一手往肩膀部位，而另一手朝腳底方向移動（圖 12-9）。一面隨著對方身體的輪廓調整你手指的弧度曲線。當你的雙手分別接近肩膀和腳踝時請掉頭，讓兩手回到一開始的位置：臀部。

當你的愛侶側躺並維持這個姿勢的時候，她也間接地「主動」參與了這部分的按摩活動。當你們兩人一起隨著你的手勢移動時，她輕易地就能想像到這優雅又交融在一塊兒的畫面。按摩就猶如舞蹈一般。

身體側面按摩法很容易就能與其他全身按摩法交融在一塊兒。先為你的伴侶放鬆背部或腹部後，再把這舒緩的感覺帶到她身體的其他部位。

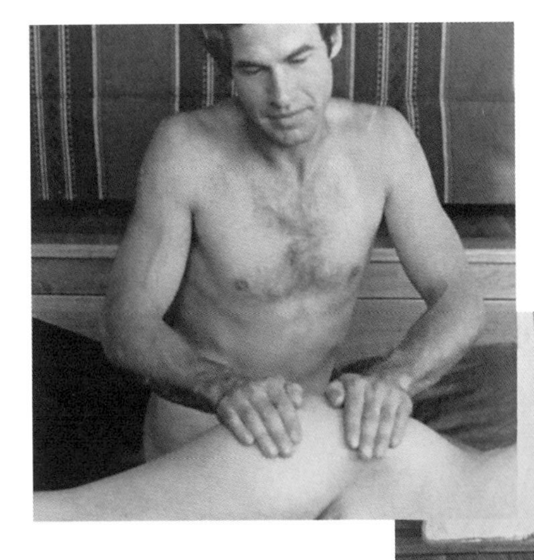

圖 12-8

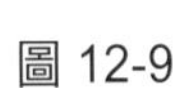

圖 12-9

把氧氣注入體內

很遺憾地，男性那缺少了乳房、能直接觸壓到肺部的胸口位置，在性行為進行時通常很少被人注意到。運用「搥打式按摩法」的變化版，為胸部頂端來回按摩幾分鐘，這個技法能增加肺部血管裡百分之十到十五的含氧量。接下來，肺部就會在很短的時間內開始回收那些供應全身的血液。在妳開始為對方胸部進行搥打技法後，妳的伴侶很快就會感覺到這些超含氧血液的作用。在按摩技法中，只有少數幾個技法的成效，能媲美對肺部直接施作「搥打式按摩法」後，所帶來的戲劇性影響。

這一系列的技法裡還包含一種「溫和震動法」，它的能量能直接貫徹整個胸部，把肺部裡積存已久的廢棄物搖下來。在妳開始後的幾分鐘內，妳的伴侶將親身體驗到能量蔓延的感覺。肺部附近區域似乎都變得溫熱而且放鬆，再不用多久，整個上半身就會開始發熱並發光。

用妳的一隻手觸摸著伴侶的胸部作為「連結手」，並且使用另外一隻手作為「施力手」來進行「搥打式按摩」。請握起拳頭，以拳頭側邊施力，並敲打在「連結手」的手背上，以每分鐘五十下的速度來施作。當妳在進行「搥打技法」時，請一邊讓「連結手」繞著對方的胸部移動。**小提醒：**在妳的「施力手」觸碰到「連結手」之前的那一霎那，請別忘了讓妳的手腕彎曲，以削減「撞擊」的力道。

在情人的胸部上來回搥打與移動，請至少完成兩到三分鐘的按摩。如果妳心情正好的話，多於三分鐘也無妨。如果妳願意，也可運用全手勢的「杯狀式」按摩法（請見 p.59 圖 4-31）或是「小指頭按摩法」（請見 p.59 圖 4-32），來為這一系列的按摩增添些許變化。

妳的情人或許會對這些不尋常觸碰方式感到驚奇，甚至會大笑出聲，這是個明顯的信號——他的確非常享受這令人讚嘆的一刻。繼續「搥打」吧！當妳停下手上的動作時，他可能會求妳繼續下去呢！

以一系列的全手張開式循環按摩，再次加強那些妳才剛「刺激」過的部位，為這個胸部按摩畫下完美的驚嘆號。為對方的胸部和肋骨側面抹上按摩油。如果妳的情人是個毛髮比較濃密的人的話，請記得增添按摩油的用量。讓妳的雙手保持張開且平坦的手勢，從雙肩的位置開始往下推，經過胸部後滑過身體側面，然後再回到一開始的位置。

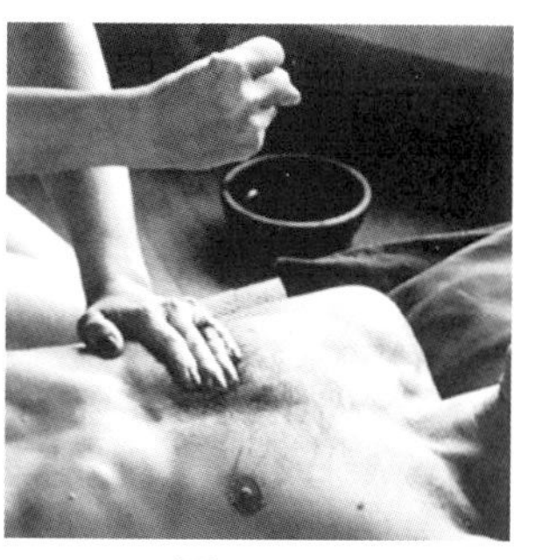

圖 12-11

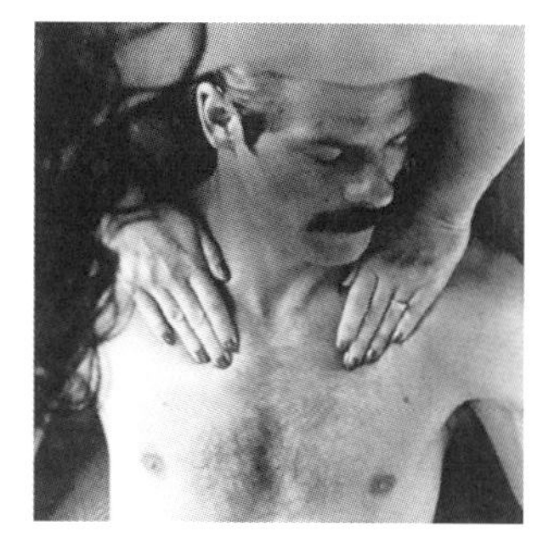

圖 12-12

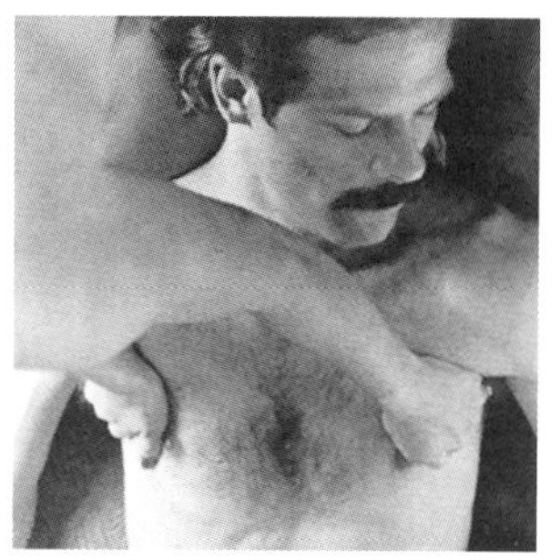

圖 12-13

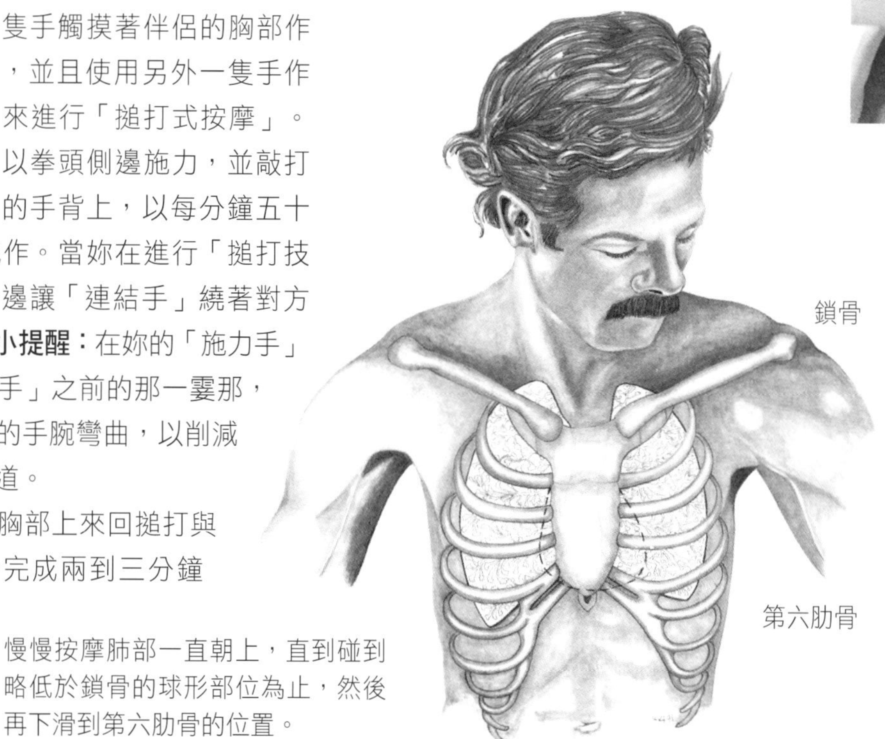

慢慢按摩肺部一直朝上，直到碰到略低於鎖骨的球形部位為止，然後再下滑到第六肋骨的位置。

圖 12-10

CHAPTER 13

按摩的相關資訊

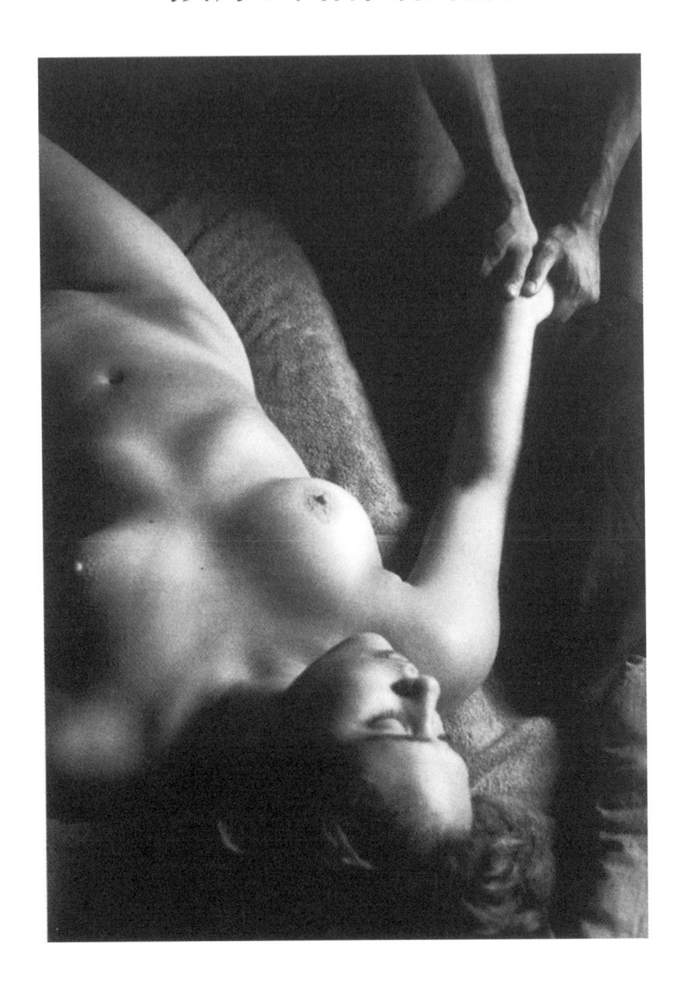

在你真心愛上按摩活動之前，請先別閱讀本章。一場完美按摩活動的基本需求是，一個溫暖而安靜的地方，與品質不錯的植物油，即使歷經幾千年了，都沒有改變過。然而近年來，某些深刻了解人們喜好的商人，賦予了按摩活動全新且如爆炸般的變化。人們喜歡玩具，只要運用了恰當的行銷策略，就連按摩活動都能搖身變成高價位的奢侈品，運用一房間各式各樣的成套設備來輔助按摩。維多利亞時代發明了蒸氣動力按摩器，自此把人們從難以處理的互相接觸中解放了出來。過去二十年來，我們看到市場再度引進了能自我按摩的按摩椅和按摩床，除了以伺服馬達提高功率之外，同時還設定了電腦化的「放鬆」程式。一開電源，你就被這些堅硬無比的滾輪摩擦著你的身體。在這電腦設定的療程結束時，即使無法放鬆你的身體，至少也會讓你感覺到某種程度的緩和。但是在大多數情況下，這些小玩意兒只會阻礙你的伴侶與她感知間的連結，而且沒辦法提供一小段難忘或愉快的時刻。所以在你伸手去拿方便的「支票簿」之前，請先仔細想清楚，你到底希望從按摩活動中得到什麼。

按摩墊

在之前的幾個按摩篇章中，你學習到了枕頭在男性和女性身體上的運用方法。如何布置一個讓人感覺舒適的按摩墊，何時需要用枕頭為你的伴侶增添額外的按摩，從你開始做準備工作，到接下來的一個小時內，這都是非常微妙且難處理的一個部分。不過有時也會出現枕頭擺錯位置的情況，甚至更糟的是，它們在你施作按摩療程的時候滑動。除此之外，它們不易收納，容易弄丟，也不適合旅行攜帶。想要把絕大多數精力集中在按摩活動本身，而不再顧慮枕頭帶來的麻煩嗎？

按摩師湯姆．歐文在思考了無數年關於枕頭的問題後，設計出了名為「身體軟墊」的按摩墊，一種配有六組可調整部分的軟式支撐墊。他的創意在使用上真的非常方便，而且它還可以放在各式各樣的平面上，讓你的按摩活動不受環境限制。這個系統配有五年的保固和一本使用説明書，教你如何為各式各樣體型或姿態調整該系統。而且基本上，它就裝在一個膝蓋高，設計時髦的手提袋裡，準備隨時和你一起上路去旅行。

「身體軟墊」按摩床，支撐身體的方法 The bodyCushion http://www.bodysupport.com/

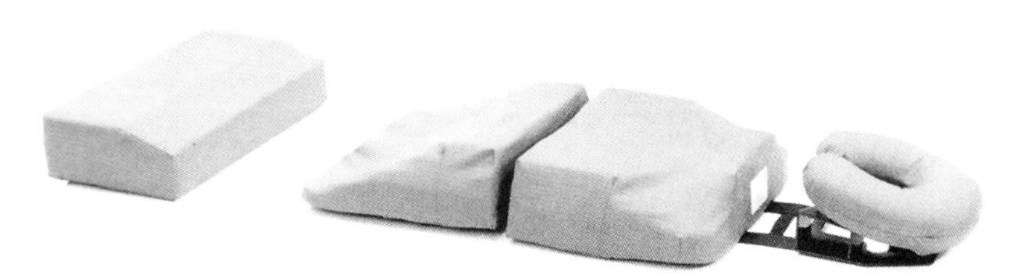

大多數的專業人士都會選擇使用按摩床。

你的自我感知印象

◆「歡愉審查制度」拒絕讓妳的伴侶體驗自我天生擁有的感知能力。這些人向來用慣常的倉促速度來解決性愛、飲食、運動甚至放鬆等活動，免得他們太過享受。

足部按摩能照顧到人體中最常被忽視，也最容易忘記放鬆的肌肉群，以及那些經常被遺忘的歡愉地帶。不像緊繃或疼痛，歡快的感覺在享受之後，依然會被人不斷想起，蕩漾良久。

讓對方在這些意想不到的地方體驗到快樂後，足部按摩就能喚醒整個軀體。

按摩床

我們並不知道古代地中海文明是否就是早期「身體軟墊」按摩墊的發明者，但是我們已找到些許當時留下來的石頭按摩床，完整無缺，而且已在地底下躺了兩千多年——這是一張長得像中島式廚房（開放式廚房）檯面的按摩床，這告訴我們，這是人類生活中不可或缺的一項基本家具。

幾千年的時間過去了，但按摩床的形式卻沒什麼改變，現在頂多是多了折疊桌腳，才能進出計程車或飛機的行李艙，方便按摩師攜帶。同時，它也是一張便於架設，能讓按摩師在長時間的按摩教學中，以站姿進行示範的按摩床。不管你有多高，都請調整桌腳，讓伴侶位置略高於你的腰部。「地球生活工藝品」這個品牌的按摩床，異常堅固耐用，不管是桌腳還是支撐頭部的撐托架，都非常容易調整。頭部撐托架是按摩床裡非常重要的部分，不管你的頭呈現什麼角度，它都能良好地托著它。或著更進一步，把「身體軟墊」按摩墊放在它的上面。

把這兩樣產品結合在一塊兒後，它們可以為人體各個部位提供一個近乎完美的按摩表面。如果你能在下一次出遊時帶上它們，不管你到何處，勢必都能交得到朋友。

群體按摩

到目前為止，在按摩中最有用的資源就是「另外一個人」。你也看到了一雙手提供了多少無窮的樂趣，至少在你體會過四到五雙手，或是九雙手的按摩之前，這就是最棒的了。九雙手已逼近可順利運作的團體按摩最大值，當然也有例外，假若你是個身材比較龐大的人，而且能同時找到這麼多人為你按摩的話當然也無妨。經我們測試後顯示，五雙手對一個小群組而言，已經是個相當理想的數字。

當你擁有了一小群的按摩團隊時，你能以最少的時間照顧到伴侶最多的部位，但為何要加快手上的速度呢？這是向你的伴侶展示，介紹人生中最祕密且最愉悅活動之一的時刻。讓她痛快地享受一晚上的群體按摩吧！

在每位按摩師的身邊，都擺上一個裝著按摩油的瓶子與幾條毛巾。讓房間充滿著對方最喜愛的味道。音樂能幫助大家把精神集中在手上的按摩活動，而不是聊天對話上。

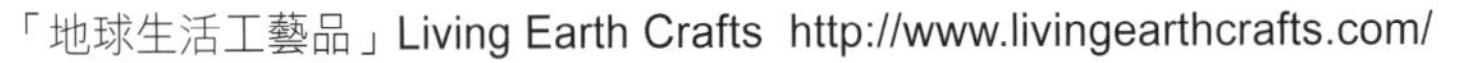
「地球生活工藝品」Living Earth Crafts http://www.livingearthcrafts.com/

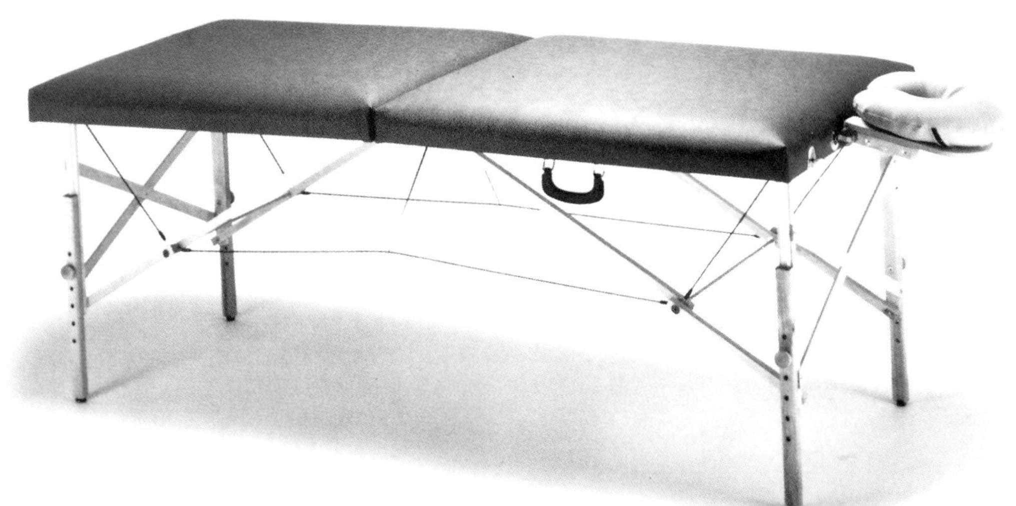

在群體按摩的情況下，按摩的範圍變得相當有限；每個人前後左右的活動範圍都不要超過約莫六十五公分。當你為伴侶離你較遠的另一邊施作按摩的時候，只要簡單地交叉、穿過彼此的手臂即可，這些按摩技法都只是些前面介紹過的一般手法而已，不同的只是它們是同時發生。

開始之前，請先溝通好大略的計畫。你可以讓兩個人同時按摩伴侶的雙腿，另外兩個人同時照顧伴侶的手臂，所有人同時以「長推式循環按摩法」作為開始。**小提醒：**每個人起始點都該一致。至於剩下的人該如何分配，就留給你自己去決定。有時「對稱式的按摩」能帶給對方非常舒暢的感覺：你可以排定兩人先一同以「揉捏法」按摩大腿，然後是用「指尖摩擦式按摩法」來按壓兩個膝蓋的背面。但另一方面來說，偶爾變化你的按摩手法，也能為按摩活動帶來許多非凡的樂趣：當身體的這邊在享受一般的按摩法時，身體的另一邊則正在接受「混合搥打式按摩法」。當你有第五個按摩師在身邊協助你時，就可試著同時按摩雙手和雙足。或者安排兩名按摩師按摩伴侶的胸部，然後讓另外兩名分別照顧伴侶的頭部和雙足，第五名按摩師則負責揉捏雙腿。事先與你的伴侶約好一個信號，屆時她可以順利地翻身，讓五位按摩師繼續按摩她另一邊的身體。

群體撐抬法

你的伴侶應該還沒體會過整個人被舉到半空中的感覺，除非一次有五個以上的朋友來幫她完成這個活動。

讓最壯碩的同伴負責伴侶身軀的中段部位。強壯同伴的雙手抵著伴侶肩胛骨和臀部，直接撐抬起對方的身體，會承擔她身體大部分的重量。一名同伴負責伴侶的頭部，在撐抬的過程中，確保頭部維持在水平的位置。剩下的兩位則支撐著膝蓋背面的頂端與底緣。所有人同時把自己的雙手滑入伴侶身體的下方，掌心朝上，五指併攏，保持靜默。**小提醒：**在過程中無論進行到哪個步驟，都請務必確保全體步調的一致。

一般來說，五個人應該很容易地就能撐抬起一個人。但是在把對方撐抬到半空中之前，還是請先試著把你的伴侶抬離地面約十幾公分高的位置就好。若中途發現有困難的話，請找來更多的「撐抬手」。不該有人在這技法中感到勉強或緊張才對。

保持掌心張開、手指併攏的狀態，以緩慢且平穩的速度直接往上抬，盡可能地讓對方的身體保持水平，不要頭高腳低。把對方撐抬到略高於你頭頂的位置後，再慢慢地放低，回到起始的位置。

撐抬活動帶來的快感就宛如一份令人久久難忘的禮物，可以正好用來慶祝一個特殊的日子。你的伴侶在不需借助機器或自己力量的前提下，就能「飄」在空中，浮在溫暖的手掌地毯上。在這個生氣勃勃的按摩手法中，一組人撐抬起了你的伴侶，把她送入了感官世界的大門內。

接下來，你知道該怎麼做，才能讓這扇大門繼續開啟。

當多個人一同施作按摩手法時，請先商量好誰該負責哪個部分，取得一致意見後才開始。互相碰撞和堵塞是這種多人按摩最常出現的情況，而且最糟糕的狀況是，這些情況可能會迫使你必須突然停下按摩活動。所以在開始前請務必召開一個小組會議，明確決定每個人該負責的身體部分。

人體寫眞按摩聖經 / 高登 . 殷克勒斯（Gordon Inkeles）著 ; 張卻秦譯 . -- 初版 . -- 臺中市 : 晨星 , 2018.01
面 ; 公分 . --（健康與運動 ; 30）
譯自 : The new sensual massage
ISBN 978-986-443-390-2（平裝）
1. 按摩
418.9312 106023225

健康與運動 30

人體寫真按摩聖經

作者 高登・殷克勒斯
譯者 張卻秦
主編 莊雅琦
網路行銷 吳孟青
美術排版 曾麗香
封面設計 賴維明

創辦人 陳銘民
發行所 晨星出版有限公司
台中市 407 工業區 30 路 1 號
TEL:（04）23595820 FAX:（04）23550581
E-mail:health119@morningstar.com.tw
http://www.morningstar.com.tw
行政院新聞局局版台業字第 2500 號
法律顧問 陳思成律師
初版 西元 2017 年 12 月 23 日
讀者服務專線 04-23595819#230

總經銷 知己圖書股份有限公司
台北 台北市 106 辛亥路一段 30 號 9 樓
TEL：（02）23672044 / 23672047 FAX：（02）23635741
台中 台中市 407 工業 30 路 1 號
TEL：（04）23595819 FAX：（04）23595493
E-mail：service@morningstar.com.tw
網路書店 http://www.morningstar.com.tw

郵政劃撥 15060393
戶名 知己圖書股份有限公司

定價 590 **元**
ISBN 978-986-443-390-2

Published by agreement with the author through the Chinese Connection Angency, a division of The Yao Enterprises, LLC.

◆讀者回函卡◆

以下資料或許太過繁瑣，但卻是我們瞭解您的唯一途徑
誠摯期待能與您在下一本書中相逢，讓我們一起從閱讀中尋找樂趣吧！

姓名：＿＿＿＿＿＿＿＿＿ 性別：□男 □女 生日： ／ ／

教育程度：□小學 □國中 □高中職 □專科 □大學 □碩士 □博士

職業：□學生 □軍公教 □上班族 □家管 □從商 □其他＿＿＿＿＿＿＿＿

月收入：□3萬以下 □4萬左右 □5萬左右 □6萬以上

E-mail：＿＿＿＿＿＿＿＿＿＿＿＿＿ 聯絡電話：＿＿＿＿＿＿＿＿

聯絡地址：□□□＿＿＿＿＿＿＿＿＿＿＿＿＿＿＿＿＿＿＿＿＿

購買書名： 人體寫真按摩聖經

・請問您是從何處得知此書？

□書店 □報章雜誌 □電台 □晨星網路書店 □晨星健康養生網 □其他＿＿＿＿＿

・促使您購買此書的原因？

□封面設計 □欣賞主題 □價格合理 □親友推薦 □內容有趣 □其他＿＿＿＿＿

・看完此書後，您的感想是？

＿＿＿＿＿＿＿＿＿＿＿＿＿＿＿＿＿＿＿＿＿＿＿＿＿＿＿＿＿＿

・您有興趣了解的問題？（可複選）

□中醫傳統療法 □中醫脈絡調養 □養生飲食 □養生運動 □高血壓 □心臟病
□高血脂 □腸道與大腸癌 □胃與胃癌 □糖尿病 □內分泌 □婦科 □懷孕生產
□乳癌／子宮癌 □肝膽 □腎臟 □泌尿系統 □攝護腺癌 □口腔 □眼耳鼻喉
□皮膚保健 □美容保養 □睡眠問題 □肺部疾病 □氣喘／咳嗽 □肺癌
□小兒科 □腦部疾病 □精神疾病 □外科 □免疫 □神經科 □生活知識
□其他＿＿＿＿＿＿＿＿＿＿＿＿＿＿＿＿＿＿＿＿＿＿＿＿＿＿

□同意成為晨星健康養生網會員

以上問題想必耗去您不少心力，為免這份心血白費，請將此回函郵寄回本社或傳真至（04）2359-7123，您的意見是我們改進的動力！

晨星出版有限公司 編輯群，感謝您！

請填妥後對折裝訂，直接投郵即可，免貼郵票。

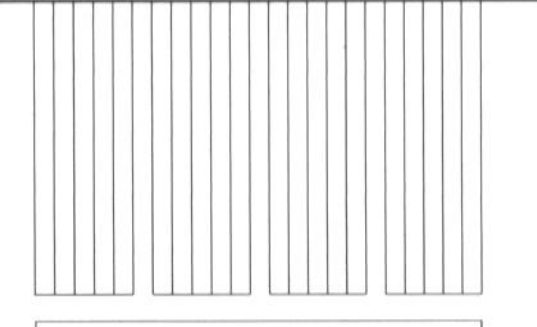

廣告回函
臺灣中區郵政管理局
登記證第 267 號
免貼郵票

407
台中市工業區 30 路 1 號

晨星出版有限公司

請沿虛線摺下裝訂，謝謝！

填回函 · 送好書

填妥回函後附上 99 元郵票寄回即可索取

《幸福伴侶的快樂習慣》

學會溝通、如何愛對方、滿足彼此需求、
分享金錢、快樂，同時保持忠誠。

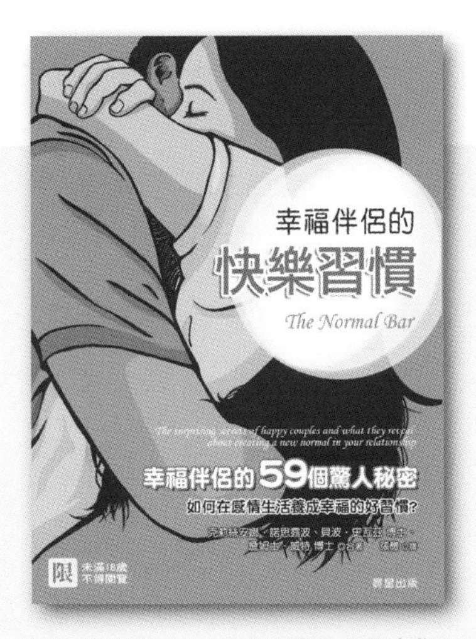

2015 年 4 月出版

特邀各科專業駐站醫師，為您解答各種健康問題。
更多健康知識、健康好書都在晨星健康養生網。

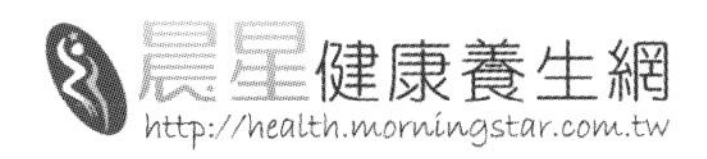

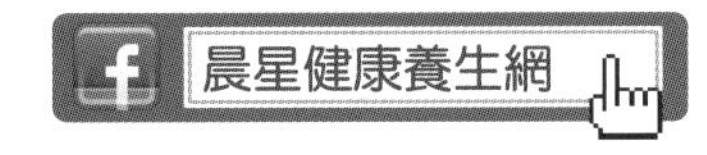